国家职业心理咨询师丛书
心理咨询的实践与案例分析系列

心理治疗师的动机 第二版

A Curious Calling:
Unconscious Motivations for Practicing Psychotherapy · Second Edition

[美] 迈克尔·B·萨斯曼 (Michael B. Sussman) 著

李利红 译

上海社会科学院出版社
Shanghai Academy of Social Sciences Press

献给
我的父母，拉克尔和莫里斯，
我的兄弟，保尔和丹尼尔。

目 录

序言 ……………………………………………………… i

致谢 ……………………………………………………… v

新版导读 ………………………………………………… ix

第一章　心理治疗的魔力 ………………………………… 1

一个被忽视的论题 ……………………………………… 1

为何烦恼? ……………………………………………… 3

移情和反移情 …………………………………………… 5

二人心理学 ……………………………………………… 6

培训生的选择 …………………………………………… 8

有意识的动机 …………………………………………… 9

资料来源 ………………………………………………… 11

女性心理医生 …………………………………………… 11

"第五职业" ……………………………………………… 12

第二章　尝试掌控自我冲突 ……………………………… 13

心理健康专职人员 ……………………………………… 14

临床心理学学生 ………………………………………… 15

精神病科医生 …………………………………………… 17

精神分析实习生 ………………………………………… 19

家庭背景 ………………………………………………… 21

不利条件还是有利条件？ ··· 22

第三章 源于心理治疗实践的满足感和心理福利 ··············· 28

第四章 与本能目标有关的动机 ································· 37

间接性满足 ·· 38

直接性满足 ·· 42

攻击需求 ·· 56

反攻击的反向形成 ·· 58

攻击的表达 ·· 62

受虐倾向 ·· 67

未解决的恋母情结冲突 ·· 73

第五章 与自恋和自我发展有关的动机 ························· 79

把来访者当作镜映自体客体或理想自体客体 ·············· 80

试图实现夸大的自我理想 ·· 87

父母的自恋障碍 ··· 101

母亲认同 ·· 103

同一性扩散 ·· 106

第六章 与客体关系有关的动机 ································· 108

依赖 ··· 108

分离 ··· 116

权力和控制 ·· 123

把别人逼疯的愿望 ·· 128

亲密关系 ·· 131

救援幻想和弥补需求 ·· 137

第七章 心理治疗师侧影 ·· 146

第一位治疗师：瑞安女士（Ms. Ryan） ·················· 147

第二位治疗师：雅各布斯医生（Dr. Jacobs） ············· 159

第三位治疗师：汤姆（Tom） ································· 170

第四位治疗师：安妮（Anne） ································ 174

第五位治疗师：克雷默医生(Dr. Kramer) ················· 177

第六位治疗师：朱莉(Julie) ················· 182

第七位治疗师：格拉泽医生(Dr. Glaser) ················· 186

第八位治疗师：卢卡斯医生(Dr. Lucas) ················· 191

第九位治疗师：穆尔医生(Dr. Moore) ················· 194

本章小结 ················· 199

第八章　结论和进一步反思 ················· 200

自我认知不足的危险 ················· 203

心理治疗师的职业倦怠 ················· 204

培训生的选拔 ················· 208

职业培训 ················· 209

临床监管 ················· 211

个人心理治疗 ················· 214

寻找平衡点 ················· 216

超越怀旧 ················· 217

后记 ················· 219

附录 ················· 224

参考文献 ················· 228

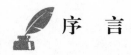

序　言

马洛塔（Karen J. Maroda）

本书《心理治疗师的动机》（*A Curious Calling*）敢让心理治疗师用书中观点来剖析他们的择业动机，不管他们的职业选择是有意的还是无意的。我很高兴能向大家介绍本书的新版本——第二版，也希望本书自第一次出版时起，心理治疗界所发生的一些改变能教心理治疗师以更开放的心态来看待本书观点。倘若所有的实习心理医生都愿意阅读本书，从而在成天倾听来访者的苦难时，试着提高自己的意识（不管他们倾听来访者时，所怀揣的种种动机是正面的，还是负面的），那就完美了。在第一版问世 15 年后再读此书，我的内心仍被触动，因为它引发了一场对心理治疗师的动机的讨论。不幸的是，对心理治疗师动机的探索在历史上从未成为一个特别热门的话题。同样地，我对这个问题的研究明显也被人们忽视了。这是为什么？我想答案既简单又复杂。

这是一个补救的问题。我们大部分的心理治疗师愿意承认自己有性格缺陷，或判断失误，或自我放任，但鲜有人敢于承认，并对此承担责任：我们可能需要控制心理治疗当事人，以便强化我们时而脆弱的自我。骰子早就抛出去了。我们既不会给当事人带来痛苦，也不会延缓他们疾病的发展；我们希望当事人一切安好，只挂念他们的安危，不像那些粗鲁的护理员或别有用心者。如果你怀疑这一公认的夸张表述的真实性，那就去列席任意一场心理治疗方面的研讨会，倾听当事人对自己生活的戏剧性讲述。面对当事人的痛苦，心理治疗师和观众瞠目结舌。很明显,我们绝不会怠慢当事人,也不会滥用药物。落到别的医生手里,我们的当事人就得忍受这一切了。我们对当事人宽容,并对其病情进行补救,尽管在这个过程中我们也在救赎自我。

萨斯曼(Sussman)在本书中引用了大量其他作者的观点。这些作者都研究了实习心理治疗师,达成了常识性共识:我们都是心理治疗师,因为我们希望治愈和改变自己和我们深爱的人。他引用瑟尔斯(Searles)和温尼科特(Winnicott)关于集体内疚和补救需求的著名观点,认为这很可能因为我们无法治愈自己的父母。这种补救的愿望既是我们最大的优点,也是我们最大的弱点。没了它,谁能承担这项艰巨的任务:和另一个人的"恶魔"格斗以期达到一种难以捉摸的转变? 有了这种强烈的愿望,我们常常对自己的需求乃至自尊都视而不见;我们对每一次治疗都孤注一掷。

特别是年轻的治疗医生,他们似乎对当事人的改变能力抱有极为不现实的期望。萨斯曼说:

> 刚入行时,治疗医生普遍自恋,自我高估(Sharaf & Levinsen, 1964)。他们有什么明确的追求吗? 马兹鲍格和布伊认为,三个最普遍的自恋陷阱就是期望治愈所有当事人,了解所有当事人,以及关爱所有当事人。这就注定失败,导致治疗医生求助于魔力,或消极应对(Maltsberger & Buie,1974)。

格林森(Greenson,1967)指出,抑郁和共情通常携手并进;这些年来,在结识了成百上千个治疗医生后,我觉得,我们都是抑郁之辈。我曾经一直以为,在我们做太多的临床工作之前,若自己是心理治疗当事人,所得到的主要好处在于,我们不仅能亲眼看见什么可行,什么不可行,还能轻而易举地从你的治疗医生那里准确获知这些信息。迈克尔·萨斯曼(Michael Sussman)写作本书《心理治疗师的动机》的灵感源于他自己作为心理治疗当事人的经历。他郑重声明:"几年后,在临床实习期,我开始从理论上弄清了我之前一直心存疑惑的地方:大部分治疗师的所作所为与其说满足我的需要,不如说满足了他们自己的需要。"

这就是问题所在。我们怎么能知道何时主要满足了自己的需要,何时又主要满足了心理治疗当事人的需求,二者的重叠部分又有多少?我试图在一些精神分析师有关满足感的文章中提出这个问题(Maroda,2005),但这个问题值得更多重视,也需要多多探讨。好在新一代的治疗医生在实习期就被灌输了这样的思想:我们是有缺陷的,也会犯错;前辈们和我们的境遇不一样,他们相信自己能做出任何程度的自我牺牲。也许,我们最终能够公开讨论这个问题:让我们自己的需求和当事人的需求相吻合(如果我们想探讨这个问题的话)。

有人可能会问,我们自己作为心理治疗师,关注自己那些健康或不健康的需求,我们能从中得到什么?研究这个问题又能改变什么?研究它对我们的心理治疗工作有多大帮助?迈克尔·萨斯曼在《心理治疗师的动机》一书中提出并解答了这个问题,同时解释道,心理治疗师的无意识动机对我们的工作没有帮助,却每天都影响着我们。他分析了作为心理治疗师的无数病理学理由,其目的不是为了打击心理治疗师的信心;而是为了提高自我意识,以便我们能够意识到自己的需求对当事人产生的影响;同时,当当事人能更清晰地看到我们的需求时,我们也能更迅速而又真诚地回应他们。

乍一看,迈克尔·萨斯曼的这本书也许让人有点压抑。他著作本书时,几乎没有积极心理学方面的文献资料,所以本书受此影响,主要做了病理学和心理治疗师自身缺陷方面的探讨。此外,本书也反映了在心理治疗师当中很常见的倾向:总觉得自己比当事人情感更健康,道德更高尚。当前,明确地表达这种观点在政治上是不正确的。可我仍看到很多精神分析师和心理治疗师需要维护自己"一切健全"的观点,而他们的当事人则挣扎着摆脱自己低人一等的境地。萨斯曼医生很清楚:表面上看,心理治疗师情绪控制得很好、很稳定。但他自己可能也患抑郁症,或是瘾君子,或正处于离婚的阴影当中,或正受慢性疼痛或癌症的折磨。心理治疗师也许最近刚失恋了,也许劳累过度,也许最近满脑子都是魔法般地治愈别人的白日梦。

很少有人评论我们因为拒绝而付出的巨大代价。但是,你要和心理治疗师私下对话,他们常常会流露出隐藏的不可避免的内疚感和无能感。他们反思治疗过程中的失败案例,反思那些带着怒气——或者更糟,绝望——离开的当事人。他们经常坦承,感觉自己像骗子,并伤心而错误地深信:别的治疗师能顺利地完成治疗,而自己却失败了。这时,他们会怀疑自己是否能够做得更好,依然相信旧的标准,却不从这里寻找力量:从一个更现实的角度,清楚自己必须提供给当事人什么,同时自己又需要获得什么。

本书的观点在于,我们一如既往地自欺欺人,即便动机不同:有人务实(赚钱),有人很看重个人需要(需要爱和被肯定)。倘若我们被指控什么罪名,与其说是我们的性格或心理病态程度使然,还不如说是因为我们依然固执地以为自己是智慧、精神和道德优越性的历史的理想的化身(我们可能无法获得这一优越性)。只有认识到自己的平凡,我们才能对当事人提供更大帮助。迈克尔·萨斯曼颇有说服力地主张,我们应当正视现实的自我,并坚信现实会解放我们,即便我们有时不喜欢自己所见的东西。

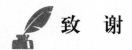 # 致 谢

我研究这个主题的主要动力来自我自己作为心理治疗当事人的经历。十八九岁时,我第一次去咨询心理医生,于是走进了一个陌生领域。和大部分的初学者一样,我既激动又恐惧。在这个领域,似乎没有结构,没有指导方针,无法知道心理治疗师的工作方式,以及能对他们作何期待。这种不寻常的情境给人自由的感觉,同时激起了我的好奇心:坐在我对面的人到底是谁?他为什么要选择这个奇怪的工作?他又能从中获得什么?

我猜想,这就是相当典型的心理治疗当事人的冥思。然而,就我的情况而言,这种冥思不是转瞬即逝的想法。在我先后邂逅很多特别的心理治疗师之后,这种冥思发展成了深刻而又持久的关注。直到多年后,在临床实习期,我才开始从理论上理解之前所怀疑的事:那些心理治疗师对我这个当事人所做的,与其说契合了我的需求,还不如说满足了他们自己的需求。更让人不安的是,我意识到自己的治疗关系还完全没有被公开承认过,也没有被开发利用过。我试着掐灭好奇心,跟自己的问题妥协,可是这对我来说很难。最后,我对心理治疗师的基本动机产生了兴趣。然而,我很后悔曾经选择和某些实习心理医生共事。可最终我还得感谢他们,因为没有他们的那些怪癖和所犯的那些错误,我绝不会写这本书。

我研究心理治疗的临床问题是受到众多老师的影响。在此,我要感谢 Stephen Farina, Leonard Horowitz, Sydney Smith, Patrick Dattore, David Beale, David Bellows-Blakely, Vincent Leoni, Frank

Schwoeri，William Annitto，Fred Gross，Deena Adler，Ilda Ficher，Herb Walker，Talia Eisenstein，Judith Coché，Naomi Rosenberg，Leslie Poul Melman，Robert Gordon，Anita Bell，Frances Hovey，Andrew Saykin 和 Steven Stelzer。

本书源于我的博士学位论文，于 1987 年在美国费城的哈尼曼大学完成。我要感谢论文评审团成员 Pat Bricklin，Jules Abrams 和 Ed Volkman，以及美国宾夕法尼亚州的威得恩大学临床心理学研究生院。我尤其要感谢艾布拉姆斯医生。在我几近绝望想要放弃，想换一个不那么深入触及心理治疗师自身的论文题目时，是他鼓励我继续这个主题。

特别感谢 Melanie Wilson，她对我论文的写作起到了不可或缺的作用；特别感谢 Angel Eberhardt，她的热忱和幽默陪伴我度过了哈尼曼大学的岁月。感谢在门宁格基金会（设在堪萨斯州托皮卡的一个著名心理治疗中心）实习期间给我提供积极建议和意见的朋友，他们是 Glen Gabbard，Jon Allen，Sydney Smith 和 Mary Ann Clifft。倘若没有格伦·加伯德医生的敦促，我可能永远也不会出版这本书。我要向波士顿心理分析学院的 Sanford Gifford 致谢，他为我查阅资料提供了便利；同时，要感谢该学院优秀的图书管理员 Ann Menashi。我还要感谢 Bernie Horan，Muriel Jorgensen，Leslie Block 和 Anne Patota，他们帮我完成本书的最终定稿。感谢 Norma Pomerantz 的热情支持。

我还要感谢 Sheldon Roth。他为本书的完成提供了帮助。出于不自信，我想和他一起合著，但他坚持认为，"不，迈克，这是你的书"。虽然我一想到本书可能会导致心理学界惊天动地，就不禁身心麻痹，但他对着我的骄傲就是一盆凉水，"你可能会获得你人生中某些惊天动地的东西，但不会是这本书！不过，它将会是一本有用的书。"我因此端正想法，快速克服了作者的顽固心理。他和 Jason Aronson，Jane Fagnant，Jay Smith（与我探讨创作），Marcella Bohn，Ronnie Solomon，Kelly Blight，斯托尼-布鲁克咨询中心的临床工作人员和办事人员（特别是 Judith Schwartz，她与一系列巧合神奇地有关），我的大嫂 Jane

Sussman，我的外甥女 Karen Sivin 和我的兄弟 Daniel 和 Paul 都为我提供了大量支持和鼓励。我还要对我的父母 Maurice 和 Raguel 致以深深的谢意，因为他们在我培训实习期间一直鼓励我，培育了我对心理学的好奇心和对知识的热爱。

　　最后，我要感谢那些参与本书论题研究的心理治疗师，感谢那些慷慨答应在本书第七章做我的案例的心理治疗师。在心理治疗界，禁止心理治疗师自我披露。不仅禁止泄露给当事人（通常，这一点是合情合理的），而且连学生和同事也常常是雷区。这似乎是一种耻辱。为了本书的问世，我感谢那些乐意分享其个人私密的心理治疗师。这有助于大众理解心理治疗师这个职业。我也希望本书有助于心理治疗界摒弃以自我披露为耻的固有观念，加速心理治疗师公开治疗的进程。

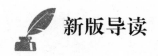

新版导读

　　对我来说,介绍新版《心理治疗师的动机》是莫大的荣幸。新版本仍旧对心理治疗师隐藏的动机做了全面考量。研究生和研讨会参与者的信件和反馈更坚定了我研究这一论题的信念。这个论题在实习培训期常常被忽略,却对心理治疗师的职业发展至关重要。

　　大部分心理治疗师带着一种难以言喻的热忱加入心理治疗行业。看着承受痛苦的人们,我们渴望缓解他们的痛苦,帮他们痊愈,激发他们的创造力,促进他们成长。我们对人的行为着迷,对大脑复杂的工作充满好奇。我们是真理和价值的追寻者,渴望从事一项自己觉得值得做,也确实产生影响的工作。

　　这些意识诱因——萌生于同情心和利他主义——是强大的,也可能是从事心理治疗师这个苛求的职业不可或缺的动机。以前,心理分析作家倾向于淡化利他主义,将其弱化,以加强自我防御策略来保护基本的利己动机。然而,习性学、婴儿研究以及实验心理学领域有越来越多的证据表明,人类的利他行为是一种先天预置的潜能。这种行为本质上是自觉且非自卫的(Shapiro & Gabbard,1994)。

　　可是,倘若心理治疗师认为治愈来访者是单方面的,仅凭一己之力就可,那就太幼稚了。虽然利他主义可能是更基本的人类心理机能,这一点可能超出我们之前的假设,但利他还有另一人格特质:自我欺骗。进化生物学家提出,自欺深深地植根于人性之中,而且具有进化适应性(Trivers,1991)。它能内部促进心理平衡,抚平充满焦虑的思绪。在人际关系方面，如果我们没有意识到自己的真正意图，以免背叛自己，通过自我欺骗可以更好地欺骗和控制他人（Smith，2004）。

因此，我们不能把治愈来访者的心愿归为病态，这一点很重要。我们还得警惕自己的自欺倾向：专注于那些良好的意图，抛弃自己的阴暗面。如果说二十世纪有什么无法辩驳的教训，那就是人类这个物种拥有巨大的破坏力。作为临床医生，我们以"助人者"自居，假装自己对这种破坏倾向是免疫的，却置患者于十分危险的境地。

这是一个简单的事实：每个执业医生都有自己独特的兴趣或动机——有人的意图是利他的，而另一些人的意图却是利己的。夏皮罗和加伯德（Shapiro & Gabbard，1994）指出，不论是过度自恋自满，还是过度自我奉献，这些都会对来访者的治疗结果产生不利影响。因此，他们补充道：是时候超越在道德概念层面的纠缠了——不管是利他主义本质上的"好"，还是利己主义固有的"坏"，只有这二者的最优平衡才能为有效的心理疗法提供坚实的基础。

很久以前，托马斯·萨斯（Thomas Szasz，1956）就提出了这个观点：患者（或儿童）享受的各种满足感源于心理治疗师（或父母）充分地自我奉献，这是对医患关系的"伟大的过度简单化"。五十年后，心理治疗师从治理过程中得到满足感是否合法，这仍然饱受争议。用凯伦·马洛塔（Karen Maroda，2005）的话说（他敢于直截了当地提出这个论题，这在作者里少有），"……如果医患之间的这种分析关系能促进患者的自我发现和治疗转化，同时为患者带来持续的自我肯定、安全感和幸福感，那么心理治疗师也会有相似的感觉。"

心理治疗当事人试图治愈他们的咨询师。实际上，这种企图可能对当事人本身的治疗进展产生重要影响（Searles，1975）。瑟尔斯指出，心理治疗当事人反对为配合治疗情景重现自己作为孩子对待焦虑父母的情形。还有一种情况，就是当事人想帮心理治疗师的意愿简单出于自己对治疗医生的好感或健康的利他主义（Bader，1996）。不管怎样，除非心理治疗师乐意以某种方式接受帮助、增进关系或被深深触动，否则,这一切都会妨碍当事人的成长[1]。

这种相互作用的理念与最新的临床理论相呼应。无论我们将这个新的研究方法命名为**相关法**、**社会建构法**还是**主体间法**,现在几乎每个人都把治疗过程当成医患之间的相互作用的不间断的反馈环路。心理治疗师与其说是一个独立观察者,还不如说是一个共同参与者。心理治疗师的主观性对心理治疗起着至关重要的作用,这一点现在已经得到了广泛的认同。这里的主观性包括心理治疗师的假想、偏见、关注点、动机和情感冲突。

此外,心理治疗师和当事人之间的关系构成了最有效的疗药,这一点日益明显。如今,人们普遍认为,治疗师匿名治疗和抑制需要对治疗产生副作用,改变了治疗的真实可靠性、自发性、情绪开放度和亲密接触行为。"关系的无意识"这个概念(Zeddies,2000)具有现实意义。如今,在这对医患关系中,心理治疗师在治疗过程中无意识地起到了共同塑造者和共同所有者的作用(Bollas,1990)。正如格林伯格(2001 年)指出,"我们的反向移情是患者呼吸的空气"。

这相当于一个深刻的范式转变,只是夸大了探索心理治疗师隐藏动机的重要性。我们不必再避讳这个论题,不必再害怕曝光针对这个论题的公开探讨。作为心理治疗师,我们越清楚自己需要从当事人那里获得什么(也就是从治疗师的角色中获得什么)就越有可能履行好心理治疗师的职责,越有可能有效地帮助我们的当事人。

---

[1] 巴德(Bader,1996)认为,"我个人觉得,就心理治疗师这方面而言,自己严格践行利他主义能抑制病患利他主义对自己的影响"。讽刺的是,由于过度地无私奉献,我们忽略了当事人帮助医患双方的需求。

第一章

心理治疗的魔力

成为心理治疗师的道路是漫长而艰难的。即便已经抵达终点,心理治疗师也常常在情绪上超负荷。在心理治疗过程中,心理治疗师时而焦虑,时而矛盾,有时又充满怀疑。此外,心理治疗的结果常常充满不确定。即便治疗有了进展,疗效的显示往往是滞后的。这样的工作场景令人生畏。任何人一旦入了这行,就已经预料到,正如弗洛伊德(1937年)所说,这是一种"'不可能'职业,很多时候疗效并不尽如人意"。这一点显而易见。然而,在每一代人里,随时都会涌现出大量乐意并迫切希望从事这个职业的人。这很奇怪:到底是何种潜在动机,推动着人们去追求这项事业?这个问题复杂而又有趣,也是本书要探讨的问题。

上文所描绘的心理治疗师的工作是片面的,也必须看到这份工作给心理治疗师带来的满足感。此外,心理学学生决定入这行时,他们最初对这个职业的看法可能有局限性。不过,对某些人来说,心理治疗工作确实有它的魅力和吸引力,这份工作颇有几分难以捉摸。

 一个被忽视的论题

1929年,爱德华·格洛弗(Edward Glover)在一篇题为《心理治疗师的心理》(*The Psychology of the Psychotherapist*)文章中指出:

　　"只消扫一眼任意一个心理学机构的章程,就足以清楚地了解,我们的心理治疗师很少反省自己。心理学的临床问卷调查多如牛毛,但针对心理治疗师自身的调查研究却鲜少触及。"

　　六十多年后的今天,我们不能说这种情形已经彻底改变。心理治疗师的个性和动机对治疗的影响仍是一个相对被忽略的研究领域。

　　也许,对人格的心理分析,最基本的原则就是:潜在的动机对人体机能产生重大影响,给很多个体带来痛苦。为解除痛苦,他们接受心理治疗。从心理分析的角度来说,任何心理疗法,如果忽视这种隐藏的动力,那是相当肤浅的。治疗师**自身**就是他(她)。很少有精神分析方面的文献关注**精神分析师**的无意识动机。重视这种无意识的动机对理解人的行为十分重要。

　　很难把这种情形归咎于精神分析学创始人的失败。弗洛伊德(1900年)在著作《梦的解析》中指出,很少有人能不辜负你。弗洛伊德深刻地反省自己,勇敢地揭露自己无意识的想法和病理学倾向。弗洛伊德拒绝将自己凌驾于那些向他求助的痛苦的当事人之上,提出应用相同的神经症模型来研究自己的心智,就像研究患者的心智那样。

　　由于弗洛伊德能诚实地自我评价,所以他能够平衡移情及其补充概念反移情。虽然他早在1910年就已经引入了反移情,但这个概念一直被人们忽略,直到二十世纪晚期。瑞柯(Racker,1953a)甚至把反移情这个概念的处境比作"一个让父母感到羞愧的孩子"。

　　从二十世纪八十年代中期开始,人们对心理治疗师的私生活萌发起浓厚的兴趣(Goldberg,1986;Guy,1987;Kottler,1986)。这个时期的研究可能还不是很多,但是我们对心理治疗师个人经历的重要性的认识不断增加。这一趋势可能与这一事实有关:研究资料必须为某些心理治疗学派或技术的级差效应找到强有力的理论支撑(Dryden & Spurling,1989)。

为 何 烦 恼?

　　也许,心理治疗师的动机之所以被忽略有其合理的理由。可这些动机重要吗?譬如,有人肯定会辩解,汽车机修师无需清楚自己为何以修车为生,却能胜任工作。为什么心理治疗师必须与此不同?好吧,首先,人类远比汽车复杂,人与人之间的相互作用极为复杂且多层面。其次,自省不太可能让汽车机修师更好地了解汽车。但自省能很好地帮助临床心理医生了解人类。再者,心理治疗师一般不使用机械工具,也不用技术手段。与其彻底转变性格,还不如注重缓解症状的主要工具。因此,心理治疗师的个人性格在很大程度上能左右心理治疗的效果。

　　尽管弗洛伊德重视理性的领悟,可他认为,心理医生的个性是心理治疗过程中的一个关键因素。他指出:"这不是一个时髦的说辞,而是医生们的一个老说法:疾病不是药物治好的,而是医生治好的,因为医生的性格影响他的心理。"荣格(Jung,1934)写道,"医生的性格和态度至关重要"。斯特拉普(Strupp,1958,1959)通过研究调查,得出结论:在疗效上,心理治疗师的个人影响力胜过某些技术。他为自己的观点找到了支撑:心理治疗师潜在的态度巧妙地绕开了各种针对病例的"技术"治疗法案,包括诊断公式,预后评估,治疗计划和目标,以及医生各种介入方式的本质。斯特拉普(1959年)总结:由于缺乏良性情感矩阵,即使再多的专业技术也无法改变治疗性成长的心理动力平衡。

　　心理治疗师的背景和经历还能构筑他们的人格理论,形成他们的心理病理学观点,激发他们对某些病例群体的兴趣点。史托罗楼和阿特伍德(Stolorow & Atwood,1979)通过心理传记模型,描述了生活经历对弗洛伊德、荣格、赖克(Reich)和兰克(Rank)所提出的理论的影响。比如,他们提出:荣格关注孤独感和自我崩溃,因而提出了集体无意识概念。阿德勒(Adler)在哥哥的阴影下长大。他围绕手足竞争和自卑情结构建了他的人格理论。寇特勒(Kottler,1986)根据自己的人生经历提出：如果心理医生年幼时母亲因癌症去世，那么他的心理病理学思考都会围绕母爱剥夺；作为社会工作者，他很难处理好与权威人物的关系，却喜欢和叛逆的青少年在一起工作。

晚年，弗洛伊德提出了这个问题：精神分析师的人格理论和心理病理学理论与精神分析过程有关。1937 年他在著作《可终止与不可终止的分析》(*Analysis Terminable and Interminable*)中指出：没有人能断言，肺脏或心脏有问题的医生无法恰当地处理别人的内科疾病。即便如此，弗洛伊德承认，在治疗心理障碍时，情况并不完全相似："另一方面，由于工作情况特殊，精神分析师自身的缺陷会使他无法正确辨别来访者的病情，无法实施有益于来访者的治疗。"这种"缺陷"（可能充满争议）就是精神分析师投身这个行业的一个无意识动机。

虽然这个问题的重要性已经得到了认可，但也许还有人认为，这个问题最好还是搁置。于是，我们可以提出下面的论点：有人愿意学习并从事这个艰难而苛求的职业，却不必质疑他们最深、最阴暗的动机，这些难道还不够吗？如果令人讨厌的各种心理动力学必须出现，这难道不会让人幻想破灭，让人失望，甚至玩世不恭？

可是，心理医生怎么可以声称，自己能消除心理治疗当事人的幻觉，却同时能保护并坚持自己的幻觉呢？此外，心理医生的信仰和对治疗过程的承诺不应以天真的理想主义为基础，而应该以现实评估为基础。关于无意识因素对精神分析师选择这个职业的影响，他们可有得好辩解。不管人们把雕塑看成是玩弄排泄物的升华，还是把外科手术当成对施虐冲动的建设性引导，人们大体上肯定：即便是最睿智最崇高的行为活动，至少在某种程度上也是源于最原始的本能。心理治疗师或精神分析师[1]的行为会是这个规则的例外吗？我们能表面接受心理医生理解和帮助来访者，完全是受利他主义驱使的观点吗？对这个问题的调查研究已经着手进行，人们提出假设：我们这样的立场完

---

[1] 本书中大部分情况下同时使用**治疗师**和**分析师**这两种说法，两者可互换。

全对治疗不利；只有发现并理解心理治疗师的无意识动机，他们才能控制这种具有破坏性的潜在动机。

荣格分析学派的克雷格（Guggenbuhl-Craig，1971）认为，没有人的行为只是出于唯一的"单纯"动机。用他的话来作最后总结：

> 甚至连最高尚的行为都是出于纯洁或不纯洁、阳光或阴暗的动机。正因为如此，很多人连同他们的行为遭遇不公，被人嘲笑。一个慷慨的慈善家总是对慈善态度积极，乐善好施。他的动机何在？由于慷慨解囊，别人对他尊敬有加，这就是他的动机。这一点，他的善心绝对比别人的赞誉更有价值。同样地，一个社工本身抱有强烈的动机，他也可能做出对心理治疗当事人有益的决定。但是这面临巨大的风险：他越是伪装自己的行为仅来自无私的动机，他的性格和背景对治疗的影响就越大。最后，他会违背自己的愿望，作出很多有问题的决定。

 ## 移情和反移情

面对大量慕名而来的来访者，弗洛伊德拒绝相信这仅仅是他个人人格魅力的反映。相反，他最终发现了移情现象。很快，移情成了精神分析理论和临床实践的中心支柱。弗洛伊德（1905 年）写道：

> 什么是移情？移情就是在精神分析理论发展过程中，唤醒和激发的冲动和幻想的写照。但是，它有自己的特质：它用一个之前出现过的人代替医生。换句话说，重现一系列的心理体验。这不是对过往的复制，而是为了当下配合医生。

因此，移情就是来访者把孩提时代的感情和态度投射在当前与心理医生的关系上。

不同于移情，对**反移情**概念的意义鲜有共识。**经典**定义是狭义的，仅参照了精神分析学家对患者的移情。以上对移情的定义，超出了意识的范畴，阐明了由于精神分析学家自身无意识的冲突和态度，造成了扭曲失真。海曼（Heimann，1950）引入了**极权主义**方法，所有精神分析学家对患者有意识或无意识的情绪反应构成了一个更广义的"反移情"概念。其他作者还曾将反移情区分为**主观**反移情和**客观**反移情。前者，即主观反移情，是指由于精神分析师的特异反应性和无法化解的矛盾导致的对患者的非典型反应；与此相反，后者，即客观反移情，是指由于患者的个性、行为和态度真实触发的情感反应。所有的反移情都被认为掺杂了客观和主观因素。然而，有些精神分析理论学家强调，我们应该把心理医生对患者恰当而现实的反应称之为**非反移情**反应。

对于反移情的临床价值，心理学界也曾经众说纷纭，各执己见。传统观点认为，反移情会妨碍心理治疗。它植根于医生的神经冲突，干扰患者的移情。和移情一样，反移情的临床表现被当成一个指示，为进一步的精神分析（对**精神分析师**而言）所需。当代观点认为，反移情是治疗互动中不可避免的产物。这种治疗互动对理解患者意义重大。一些心理学作家，比如，马洛塔（1991 年）提倡理性使用反移情，特别是当心理治疗陷入僵局的时候。

二人心理学

心理治疗是两个复杂而多因的个人之间的相互作用。可是，大多数的调查和讨论只聚焦单个合作者——患者——的动力和动机。如果只是把心理治疗师当成一个独立的科学家和观察者，那么他的个性和动机对治疗的影响就会被最小化。即便如此，心理治疗师的个性和动机还是可能影响患者的方方面面。然而，在这个意义上，心理治疗师被当成了一个交际领域的参与者，介入了患者的情感关系——在这一点上,心理治疗师的个性和动机必定至关重要。

今天,少有精神分析学家提倡提高心理治疗匿名度,保留弗洛伊德的精神分析类比法——把精神分析比作接收或反馈患者情感投射的镜子或黑屏。弗洛伊德在具体实践中,重视所有的情绪反应,大幅脱离理想状态。最近的几十年里,精神分析学方面的研究文献有一个明显趋势:从以来访者为中心的心理治疗,逐步转变为需要双方积极投入参与的**二人心理治疗**(McLaughlin, 1981; Stone, 1961; Wolstein, 1959)。心理学界加强了对心理治疗过程中医患关系的关注度,对心理医生的反移情也越来越重视。比如,泽塔尔(Zetzel, 1956)将这种双边关系称为**治疗联盟**;格林森(1967 年)称之为**工作联盟**;吉尔(Gill, 1982)强调对移情的解释。

在这个主体间的分析过程中,精神分析师不再是一个独立的观察者,而是共同参与者。他的行为和个性塑造了移情模式。实际上,移情和反移情相辅相成,相互渗透(Greenberg & Mitchell, 1983)。这个观点清晰勾勒出心理治疗师的动机对治疗过程的影响。只有在医患双方的目标和意图范围内,才能理解心理医生和患者之间的相互作用。来访者为了缓解症状,解决各种问题,进入临床环境。我们可以想象实习医生的补充情境就是他进入这一行的动机(Sussman, 1987)。这一动机就是心理治疗师带进与患者关系当中的东西,它将不可避免地干扰他们后来的心理治疗工作。

当代心理疗法更符合二十世纪的科学概念,比如,相对论和海森堡的不确定性原理。斯特拉普(1959 年)逐渐意识到:与其他科学研究领域的研究者相比,研究精神疗法的专家也许更容易受不确定性原理的制约;因为,若不从根本上改变人际关系,就无法进行人际领域的观察研究。如果心理治疗师清楚自己带来的改变,他就能调整和纠正自己的偏见;如果他不清楚自己影响人际关系过程的方式,就会觉得自己受未知力量的摆布,只能观察和记录自己的行为造成的结果。

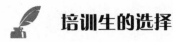 **培训生的选择**

谈到精神分析培训生的选择,莱纳姆(Namnum,1980)指出,申请人入行的动机使选择过程更加复杂,而且成为评估申请人唯一的决定要素。同样地,格林森(1962 年)认为,个人技能、个性和入行动机,这三个关键因素决定了精神分析师会如何治疗患者。

比方说解释行为。精神分析疗法的核心是,通过解释这一手段,精神分析师试图揭露患者合作的无意识意义,消除阻抗,培养自己的洞察力和自控力。尽管这就是预期效果,但精神分析师为了达到自己无意识的目标,总不知不觉地运用解释这一手段。如果过早地进行解释,使患者感到不必要的痛苦,那么解释行为可能产生施虐的结果(Horney,1957)。解释还可能服务于自恋的目标,满足精神分析师的需要——让自己表现得智慧、无所不知(Marks,1978)。解释可以拉开精神分析师和患者之间的距离,从而疏远医患之间的亲密关系。另一种可能是,解释行为能把分析师自己的心理病态投射在患者身上(Searles,1959)。当然,任何诠释,无论多么巧妙,都可能对患者构成威胁,医生这时必须做出改变。解释对患者有益还是有害,取决于解释者有意识或无意识的意图。

如果心理治疗师对自己的动机认识不够,来访者承担的风险是实实在在的。这已经被很多心理学作者证实了。例如,格罗斯贝克和泰勒(Groesbeck & Taylor,1977)在题为《精神病医生是受伤的医生》(*The Psychiatrist as Wounded Physician*)文章中写道:

> 只有不断运用精神病治疗法(治疗过程会受若干因素影响,包括潜在的人差方程,现实的疾病,伤口和治疗者本身的弱点),我们才能恰当地处理好这些职业风险(会对患者和精神分析师双方产生威胁)。如果对人差方程不予考虑,那么来访者得到治愈的可能

性会大大降低，而精神病医生"得病"的概率会大幅提升，或者至少，医生自身的创伤极有可能进一步恶化。

同样地，林德纳（Lindner，1978）强调：心理医生在治疗过程中，降低这种风险的重要性：无意识动机可能会压倒心理医生，迫使他做出无益于患者的选择（采取无益于患者的治疗方案和治疗技术）。这一点非常重要。英格利希（English，1977）也提出警告：单个来访者的悲剧性结果只会暂时缓解但无法验证医生的无意识施虐或受虐倾向。医生的这种强制性的冲动倾向，经过短暂的缓解后，马上又和另一个患者重新上演。

再举一个例子。哈默（Hammer，1972）谈到了治疗关系中信任和安全的重要性。他指出，只有当来访者认为心理医生没有任何重大的心理疾病，也无需从患者身上获得满足感来提升自尊，那么他们才会暴露自己，让自己在医生面前毫无防备。哈默接着写道：

通常，学生选择心理治疗师这个职业有一些具体理由。如果他真想成为一个有疗效的心理医生，那么如实地探索自己入行的基本动机对他的工作有益。因为这样做能避免他自己的不恰当需求对治疗产生有害的影响。

 ## 有意识的动机

在接下来的几页里，需要大家对心理治疗师入行的**有意识的**理由稍加留意。当然，这也是一个值得研究的问题。与别的动机相比，这个有意识的动机可能更好——当心理治疗师的目的在于实现心理疗法的疗效。例如，萨克斯（Sachs，1947）和夏普（Sharpe，1947）都提示负责遴选的委员会不要接受这样的申请人：他们首先把这个职业当成一个谋生的手段。因为这一职业需要奉献精神。然而，与无意识的需求相比，心理医生的有意识动机对治疗很少构成潜在风险,基本上也无法增进我们对心理治疗过程中医患互动的理解。这些有意识的动机很少带来风险,因为从定义上来说,它们不会在无意识中就发挥作用。它们不太能解释医患关系,因为相比所揭示的,它们通常隐藏更多。

这种有意识的动机可以是,比如,渴望帮助别人。亨利等(Henry et al. ,1971)指出,渴望帮助别人是很多人选择心理治疗这一行的主要动机。乍一看,这个动机似乎是心理治疗师的一个重要(也许是不可或缺的)属性。可是,经过进一步考虑,我们发现这是一个泛化的说法,为我们提供的信息也极少。为什么某些人会有帮助他人的意愿?这有千百种理由。有些人可能是为了表达自己的同情心,履行道德义务,甚至可能出于内疚感;有些人可能出于纯粹的乐趣;有些人为了体验自己的强大;有些人是为了实现自己被人需要的需求;还有些人是为了间接地感受接受别人帮助和安慰的感觉。在这里,我们不对这种种的动机做全面的罗列,之后章节我们将对其他动机作补充说明。可是,没有两个人的需求是完全相同的。在每个人的"助人需求"背后,都很可能有一系列特定的潜在动机和目标。

此外,为什么选择某一种帮助别人的手段而非其他也是个问题。为了帮助他人,有人选择当护士,有人选择当内科医生,有人当按摩师,有人做社会工作者,还有人当牧师。为什么选择做一名心理治疗师?为了回答这个问题,我们有必要更近距离观察心理治疗师试图提供帮助的真实过程。外科医生通过实施手术来帮助患者,有时还会切除患者的部分身体。针灸师通过扎针来帮助来访者,按摩师通过按摩和敲击来访者的身体来帮助来访者。每一种助人方式,无论功劳是大还是小,都能给助人者带来独特的满足感。很明显,助人方式的选择很大程度上取决于潜藏在助人意愿背后的深层动机。因此,有必要查明心理治疗师通过心理治疗工作到底为了满足自己的哪些需求。

重申一下,有意识的动机是可以接受的,因此,心理治疗师的那些更"积极"而又"富有建设性"的动机超出了本书的研究范围。不过,认识这一点很重要：如果助人的冲动过于强烈，则有可能归于病态。

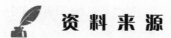

资 料 来 源

本书主要参考了与论题相关的文献资料，同时引用了针对心理治疗师和实习生的大量深度访谈的结果。文献资料来源各不相同，出自不同的作者，大都研究精神分析学，直接或间接地涉猎了心理治疗师的动机和满足感。针对下面的问题还有少量的实证研究：为什么选择心理治疗师这个职业？什么因素导致医学系学生选择精神分析学作为自己的专业？在培训和管理心理医生，选择心理治疗师的候选人时，我们也会讨论这些问题。最后，还有一些涉及这个论题的传记作品。很多资料的收集不可否认具有随机性。应该牢记在心：本书作者对作品的构思建立在大范围的数据之上，这些数据还包括作者的个人心理治疗经历，与同事一起的工作经历，对实习生的监管和治疗经历。

女性心理医生

在大部分的参考文献中，还存在一个刺眼的缺失——没有专门研究女性心理医生的文献。随着女性临床心理医生队伍的不断壮大，这个缺憾不可容忍。男性作者讨论反移情这个论题时，很少触及与性别相关的问题，很少关注女性心理医生的心理动力学。也许，以下事实更让人困扰：女性作者也鲜有例外，大都忽视这个领域。

相似的文献缺失出现在涉及社会福利工作的研究领域。社会福利工作原来被称为"侍女职业"，现在对其从业者心理健康问题的研究已经落后了，涉及对社会地位、自尊和报酬的研究。艾普洛斯（Ephross，1983）在一篇题为《放弃牺牲》（*Giving Up Martyrdom*）的文章中指出，有关社会服务人员的事业和内心体验的文献出乎意料的少；讲述这个领域的杰出人物的传记或自传也极为罕见。相关文献之所以少之又少，究其主要原因很可能在于：从事社会服务这个职业的绝大多数为女性，她们可能比男性更符合"无私给予者"这个社会角色。艾普洛斯还把它归因于这个职业的自我贬低，归因于招聘机构招聘人员时，忽略应聘者个性的典型做法。不管造成这一现象的原因是什么，很遗憾，本书后文并没有充分探讨有关社会服务人员（通常是女临床医师）的研究，和关于社会服务人员的研究。

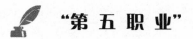

"第 五 职 业"

最后需要考虑的是，选择要研究的群体。为什么只研究心理治疗师，而非同质性更强的临床心理学家或精神分析师？答案是双重的。其一，集中研究心理治疗师能缩小参考文献的范围；其二，有充分的证据表明，不管最初选择什么样的职业道路，从事心理治疗工作的同仁们有很多的相同之处。比如，霍尔特（Holt，1971）指出并赞成，心理治疗是一个自发的职业，这个职业融合了精神病学、精神分析学、临床心理学和社会工作。亨利和他的同事（1971 年，1973 年）在针对心理治疗师的，看似最广泛、最全面的研究中，试图确定，精神病医生、精神分析师、临床心理医生和心理学社会服务人员，这些职业是否足够的相似，以构成第五职业——心理治疗师。通过问卷调查和深度访谈，他们揭露，这四类从业者的共同点表现在各个方面：个性发展、家庭背景、文化渊源、社会阶层、宗教背景、政治倾向，以及影响职业选择的其他因素。以调查结果为基础，他们总结：事实上，存在第五职业，尽管有四条不同的培养道路。他们质疑，是否有必要保持四个不同的培养体系（为了实际培训出同一类从业人员）。考虑到四者存在明显重叠，似乎不必武断地只针对某一行业来探究。

第二章

尝试掌控自我冲突

通过对精神病科医生的人格特征的开拓性研究,霍尔特和鲁波斯基(Holt & Luborsky,1958a)陈述:"精神病学吸引着那些正在克服个人问题的人。有人也许由此发展成一个爱好——治疗别人。"这个观点得到了相关文献的回应。它在某种意义上涵盖了接下来的章节中我们将探讨的一系列动机。最简洁的陈述是:心理治疗师乐意为来访者进行心理治疗出于他潜在的需求——治愈自己的内心创伤,调和自己悬而未决的内心冲突。

我们可以从一个合理的出发点来验证该假说:一个人(很想从事心理治疗这个行业)自身是否表现出明显的精神病理学问题?倘若不会,那么,这个说法就应该彻底摒弃;如果答案是肯定的,那么这个假设就获得了支撑。个人心理问题是一个关键因素,决定了一个人能否从事心理治疗行业。

这个假说很快就暴露出了缺陷。心理治疗师表露的情感障碍可能会使他的工作陷入困境。与其这样,那还不如在择业之初,就让这些情感障碍预先表现出来。因为,和经验老练的心理治疗师相比,实习培训生更容易克服这些障碍。更好的是,可以通过关照培训计划的**申请人**,来消除与培训有关的各种压力源(这些压力源将成为未来心理治疗工作中的影响因素)。

另一个难题是,在心理治疗领域,我们开设了名目繁多的专业。在下文中,我们将逐一讨论心理治疗行业的各类相关人员:临床心理学学生、精神病科医生以及精神分析师应聘者。不涉及这个人群的其他出路,没有社会工作者、婚姻和家庭顾问、精神病科护士等的对比研究。此外,很多人投身于临床心理学和精神病学领域,但最终并没有成为心理治疗师。

必须指出,很多相关研究的信度和效度仍存疑。大部分研究结果都源于自我报告和调查研究,以及临床和管理经验。我选择的研究课题具有普遍性,但采用的对照组却极少见的。考虑到各种方法论问题,读者最好审慎对待本书的研究结果。尽管如此,本书绝大部分的研究报告有效且具有普遍性。

 # 心理健康专职人员

夏皮罗(1982 - 1983 年)指出,埃尔温(Elvin Semrad)把个人心理治疗定义为"大麻烦遭遇更大麻烦"。当然,大众对这一点深表怀疑:很多心理治疗师,尤其是"看精神病的",本身心理状态就不平衡。对此,真相到底如何? 又或者,这仅仅是因恐惧和神秘感导致的偏见?

多项研究表明:在心理治疗师当中,精神障碍的发病率可能很高。卢尼及其同事(Looney et al. ,1980)调查了全美 263 名精神病科医生,发现他们当中 73% 的人在职业早期经历过中度到重度焦虑,58% 的人曾罹患重度抑郁。贝马克(Bermak, 1977)也对精神病科医生做了调查,发现,超过 90% 的人表示自己和同事都经历过各种心理问题的困扰。瑞士的一项研究采用了一个巧妙的方法——研究人们的服兵役记录(这些人转业复员后,进入了各个不同的医学领域)。相比当内科或外科医生的人,明显有更多成了精神科医生的人曾经宣称自己由于心理障碍不适合在军队服役(Willi,1983)。多伊奇(Deutsh,1985)调查了 264 名各个专业的心理治疗师,发现大部分心理治疗师都有过明显的个人问题,其中 82% 的人有人际交往障碍,57% 的人有抑郁症,11% 的人滥用药物,2% 的人尝试过自杀。

学界广泛认为心理治疗师的自杀率远高于普通人群(Guy and

Liaboe，1985）。穆尔（Moore，1982）提供的数字更让人惊讶。她抽样调查的结果显示，女性精神科医生的自杀率是普通人群的 47 倍。就精神病科医生的自杀问题，美国精神协会自杀预防特别小组（Task Force on Suicide Prevention of The American Psychiatric Association）针对这一问题的各种矛盾点和方法论缺陷，进行了自主研究（Rich and Pitts，1980）。他们就医学行业的自杀问题做了一个为期五年（1967 年至 1972 年）的数据统计。结果表明，精神科医生的自杀率几乎是其他科室的两倍。他们翻阅了美国专业委员会的统计数据后，发现精神科医生的自杀率是预期的 2 倍还要多。反之，任何其他专业的自杀率都没有超预期。为了判断个人情感障碍对自杀的影响，他们选择对一个特定群体进行研究。他们通过一个系统访谈，计算得出 1/3 的精神科医生有情感障碍的迹象。他们指出，这就意味着精神科医生的自杀风险大体是普通人群的 3 倍。

关于非医疗心理治疗专家的自杀率，鲜有人研究。斯特帕西和莫斯纳（Steppacher & Mausner，1973）公布了 1960 至 1970 年美国心理协会成员的自杀情况。虽然男性心理学家的自杀率略低于普通男性人群，但是女性心理学家的自杀率几乎是普通女性人群的 3 倍。

 ## 临床心理学学生

埃利斯（Ellis，1972）翻阅了大量当代心理治疗师的个人档案，惊奇地发现，他的毕业生同学（临床心理学专业）由于自身情感困扰，毕业后几乎都选择了心理治疗师这个职业。他这样叙述：

> 他们（不少人几乎到了确诊的地步）长年受到焦虑和抑郁的困扰。他们对精神分析略有了解，觉得自己可能会喜欢心理治疗这份工作，认为临床心理学专业是通往心理治疗师这个职业最容易和体面的方法。

似乎很少有人对临床心理学学生的情感状态进行实证研究。凯利和菲斯克(Kelly & Fiske,1950)在美国退伍军管理局,进行了有关临床心理学实习生的广泛研究。根据明尼苏达多相人格调查表(MMPI),他们发现,和正常男性人群相比,男性临床心理学实习生稍微容易抑郁,更加歇斯底里,极为阴柔。根据后来的调查结果,罗(Roe,1956)提出,男性临床心理学实习生表现出来的个性,如对人非常感兴趣,善于言语表达通常在我们的文化中被认为是女性化的。哈夫纳和法库里(Hafner & Fakouri,1984a)对 90 名主修会计学、中等教育和心理学的高年级大学生的显性梦境进行了比较。要求学生们形象地描述了他们能回想起来的最初梦境。他们根据不同的主题对学生的梦境进行分类。结果发现,心理学学生描述的与害怕或焦虑有关的梦境主题,远多于另外两个专业的学生。之后,哈夫纳和法库里(1984年)又对 90 名主修临床心理学、牙科和法律的大专院校学生做了相似的调查研究。他们发现,与另外两个专业的学生相比,心理学学生的早期梦境包含更多的负面情感和恐怖场景。透过这两项研究,可以推断:与其他专业的学生相比,心理学专业的学生把更强烈的情绪压力和早期的童年经历联系在一起。

另一方面,格林沃尔德(Green wald,1976)发现,心理学专业和非心理学专业的大学生在情感困扰上并没有明显差别。她指出,她所有的研究主体都是女性。

情感障碍似乎严重影响某些心理学毕业生在临床环境中的有效治疗能力。1986 年,博克斯力(Boxley)和他的同事研究了美国心理学协会认证的一个心理学实习生项目,发现这个项目的实习生年均发病率为 4.6%。主要病因有:人格障碍(35%),抑郁(31%)和"情感障碍"(31%)。

尽管绝大部分的心理学学生不会被归类为"病发",但有些心理学作者提出,未来的职业要求高度的情绪调节能力和情绪稳定性,这些学生与这一要求还相距甚远。为了研究心理障碍对培训期和心理咨询工作的影响,卡斯罗和弗里德曼(Kaslow & Friedman,1984)对临床心理

学研究生和经验丰富的心理治疗师进行访谈。他们得出结论,临床心理学学生更容易表现出明显的病态情绪。他们报告说:

> 临床心理学招生委员会采用极高的标准评价申请人⋯⋯导致最终被录取的学生有很大比例拥有出众的认知发展水平。可这只是一个标识。我们的样本中一位治疗师称它是许多临床心理学生"绝好"的虚假自我建构(Winnicott,1965)。一些治疗师进一步表示,和普通人群相比,心理学培训生通常有更多"原始"内在结构;和大多数在职心理治疗师相比,这些培训生在心理上也更易受伤害。

与培训生相比,在职的心理治疗师之所以更容易免受伤害,是因为他们年龄更大,在职时间更久,经验丰富。关于职业选择问题,很多毕业生担心自己"太疯狂"、不够明智以及职业本身对心理的影响。

最后,谈到心理治疗师的心理感受性的发展,法伯(Farber,1985)做出如下评论:

> 临床心理学项目的申请者都指出,从孩提时代起,他们就能敏锐地察觉到别人的"言外之意"。他们还认为,自己高度内省,自我创新,容易受到伤害,常常自我批评。该项目的很多成员有孤独感,甚至觉得自己"另类",因为别人不能和他分享这一切。

 ## 精神病科医生

对精神科实习医生情绪状态的研究显示,有明显人格障碍的实习生占了相当大的比例。拉塞尔等(Russell et al.,1975)对全美国和波多黎各所有的精神病科实习项目主管进行了问卷调查(这似乎是最大规模的调查)。最终样本包括1971—1972年度91.5%的一年级实习生(三年制)。调查结果显示：超过8％的实习生"由于情绪问题，没有完成实习培训；或者虽然表现边缘化，但还在坚持培训；又或者患有严重的情绪方面疾病"。有四个实习生在这一学年自杀，就所有样本来说，相当于1.06‰，远高于其他医学专业实习生。研究者总结：那些深受情绪问题、学业失败困扰的精神科实习生心理问题相当严重。

两个小调查报告说，精神科实习医生被情绪困扰的几率比上述调查结果更大。加芬克尔和韦林(Garfinkel & Waring, 1981)对安大略市两所大学的100名精神科实习医生进行了为期三年的调查。他们发现9％的调查样本在开始实习后很快就被情绪问题所困扰。经过艾森克人格问卷简式量表的测试，这些实习生神经质得分异常高。经过明尼苏达多相人格调查表测试，结果显示他们在抑郁、精神分裂、社会内向、精神衰弱和癔病等分量表上得分较高。贾雷茨等人(Garetz et al., 1976)对某个医院精神病科实习医生进行了25年的纵向研究，发现13％的人有精神疾病，严重神经过敏症，或有成瘾人格。

有些心理学作家明确指出，自身存在的心理冲突是实习生决定继续坚持实习培训的一个主要激励因素。伊格尔和马科斯(Eagle & Marcos, 1980)查阅了大量的文献资料后，发现影响医学系学生选择精神学专业的个性因素有：高度焦虑，巨大的死亡恐惧，较低自我评价。莱文和同事(Levine et al., 1983)为了弄清楚精神科医生是否从医学院招聘的，对30个医学专业的学生开展了深入的研究。通过总结研究结果，他们提出，那些选择精神病学专业的学生可通过一点加以区分：在个人认知或家庭问题上是否有心理冲突。

最后，福特(Ford, 1963)收集了精神科实习生为期三年的自传性文本。25名男性实习生中，有24人明确指出，自己选择这个职业是因为清醒地意识到了内心的需求和内在的冲突。福特有长达15年的实习生培训经验。他得出结论：大部分选择这个职业的实习生都有潜在的情感冲突。这种情感冲突"通常很严重，但还不必进行临床心理治疗"。他总结：选择这个职业的主要原因在于，"寻求强大的内驱力，从而找到为实现人生目标而产生的内心冲突的解决方案"。

 ## 精神分析实习生

少数精神科医生为了成为精神分析师,多年参加额外的培训。那些完成精神分析培训的人应该被视为受过最高培训的精神健康专职人员。为了成为精神分析师,需要耗费大量的时间和金钱。这就意味着,那些选择该职业的个人必须有特别强大的职位晋升需求。假定他们是进入这个行业的动机最强的人,从某种意义上说,他们的动机源于情感方面的人格障碍,该假设可以很好地启发我们推断这些精神分析培训生的心理状态。

萨克斯(1947 年)首次摒弃了这个观点,即精神分析师的申请人完全不受神经症的困扰。他宣称,这些偏爱精神病学和精神分析学的申请人自身就有严重的神经症问题。萨克斯写道:

> 我得说,精神分析实习生和神经症患者之间的区别可以忽略不计……在我们当前的文明社会里,人们普遍有精神性神经症倾向。实际上谁要是能免于这类疾病的困扰,那纯属例外。而要在这些实习生里寻找例外,那就更稀有了。他们之所对精神性神经症的病原学和治疗方法有浓厚的持续的兴趣,那是因为他们过去或者现在(通常是现在)就有神经症问题。

亨利等人(1971 年)开展了一项最大规模最全面的针对精神健康专职人员的研究。他们对 638 名精神分析师进行了问卷调查,对 57 人进行了深度访谈。研究结果表明,虽然参加精神分析方面的培训有其潜在的动机,但是抱有解决个人精神问题的愿望更重要。研究者说:

> 很多精神分析师(实际上,还有其他心理健康行业从业者)出

于职业原因进行自我分析,之后才报告"发现"入行也有自己的个人原因,他们也会出于同样原因参加精神分析培训。

卡恩(Khan,1974)也认为这种自我治愈的意愿极其重要。他建议,"若医生乐意接受治疗解决个人心理问题,那他们有必要进行如何采取治疗的培训"。

凯勒和施耐德(Keller & Schneider,1976)也得出了同样的结论。他们披露了德国杜塞尔多夫精神分析研究院就精神分析培训早期的心理动力学纵向研究的成果。所有的培训生都就关于参加培训的动机问题接受了一系列的访谈。基于访谈结果,他们提出了下面这个假设:在想成为精神分析师这个有意识的动机背后,"我们发现,深度的身份危机和(或多或少)有意识地寻求治疗援助的意愿是联系在一起的"。他们声称,这一假设随后会通过多种途径得到证实,如心理测试、梦的解析,以及针对精神分析实习培训生的观察研究。就此,他们总结如下:想要成为精神分析师,就意味着必须不断地努力克服自己的心理问题,战胜缺陷和发展自我。

培训效果的分析研究也许能成为上述观点的一个佐证。每一个培训生都得经过个性分析。夏皮罗(1976 年)对哥伦比亚大学精神分析培训研究中心的 121 个毕业生做了一个自我评估匿名问卷调查。他指出,由于问卷调查的样本没有囊括未完成培训的培训生,结果只适用严格经过挑选的人群,从机构要求来看,被视为"成功"的学生。夏皮罗发现,培训中最常见的就是培训生的性格问题。近一半(44%)的培训生反映,性格问题是由他们的个人局限性和心理补充引起的或"严重"或"主要"的问题。夏皮罗阐述道:

人们投身于精神分析学,并将此作为毕生的事业,都有自己的特别的动机。这个群体的大部分人都有个性病理学问题。这表明,一个人所承受的疼痛、折磨、内心冲突以及了解掌控自己意愿能激发长久乃至毕生的兴趣,去自省,去了解自己,去解决内心冲突。

夏皮罗的研究结果和克莱因(Klein,1965)的相一致。后者发现,同一精神分析研究院的五分之二的毕业生均有严重的病理性心理问题。

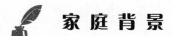 # 家 庭 背 景

门宁格(Menninger,1957a)写道,心理治疗师都在孩提时代经历过情绪叛逆期,通常会导致极其不堪的自我意象。他认为:压抑以及这些情感的投影会导致心理治疗师持续的自我认同,以及对孤独、心理矛盾和缺乏关爱的人群的持续关注。通过研究一些知名临床心理治疗师的自传式笔记,伯顿(Burton,1972)得出的结论与门宁格一致:职业选择是心理治疗师原生家庭中的人际冲突的心理补偿。他认为,心理治疗师的早期家庭经历令他们对情感痛苦敏感,也构成他们职业选择的动机。

好几项研究都证实了下面这一观点:精神健康行业从业人员在原生家庭中都承受着高度的情绪压力和人际压力。其中的两项研究重点关注了研究对象儿童时代对父母的感觉。弗兰克和帕里斯(Frank & Paris,1987)指出,和非精神科医生相比,精神科医生明显对自己的父母更失望。哈里斯(Harris,1976)对儿童心理治疗师进行小样本访谈。他发现,这些儿童心理治疗师对父母的感知是负面的。在孩提时代,父母没有觉察,或没有回应他们的情感需求。

另一些研究关注原生家庭的特点。亨利(1966年)对精神科医生、临床心理医生和社会心理工作者进行深度访谈。他总结道:精神健康从业人员,由于年幼时父母去世或离异、母亲患病、缺少同伴交往、社会边缘化等问题,表现出"特别孤立"和"内心活动特别敏感"。通过调查精神分析师和心理治疗师,伯顿(1970年)发现,他们在年幼时期都遭遇了严重的情感不幸。在被调查的40人当中,大部分人成长的家庭都有明显的问题,大都涉及病态情感问题,如精神抑郁症、精神分裂症和严重性格障碍。马什(Marsh,1988)发现,相比主修商学的大学生,主修社会工作的大学生的家庭发生酗酒的几率是前者的两倍。通过访谈

心理治疗师的孩子,梅德(Maeder,1989)写道:

> 在交谈中,很多孩子都不约而同地谈到,他们父母的童年生活很恐怖,随后在应对家庭生活时困难重重;另外他们还谈及一些决定父母职业选择的关键因素;这真让人震惊……他们描绘了身为心理治疗师的父母的形象:特别孤独,不幸福,在学校社交孤立,在家遭受精神、有时是肉体上的虐待。他们的父母曾经难以愉悦自己或他人,试图寻求与成人世界的联系,却退回理性世界,最后投身于心理治疗领域,以理解和掌控自己的苦难,保护自己和后来的家人。

不是每个心理学作者都持同样观点。亨利和同事们(1971年,1973年)对纽约、芝加哥和洛杉矶各个心理健康行业的从业人员进行问卷调查,并对每个城市近100名从业者进行了深度访谈。就年幼时期的家庭经历,他们称,研究样本相比常模没有明显区别。他们的职业选择与年幼时的经历无关。他们陈述的研究结果的确让人吃惊。其他人的观点与他们相左。例如,拉库津和他的同事(Racusin et al.,1981)指出,心理治疗师普遍都有严重的身体疾病,情感表达障碍,青春期为争取独立的紧张斗争。这些发现表明,心理治疗师的确受到早期家庭生活的压力。这里,就文献资料方面,一个主要困难在于缺乏其他行业的对照数据。由于缺乏对照组,就早期家庭背景对选择心理治疗行业的影响,我们无法做出任何可信的陈述。

 不利条件还是有利条件?

由于选择心理治疗师这个职业的人大多有明显的情感冲突,这不禁让人提出这个讽刺的可能性:有明显的情感冲突可能是在该行业取得成功的必要先决条件。谈到心理治疗师的个性,伯顿(1972年)称,

很多心理治疗师都有心理混乱的经历,这也许不仅培育了人这行的意愿,还提升了治疗师治愈他人的"能力"。他阐述:

> 心理治疗师的人生经历,比如弗洛伊德、荣格和苏利文(Sullivan),让我确信这一点:大多数心理治疗师不让别人,而是让自己密切体验精神错乱的浅滩。现实情况是他们不同于普通人。意识、前意识和无意识相融合,以求整体达到更大的内心和谐。那些有精神病史的心理治疗师靠着比以前更强大的自我走出疾病的阴霾。于是,他们和当事人的关系更加密切了。

心理治疗师,这个**受伤的治愈者**的历史值得尊敬。针对原始文化的人类学研究显示,一个人在成为治愈者或巫师之前,必须经历一个受苦难和疾病困扰的时期(Eliade,1964;Lommel,1967)。只有经受住生理和心理双重的考验,未来的巫师才能获得治愈他人的力量:

> 违反禁忌会给人招来不幸、疾病和死亡。和一个健康的普通人相比,一个不幸、疾病缠身的人似乎更有能力改正自己对法条的触犯。无论如何,人们常提到这一点:巫师必须克服内心的压抑和疾病,这就是说,他曾经或现在是一个来访者,一个贫困交加的人,一个以错误开始人生的人。(Lommel,1967)

隆美尔(Lommel)对西伯利亚萨满教巫师的报告包含一些有趣的元素。一位受访者告诉隆美尔,巫师出生于遥远的北方,"为可怕的疾病而生"。人们认为,未来的巫师会被切成小块,然后被恶灵(不幸和苦难的根源)吃掉。之后,巫师就能治疗由曾经吃掉自己的恶灵引起的小病。治疗过程中,巫师会深度昏迷好几天,经历一个精神层面的死和重生。他的经历是如此深刻,以至于能影响到他的亲人。在很大程度上,为了成就巫师的力量,一个或者多个和巫师有血缘关系的人必须为此丧生。倘若他在经历精神疾病的过程中无法完成精神重生,那么其结果就是精神错乱或者死亡。

这个受伤的治愈者似乎能穿越时间和空间。迈耶(Meier，1967)指出，古希腊有一个传统，认为医生能够精准地治愈疾病，原因在于他们自己也患有疾病。希腊人视神圣的医生为疾病和治疗的化身。迈耶解释道："因为他是疾病的化身，他自己也经历苦难(像医神埃斯科拉庇俄斯或特罗丰尼乌斯那样负伤或受害)，他是一个神圣的来访者，所以他知道治疗的方法"。医者知晓生与死，却不能利用这些知识治疗自己无法愈合的心灵伤口。

同样地，古根布尔-克雷格(Guggenbuhl-Craig，1971)研究了古希腊及更早的受伤医神的原型：

> 喀戎，这个人首马身的怪物向埃斯科拉庇俄斯传授医术，自己也患有不可治愈的病痛。古巴比伦有一个拥有两个名字的狗神：一个名字叫固赛(Gusa)，是死亡的化身；另一个是拉巴图(Labartu)，治疗的化身……耶稣基督替人类的罪恶受刑。他拯救罪恶的世界，让人复活，可是他自己却要承受所有的罪恶而不得不死去。

荣格(1946年)似乎追随了这一传统。他主张，为了帮助患者，心理治疗师需要对患者的疾病感同身受。荣格指出，心理治疗师应当乐意使自己陷入患者的精神痛苦之中，暴露于来访者压倒性的无意识思维过程中。荣格视此为"无意识的传染"——通过激活医生的内心冲突，使疾病有了传给医生的可能。他做出如下评论：

> 我们对人类命运知道得越多，对人类行为的秘密动力理解得越多，对无意识动机的力量和自由选择受限的体会就越深刻。医生知道——或者说应该知道——自己的职业选择不是出于偶然因素。尤其是心理治疗师应当明白，精神病的传染，无论看上去对医生来说有多多余，注定要与他的工作如影随形，从而完全与他的内心生活保持和谐。

荣格接着提出，心理治疗师只有意识到以上这点，才能把患者当作对自己而言有个人意义的人来对待，从而创造心理治疗的理想条件。

波尔和维茨(Poal & Weisz,1989)对儿童心理治疗师进行了研究。他们提出假设：儿童心理治疗师若在孩提时代遇到过无数问题，这些经历会有效地促进共情过程，协助治疗当事人。有趣的是，心理治疗的疗效并不在于某一特定问题上，患者和医生曾经的遭遇是否匹配。作者总结："研究结果表明，也许，医生在孩提时代广泛面对和应对各种儿童问题有助提高治疗效果，疗效并非取决于是否有应对特定问题的相关经验。"

进行心理治疗师的个人病理学研究对于我们遴选心理分析培训生具有实践意义。两位这方面的先驱作者，夏普和萨克斯试验性地提出，培训申请人有神经症问题，不一定是申请的不利条件。夏普(1947年)并不认为申请人若性格不稳定，就会被自动取消申请资格。她倡议，事实上，与那些性情稳定的申请人相比，这种内心的不平衡状态反倒是为申请人开拓了一个难能可贵的观察视角。她写道："和画家、诗人和杰出的科学家一样，心理治疗师出众的才华与他自己的极度不适和敏锐洞察力不可分割。他的洞察力源于难以接近的性格，这种性格同强健或妥善保护的心灵格格不入。"

萨克斯(1947年)尽管不建议申请人必须曾经有过神经症问题，但他认为，如果曾经有过神经症，这能促进医生对被精神困扰的患者的直觉理解和共情作用。萨克斯坚持认为，这实际上是一个程度问题，而不是一个选择问题。他提出，申请者的病理学问题不能太严重，也不能太局限。一方面，一个合适的申请人应当有完整的自我，没有任何精神病或反社会倾向，也没有任何明显的成瘾倾向或堕落迹象。另一方面，自相矛盾的是，有些人并不适合干这一行，因为他们太能适应社会现实，缺乏神经症症状。他说，这就是压抑精神冲突的结果，使别人无法进入或者说理解他的无意识动机。萨克斯进一步补充，他反对这些极能适应现实的申请者进入这一行，这相当于让他们排除巨大的内心阻力去完成"超人任务"，向他们传授无意识的语言"就像和一个盲人讨论配色方案"。

在接下来的几年里,这个观点得以重申。尼尔森(Nielson,1954)提出一个共识:相关机构不能选择这些申请者——他们不清楚自己也需要精神分析。换句话说,候选者"必须有某些神经性症状,同时还得了解自己的症状"。尼尔森认为,让一个性情稳定、适应能力强的申请人从事这一行几乎不可能,或者说,极困难。因为个人的遭遇是促进精神分析的诱因。斯通(Stone,1960)也宣称,真正的精神分析只能依赖痛苦的遭遇和患者接受帮助的意愿去推动,绝对不能以研究、探索或者教育的方式为主要驱力。依照这个评判标准,那些完全没有神经症问题的申请人似乎被就此取消了精神分析培训生的资格。

霍尔特和鲁波斯基(1958年)就精神分析培训生的选择问题,征求了全国范围内的精神分析师的意见。根据这些医生的观点,培训生应具有这些特质:有童年时期的心理创伤,童年早期自己或兄弟姐妹有疾病史,母亲有大病潜伏期,有一段猛烈的叛逆青春期。

艾森多芬(Eisendorfer,1959)在纽约精神分析学院招生委员会工作了十年。他认为,决定一个申请人是否适合这个职业的主要因素在于,申请者对内心冲突的敏感度,以及能否意识到自己治疗患者的需求源于自我心理治疗的需求。他强调,一个"表面正常"的申请者不能入行,因为他缺乏心理敏感度,情感意识不足,还常常掩饰自己的慢性病史。

勒温和罗斯(Lewin & Ross,1960)调查了美国精神分析教育的情况后,总结道,一定程度的神经衰弱是不可避免的,在这里,它不是入行的障碍,如果通过个人分析得到控制,反倒可能是一个有利条件。格里纳克(Greenacre,1961)研究了有关精神分析培训生遴选问题的文献后,也得出结论:只要神经衰弱可以分析,就不构成不利条件。当然,她还提出,"这可能会为精神分析师提供有效的动机,增加精神分析的敏感度"。

总之,各方已达成广泛共识:尽管这是一门基础学科,但是能否成为一个心理治疗师,关键得有解决自己情感冲突的意识和(或)无意识意愿。选择这个职业的人必须能充分控制自己的心理障碍。如果能理解并掌控自己的心理问题，那么心理治疗师就能切实提高自己理解和帮助当事人的能力。从这个角度来说，个人遭遇的苦难是成为心理治疗师的一个先决条件。只有具备这一点，心理治疗师才能移情、同情当事人，从而胜任心理治疗师工作。亚隆（Yalom,1989）写道：

> 患病心理是普遍存在的；是否进行心理治疗并不取决于患病的严重程度，而是取决于文化、教育和经济因素。由于心理治疗师必须面对这些不亚于来访者的心理问题，因而，心理治疗师并不适用公正客观性（这对科学方法来说是必要条件）。作为心理治疗师，我们不能简单地同情和力劝患者坚决与心理问题作斗争。相反，我们必须谈论自己和自己的问题，因为我们的生活、我们的存在是和死亡联系在一起的；爱是为了明白失去爱的感觉；自由是为了恐惧失去自由；成长是为了分离。我们，所有的人，一起面对这一切。

第三章

源于心理治疗实践的
满足感和心理福利

　　要评估一个人进行某一活动的动机，只消确定这个人能从这一活动获得什么。例如，我们开始可能会困惑：为什么有人乐意从15000英尺高空的飞机上跳下来。一旦得知这是一个跳伞运动员，喜欢这个惊心动魄的职业带来的这种极度兴奋又非常愉悦的体验，我们的困惑就立刻减少，乃至消除了。大部分心理学文献资料只关注心理治疗过程中医生的付出和患者的所得。毕竟，需求帮助的是患者，而医生是收费的，必须为患者提供帮助。然而，如果清楚了心理治疗师的动机，局势就扭转了。我们不禁要问：心理治疗当事人提供了什么，心理治疗师从患者那儿又获得了什么？

　　乍一看，问题的答案似乎很明显。罗高（Rogow，1970）指出，精神分析师投身于精神分析领域，可以预期的最普遍的满足感有：帮助他人；觉得自己对社会有价值；有经济保障。但是，鲜少提及唯有心理治疗师这个职业才能带给我们的愉悦体验。伯顿（1975年）提出，极少有人探讨心理治疗师的治疗需求，人们普遍选择逃避这个问题，就像一个"几近沉默的阴谋"。他的观点是，心理治疗师的满足感在文献资料中普遍被人忽视，但是心理治疗师的满足感和患者的满足感一样重要（如果不是更重要的话），"原因很简单，在极端情况下，如果心理治疗师对职业不满意，那么他就会无意识地惩罚甚至排斥心理治疗当事人"（Burton，1972）。

　　萨斯（1956年）也指出，部分临床心理治疗师拒绝承认自己因工作而获得的满足感。他把这种医患关系的情形比作父母与孩子之间传统的亲子关系。在亲子关系中,孩子通常被视为获得者,父母被当成给予者,做出牺牲的奉献者。萨斯提出,心理治疗师和患者都会理想化心理治疗师的作用,把心理治疗师当作"心甘情愿的父母,他们为孩子操劳,不求任何回报或满足感"。萨斯明确表示,父母和心理治疗师给人的这种印象是错误的。这种亲子或医患关系扭曲了人际关系本质。如果我们把双方关系中"所交换的东西"过滤掉,那么这种双方关系可以归纳为一个简单的公式,张三为李四做了某事,反之亦然。萨斯详尽阐述如下:

> 进一步说,李四到底"获得"了什么,这很难说清楚。如果坚持认为,张三只"给予",**毫无**"收获",就易懂得多。摒弃这一简单化的阐述,我们就会有此担忧:和以前相比,我们现在更不确定人际关系中"所得"和"所失"的本质。

萨斯描述了个人"付出"和"给予"观念发展的三个阶段:第一阶段,小孩认为,父母的存在只是为了满足自己的需要;第二阶段,大孩子认为父母是自私的,自己的需求完全从属于父母的需求;第三阶段,孩子会形成一个成熟的观念,认为自己与父母之间是相互给予、相互付出的关系。就心理治疗过程,萨斯提出,移情相当于亲子关系的第一阶段;反之,反移情作用,或者说心理治疗师的个性和行为相当于第二阶段。总而言之,萨斯提倡心理治疗过程从第三阶段开始。我们完全可以推断出,在此阶段,医患关系是相互的。而最关键的一步是,心理治疗师能从中获得内心的满足。

其他学者也意识到了对医生满足感这个问题的忽视。麦克劳克林(McLaughlin,1961)陈述说,来访者在承受疾病的同时,内心也会受到创伤。他迫切需要把医生理想化,把那些孩子希望在父母身上找到的特质投射到医生身上。这导致来访者幻想破灭和愤懑——无论何时,大众认为医生行医似乎首先是为了自己的个人所得。麦克劳克林补充道:

在我们这个时代,社会舆论对医生个人满足有着微妙的反感。这是一个不言而喻的评判:好医生应该为患者忙得精疲力尽,他不能承认自己从工作中获得乐趣,除非装作因治愈患者而高兴。

辛格(Singer,1971)指出,精神分析师除了因工作获得经济补偿和业绩认可,还从工作中获得了少量的个人满足感。这是精神分析文献资料中一个恒久的论题。辛格宣称,其他满足感可能是反移情倾向的作用,源于精神分析师自身未解决的内心冲突。这个观点可能有些夸张,但似乎远非不着边际。

1947年,夏普死后出版了一篇题为《精神分析师》(*The Psychoanalyst*)的文章。他详细地阐述了精神分析师的工作,以及这份工作带给医生的满足感。具体阐述如下:倾听的愉悦,性好奇得到满足,解除一开始的困惑所带来的喜悦,因了解并掌握孩提时代的恐惧而带来的满足感,通过与各种性格和经历不同的人接触而不断丰富自我。

萨斯(1956年)谈到精神分析师"不可削减,不可避免的满足感"时,对夏普的观点进行了补充。他认为,由于从事有益的工作和为别人所需要而带来的愉悦感并不是精神分析工作所特有的;这份工作独有的满足感是"通过医患之间的交流和相互理解,医生可以**掌握人际关系中的冲突**,从而获得的愉悦感"。他把这一活动比作"疏通"患者的过程,还进一步把这份工作描述成"人际紧张和不融洽的情景再造;要改变这种人际压力,需要借助受我们控制的正能量去推动(即通过思考和理解的方式,而不是靠劝导或者强迫)"。最后,萨斯指出,精神分析师的这种满足感源于与非特定人群的接触,还能保护自我防止孤独。他提出,这种满足感不同于其他的满足感,其他的满足感是可以避免的,还可能让人不悦。

格里本(Greben,1975)写道,每个迈入精神分析这行的人都有自己的期许。有些期望是现实的,可以得到满足;而有些期待是虚幻的,会让人气馁。格里本认为以下的期望是现实的,如揭露一个秘密或靠智力解决一个复杂的问题,深刻了解另一个人,帮助他人成长以及释放被禁锢的能量。反之,虚幻的、神经质的期望包括窥阴癖,控制别人,幻想自己无所不能并沉溺其中。格里本强调,精神分析师对自己和治疗工作中的力量有清醒认识很重要。因为这种力量能加剧神经质,还会让最现实、最富创造性的期许幻灭。

心理治疗工作带来的好处有个人的社会调适,社会交往和社会地位。成为心理治疗师还能提升个人认同和个人声誉。卡夫卡(Kafka,1989)主张,从事心理治疗工作能实现生产目标和利他目标,能表现自己帮助他人的亲社会本能,从而促进人类这个物种生存。心理治疗师如果孩童时代是"叛逆"或"局外人"的典型,那么儿时经历为他成为心理治疗师提供了建设性的条件,帮助他最后收获更大的社会认同(Schechter,1978)。盖伊(1987年)把这种经历称为"替代逆反"。在这个年龄段,心理治疗师所持的立场就是,偷偷地攻击权威,挑战传统(鼓动患者无视社会规范和社会习俗)。盖伊指出,心理治疗师从患者对传统的蔑视中获得的替代快乐,也许并不是患者本身最大的兴趣。

很多心理学作者指出,通过与患者的接触,心理治疗师能直接收获某些东西。格罗代克(Groddeck),一个与弗洛伊德同时代的心理学家,早在1928年就写道,每一个来访者都会教给心理治疗师一些新东西——教的东西包括两方面:一是心理治疗的恰当行为,二是发觉医生自己新的潜藏的个性。他说:"来访者使医生的无意识表现为有意识。这就是为什么我认为医生应当感谢他的来访者。来访者是医生的老师。只有从来访者那里医生才能学会心理治疗。"

伊莎夏洛夫(Issacharoff,1983)提出,精神分析师通常都有抑郁倾向,在与来访者的接触当中,这种抑郁倾向得以释放。他写道:"我们的工作是鼓舞人的,抑郁倾向消退后,我们与来访者的关系生气勃勃。"

克雷格(1971年)就心理治疗过程,阐述了自己的观点(这个观点不那么善意)。他描述了"替代生活"令人高兴的方面(在这些方面,来访者弥补了医生与来访者亲密接触过程中的损失,构成了医生有意义的人生经历):

　　精神分析师不再拥有自己的朋友;他与来访者之间有时友好,有时敌对。精神分析师的性生活可能受影响;来访者的性问题成为医生性问题的替代品。精神分析师选择这个高需求的职业,这使他不能有一个强有力的政治立场;在给政治家来访者进行心理治疗时,医生需要投入更大的精力,付出巨大的努力。就这样,精神分析师逐渐放弃至关重要的自己的人生,满意地过上了来访者的人生。

　　精神分析师罗伯特耶罗(Robertiello)就心理治疗师的收获和能从来访者那里获得的东西,做了毫无修饰的陈述。1986 年,在一部自传性著作中,他叙述道,他接待的来访者之多,超出了治疗的极限。于是,他开始奢侈地享受自己来选择自己愿意给予治疗的来访者。他写道:

　　　　在与来访者第一次见面时,我问自己,"我愿意把我生命的一部分时间投在这个人身上吗? 他(或她)是否足够有趣,让我对他做出情感上的承诺? 我是否期待或者乐意经常见到他? 我能否轻松地和他心中那个无助的儿童交流,会不会因为他可能有的表现而退缩,轻易地放弃? 我喜欢他的表现吗? ……"这种选择来访者的可能性(对于刚入行的心理治疗师,我也不例外,是不可能的)使我很享受现在的工作。我看见自己坐在舒适的办公室了,每天拥有一群有趣、睿智、有才华的来访者。

　　其他作者认为,心理治疗有时还能在精神上保护医生的内心。比如,门宁格(1957 年)提出,对很多心理治疗师来说,自己的职业机能在于,消除自己早期的恐惧和幻想等心理疾病(例如,过早手淫导致的心理问题,大自然的诅咒,或上帝的惩罚)。格林森(1967 年)也指出,某人通过治疗敢于面对掌控自己的恐惧症,从而对别人的恐惧症产生反恐惧症倾向。类似地,通过与来访者的接触,心理治疗师能获得这样的心理保证:他们的经历并没有超过人的范畴——"我们不是异类,我们不是单独的污秽之人"（Issacharoff & flunt，1983）。

在某种程度上，从事心理治疗还可能是医生一种（通过介入他人的心理问题）拒绝承认自己心理问题的方式。与其扮演一个困扰的患者，不如成为心理治疗师，找到所有心理问题的答案。吉尔伯格（Gilberg，1977）评价了精神分析培训生的心理防御，指出，培训生参加培训，为自己的精神分析需求找到了合理借口，同时否认自己存在心理问题。此外，通过从事心理治疗行业，这些人实现了防御目标，还可能妨碍来访者的治愈和恢复。瑟尔斯（1979年）提出警告，来访者的疾病甚至成了心理治疗师正视自己内心冲突的挡箭牌。心理治疗师会无意识地力求保护现状，维持来访者不成熟的自我机能。

然而，过度强调医生在心理治疗过程中的自卫机制可能会掩盖心理治疗这份工作最积极、最成熟的方面。毕竟，克服个人恐惧和焦虑的尝试并不能简化为反恐惧症的演习。心理治疗师这个职位为医生个人提供了面对和掌握未知的可能。正如卡夫卡（1989年）所说："通过探究来访者的黑暗面，我们战胜了自己的恐惧。握着来访者的手，我们探索人类心灵的未知区域——既是我们的，也是他们的。"

很多心理学作者指出，心理治疗情境为参与双方（医生和患者）提供了个人成长的可能性。例如，马伦和桑吉里奥罗（Mullan & Sangiuliano，1964）主张，心理治疗应该提升医患双方的自我肯定；伯顿（1972年）称，心理治疗师所做的就是"和他人分享自我，以求更好地实现各自的抱负"。

惠特克和马龙（Whitaker & Malone，1953）探讨了心理治疗师的成长机遇问题，以及心理治疗过程如何拓展心理治疗师成长和成熟的局限性。他们把心理治疗师的成长和成熟比作父母在抚养孩子过程中的成长。他们阐述道：

　　来访者持久发起的挑战要求心理治疗师具有强大的心理整合能力，需要医生深度干预来访者的苦难，帮助来访者同自己和自己的世界作斗争。在此过程中医生不可避免地获得个人成长。

惠特克和马龙认为,心理治疗师通过剥离"自我",把自我映射在来访者身上,最后重建自我,形成全方位的人格整合能力。这个观点得到了伊莎夏洛夫和亨特1983年的支持,他们提出,对很多心理治疗师来说,心理治疗师这个职业使他们能够"整合自我当中分散、异质、矛盾的部分,并享受这个过程"。

据说,在心理治疗过程中,来访者的情感冲突表现为**移情神经症**。这一冲突的解决是来访者恢复的关键。有些作者指出,心理治疗对医患双方是互惠的,这构成了心理治疗的一个重要组成部分。比如,托尔(Tower,1956)叙述,**反移情神经症**是一个媒介,通过它,精神分析师能全面地理解来访者的移情神经症。她评论说:

> 我怀疑是否存在一种彻底治愈深度移情神经症的方法。最严格地说来,移情神经症不包括某种形式的情感剧变。移情神经症和与之对应的反移情"神经症"(不管多轻微,多短暂)都会在心理治疗过程中得以分析。最终,医患双方的情感会彼此相互适应。

沃尔斯坦(Wolstein,1959)也提出移情神经症和反移情神经症的独立性问题,他解释道:"移情神经症是心理治疗过程中的一个相互经历,在特定医生和特定来访者见面时得以表现出来。要治愈该神经症,必须从医患双方入手"。很明显,这与"黑屏"疗法相距甚远。沃尔斯坦坚持认为,精神分析师的情感介入是精神分析过程的关键。他写道:

> 移情和反移情一旦咬合在一起,精神分析师可能需要来访者得以康复,因为在某种意义上,医生的自我已经涉入……医生和他的来访者现在不得不寻求新的关联性和新的整合,超越他们当时的自我,实现更丰富更有意义的自我。

最后,沃尔斯坦认为,心理治疗师自己的需求和人格动力学可能会在他们选择来访者时产生重大影响,还会影响他们的理论取向。伯顿(1972

年)表示,很多心理治疗师似乎在寻找完全能实现医生自己需求的"理想当事人"。惠特克和马龙(1953 年)也暗示,有些临床医生可能违心地强迫自己和有严重心理障碍的人一起工作。"一想到精神分裂症患者可能接受心理治疗,这些医生就激情澎湃,心花怒放,因为医生某些剩余的心理需求只有在精神分裂症患者的治疗经历中才能得到满足。"就这方面,于利斯和凯斯勒(Yulis & Kiesler,1978)开展了一项有趣的研究。他们发现,心理治疗师对来访者内在心理冲突中与自己相似的部分,要么过度重视,要么重视不够。

林德纳(1978 年)提出,心理治疗师选择心理治疗的取向和方式能缓解他们自己的精神紧张。比如,医生若渴求力量,可能会被这样的治疗模式所吸引——在这种治疗模式中,医生以权威人物的姿态出现。同样地,那些与内心的愤怒作斗争的医生喜欢至少能让他间接地表现挑衅和敌意的治疗模式。大体上,林德纳坚持认为,在选择最有疗效的治疗取向的伪装下,许多心理治疗师可能从中获得个人福利,以满足自己的内部心灵需求。

讨论完心理治疗师的内在需求,另一个基本问题浮出水面:从何种程度上来说,心理治疗师从心理治疗过程中获得的心理福利是合理合法的? 这个问题我们在此不予深度探讨,只简单亮出我们的两个主要观点。

心理治疗师在与来访者的工作中不可避免会得到心理福利,这是一个广泛的共识。大家的分歧在于,是否有必要把这种心理福利最小化。有些人认为,这种心理福利对来访者来说可能是反治疗的,因此力求提防它。然而,另一些人却对这种风险轻描淡写,认为它是心理治疗过程中一个必然存在的组成部分。

就此问题,最近的心理学文献提出了两个观点。谢弗(Schafer)和莱恩斯(Langs)对这两个观点做了最好的阐述。谢弗(1983 年)在著作《精神分析的态度》(*The Analytic Attitude*)中描述道,心理治疗师利用任何心理治疗情境以达到个人目标的行为都是对来访者的剥削。他写道:

不论以哪种方式,精神分析师利用分析工作获得其他情况下难以获得的满足感,强化薄弱防御,提升宏大的幻想;最后,与其说在为精神分析的来访者工作,还不如说是在利用接受分析的来访者。接受精神分析的来访者和精神分析师在一起的危险程度取决于精神分析师对来访者在这方面的侵犯频率和侵犯的严重程度!

谈到反移情,莱恩斯(1983 年)提出,解决心理治疗师在自身心理病理学中受限制的方面,也是心理治疗医患相互作用的有效机能之一(只要这仍然是次于治愈来访者的任务)。他指出,对很多人来说,这个观念难以接受,因为它曲解了对来访者的剥削。相反,莱恩斯认为这是心理治疗过程的基本组成部分,实际上它还加强了医生对来访者心理治疗的疗效。

斯蒂尔兰(Stierlin,1972 年)就这两种观点提出了折中方案。他认为,心理治疗师应该在进退两难中独辟蹊径,对来访者既不能要求过多,也不能过少*。斯蒂尔兰解释道,心理治疗师为实现自我,对来访者需求过多。这样,医生就会让来访者依赖自己,需要自己,以便利用来访者。相反地,心理治疗师若是对来访者需求甚少,就会缺乏动机,无法深度投入治疗,同时还会对来访者没有足够的同情心。后面的这种情况似乎证实了第二章的论点,掌握自己情感冲突的需求是普遍的,心理治疗师的动机也许是不可或缺的。

在介绍本章时,我曾提出,一个人从事某一活动的动机和从事这一活动带来的满足感间有其固有关系。因此,不必对此感到惊讶:很多满足感迎合了一个或多个我们上文曾谈到的共同的无意识动机。的确,有人由此推断,只有那些有意识或无意识地寻求特定满足感的个人,才能从一开始就被心理治疗师这个职业吸引,或者最终能容忍并从事这份工作。

---

* 原文用"进退两难"(between Scylla and Charybdis)形容这种困境。该惯用语源自荷马史诗《奥德赛》,斯库拉(Scylla)和卡律布狄斯(Charybdis)是分守墨西拿海峡两侧的两个海妖。——译者注

第四章

与本能目标有关的动机

经典弗洛伊德理论认为,人的行为和心理活动源于本能。弗洛伊德(1938 年)把本能定义为:"我们假定在紧张背后存在一种因本我需要而产生的力量,我们把这种力量称为**本能**。本能表现了人对精神生活的身体需要"。弗洛伊德(1920 年)提出,假定有两个最基本的本能,爱洛斯和塞纳托斯。爱洛斯,是性本能,爱情导致了精神活动的性爱部分;塞纳托斯,死亡本能则是毁灭部分。

虽然爱和死亡这两个术语不再被人广泛使用,现代精神分析理论仍把它们作为两种内驱力:性欲或性爱,攻击或毁灭。精神能量和性内驱力联系在一起被称为**力比多**,精神能量和攻击内驱力联合在一起就被简单地叫做**攻击能量或攻击**。

1930 年,弗洛伊德在著作《文明与缺憾》(*Civilization and Its Discontents*)强调了人类世界的本能基础:

> 工作使大量自恋、进攻、甚至性爱的力比多成分有可能转移到专业工作和与之相关的人际关系上,因而,它在使个体维持生计,并在社会上确立存在地位上起着不可或缺的作用。如果专业活动是自由选择的,也就是说,如果通过升华的办法,可以利用现存的爱好以及持续的或本质上增强的本能冲动,专业活动就是特殊满足的来源。

所以,在弗洛伊德看来,职业的选择使固有驱力升华,使之符合社会和现实的约束。

希梅尔(Simmel,1926)分析了医科生的职业选择和本能固着之间的显著关联。大体上,希梅尔认为,临床心理治疗师对于有未解决性欲冲动的性感带,倾向于同自己的主攻专业一致。近期的大量研究认为,职业选择的主要决定因素在于,特定职业能否为本能的表现提供机遇(Galinsky,1962;Morse & Young,1973;Nachmann,1960;Segal,1961)。

本章主要研究心理治疗师的这些动机——本能的满足和冲突。为了使表述更加清晰,我们必须区别对待与性本能和攻击本能有关的动机。我们应当铭记在心,无论如何,这些基本本能是抽象的,并没那么清晰。引用布伦纳(Brenner)的话:"在所有我们能察觉的本能表现中,不论这些本能正常还是病态,都有性欲和攻击能量这两个基本本能的参与。用弗洛伊德的术语来说,这两个本能通常'融合'在一起,但不一定是等量融合"。

 ## 间接性满足

从最广泛的意义上说,力比多指的是各种形式的爱和愉悦。利用这个广义的定义,我们可以说,在整个性冲动后面,潜藏着成为心理治疗师的动机。这里的动机涵盖了第三章谈到的大部分满足感:倾听的愉悦,解决问题的喜悦,掌控内心冲突的快乐,被人需要的快乐,帮助他人成长的乐趣,等等。心理治疗师这个职业提供了分享别人隐私的唯一机会,囊括男女长幼,不同种族,不同社会经济背景。与广义的力比多(即让人愉悦的人际接触)相关的动机将会在第六章详细讨论。这里,我们指的是力比多的狭义定义,即对性的渴望。

在探讨多拉(Dora)这个案例前,弗洛伊德(1901年)为了证明他与这个年轻女性当事人交流性问题是正当的,发表了如下言论:

> 我是否也要就此问题为自己辩护?我只是单纯地为自己争取妇科学家的权利——更精确地说,最羞涩的妇科学家的权利——

此外，我还要补充，假设这种交流是一种刺激性欲或满足性欲的好方法，那这种交流就单单是堕落的淫乱。

有人可能认同社会约束和职业规范，而弗洛伊德却不得不为此争论，仍然觉得自己似乎为此大力声讨抗议。

谈到心理治疗师普遍存在的无意识动机，门宁格（1957 年）陈述道，很多人承认，一种无意识的窥阴癖在心理治疗师的职业选择中发挥了重大作用，它以心理治疗师对他人性行为的兴趣作为中介。不过，门宁格忽视了这种潜在的动机，他指出，"弗洛伊德的发现，其精华在于，精神病医生没有探索他们本该探索的区域"。然而，他没有考虑到，被弗洛伊德的同事们忽视的所谓的性欲问题可能有其社会意义，还起到自我防御机制的作用，而不仅仅是兴趣问题[1]。

在这个问题上，门宁格明显是少数派。很多心理学文献资料的观点是，心理治疗活动能够提供视觉上的性愉悦，或对别人性生活知情而带来的替代满足感（Eisendorfer, 1959; Fisher, 1969; Gilteson, 1952; Greenson, 1967; Hammer, 1972; Marston, 1984; Schafer, 1954; Searles, 1979; Sharpe, 1947; Templer, 1971）。谈到精神分析培训生的动机，艾森多芬（1959 年）遗憾地指出，"很少有培训生的窥阴冲动属于一种探索和理解无意识本质的热切渴望"。费希尔（Fisher, 1969）就心理治疗师的动机，提出了一个更加仁慈的观点，坚持认为"对替代经历的敏锐品味对心理治疗师来说是必要的。我们都是窥阴者，虽然我们的偷窥欲望诚然不局限于性"。提到很多心理治疗师难以面对自身的窥阴癖，马斯顿（Marston, 1984）评论道，"为了与罪恶感保持一些距离，心理治疗师拿窥阴癖开玩笑；但大多数医生认为，来访者的生活越吸引人，心理治疗师的工作就越值当"。不当的性冲动也许能帮我们解

---

[1] 在一篇更早发表的文章中，门宁格（1957 年）讨论了心理治疗师的无意识动机。他似乎再次否认了性欲是构成无意识动机的一部分。他详尽分析了各个医学专业的无意识诉求，然而对妇科只是顺便一提，他认为"心理治疗师的动机是如此复杂，以至于无法简单地概括"。

释为什么很少有临床心理治疗师对强奸犯感兴趣。

坦普勒(1971年)指出,很少有心理治疗师阻止来访者谈论性问题。心理治疗师对性问题的普遍态度,从允许来访者谈论,到鼓励,甚至从来访者那里提取性方面的材料。他坚持认为,心理治疗师自己的性生活倘若得不到满足,他能在倾听来访者的叙述时获得替代满足。同样地,哈默(1972年)提出,有些心理治疗师尤其倾向于利用医患治疗关系作为窥探他人私生活的手段。他们可能对性事特别感兴趣,尽管任何秘密都能带来性兴奋。哈默认为,这样的心理治疗师总不断地试图揭露来访者的隐私;他们喜欢提出窥探性问题,这些问题常常关乎性欲和堕落。利用这种"渗透阐释"也许也能为心理治疗师提供某种形式的性满足。

窥阴癖通常由观看禁忌场景的意愿推动。当事人可能在孩提时代被禁止观看这些。在《不可能的职业》(*The Impossible Profession*)一书中,作者珍妮特·马尔科姆(Janet Malcolm)引用了精神分析师亚伦·格林(Aaron Green)的一段陈述——这也许是有关窥阴癖倾向的最恬不知耻的描写之一。马尔科姆的引用如下(Malcolm,1981):

> 每个人的精神分析都揭露了一个主要的幻想。我的精神分析揭露的幻想是一个窥视卧室的局外人:感觉刺激又害怕,兴奋,试图猜想接下来要发生的事情,但又不必陷入其中,不必冒任何风险。有很多种方式放飞我的幻想。我原本以为我极有可能成为喜欢偷看裸体女人的登徒子,相反,我却成了科学家——精神分析学家,一个必须亲密接触了解别人,但又不必卷入其中的人。

格林森(1967年)也着手讨论过这个话题。他指出,很多精神分析师刚开始似乎不习惯和来访者面对面的交谈,喜欢坐在睡椅后面(觉得这样安全舒适)。格林森认为,他在精神分析培训上的经验表明,这源于"某种形式的怯场,掩盖了被压抑的暴露冲动和窥视与被窥视的广义攻击和性化。睡椅后的座位为精神分析师提供了窥视他人却不被他人窥视到的机会"。

谢弗(1954 年)对心理治疗师的窥阴癖问题所持的观点与上文观点类似。他提出,很多(他认为存在的)主观因素影响心理测验,不管扮演专业角色的测验员带来了什么。他对大部分心理测验员的描述同样适用于心理治疗师。谢弗描述窥阴癖,"他窥探很多人的内心,但是自己的内心却从不托付,从不会被窥视到,他愿意被人问及自己正常的社会地位,人际关系……我们发现,心理治疗师愿意回答所有的问题都是出于心理距离的安全考虑,出于转瞬即逝的人际关系的考虑"。虽然心理治疗师通常比测验员更深地介入和心理治疗当事人的关系中,但是他们也同样维持着心理距离。在这个意义上,窥阴癖的满足似乎和隐私的冲突联系在一起,这个因素我们将在第六章探讨。

罗思(Roth, 1989)对心理治疗师的无意识动机进行了广泛的讨论。他主张,心理治疗师也是"明白人",他们很享受倾听别人。虽然关于他们成天倾听来访者的压力,有一句众所周知俏皮话(即,"那么谁在听呢?"),但是,那些在倾听来访者时无法获得深度满足的心理治疗师是不可能顺利开展心理治疗工作的。关于窥阴癖,罗思指出,这一倾向可能缘于这样的经历:儿时不许加入父母间的交谈,"孩提时代隔壁房间传来的声音说明某些秘密的事情正在发生"。

很多人认为,关键在于心理治疗师窥阴癖的升华程度。霍尔特和鲁波斯基(1958 年)警告说,好奇心,和助人一样,可能与防御机制有密切关系,也可能直接造福于本能的满足感,然而这不是心理治疗工作的最大兴趣所在。鉴于此原因,他们提出,精神分析培训生身上的未升华的窥阴癖是一个消极的发现。同样地,夏普(1947 年)也将对性的好奇心当作精神分析培训生共同的动机,但他这样表述:性好奇,若要变成有用且有益的好奇心,就必须"净化其幼稚的特质"。窥阴癖倾向倘若得以适当升华,就能演变为对人类行为和情感机制永不满足的好奇心。这样的好奇心可能对心理治疗师解决来访者呈现的诊断难题来说必不可少。因此,这种好奇的使命感也是属于好奇者的使命。

有趣的是,鲜有精神分析学方面的文献资料谈及心理治疗师的裸露癖冲动。也许,他们更倾向于在家庭或团体治疗中自如展示自己的裸露癖!爱泼斯坦和西蒙认为,裸露癖倾向能解释心理治疗师身上这种屡见不鲜的现象:他们对来访者的成就、恶名,或者某些特质夸夸其谈(Epstein & Simon,1990)。这种裸露癖倾向可能也源于在心理治疗过程中他们不恰当的自我封闭。

相反,那些就裸露癖冲动极力为自己辩护的人可能会被心理治疗师这个角色提供的掩饰所吸引。维里斯(Wheelis,1987)在小说《欲望的医生》(*The Doctor of Desire*)中,描绘了一个心理治疗师。这个医生在给同事们做演讲时沉浸在喜悦中,领悟到了自己的裸露癖:

> 我本应该是个演员,他想,或者是个音乐家或者是个舞者,本应该一直从事这类工作。可他选择了极端的反面,生活在睡椅之后,根本不被人注视。他不说话,他听着。他的职业距离他本该从事的表演工作很遥远。作为一个年轻人,他曾经最害怕自己最渴求的东西;由于恐惧比欲望更加强烈,因此,恐惧主宰了他的职业选择。只是现在,他认为,为时已晚,我克服了恐惧,并意识到我是多么喜欢站在舞台上炫耀自己。

 ## 直接性满足

当心理治疗师采取一个冷淡、不参与的姿态时,他的窥阴癖倾向似乎得到了最佳满足。与此相反,对直接性满足的有意识或无意识动机会导致心理治疗师越过医患之间的必要边界。正如我们所见,心理治疗师的窥阴癖倾向还能为临床工作提供一个重要的兴趣之源。另一方面,尝试直接性满足只能破坏心理治疗过程。特拉查(Tarachow,1962)提出,如果心理治疗师把来访者当作一个真正的爱的客体,那么他就撕碎了"心理治疗的障碍",心理治疗的障碍为医生的解释和改变提供了基础。

禁止和来访者发生性牵连,这见载于拥有 2500 年历史的希波克拉底誓言,更是出现在早得多的尼日利亚治疗准则中(Brodsky,1989)。然而,直到最近几年,专业的医学文献仍然普遍回避这个问题,采取这样一个态度,即"听者无罪,看者无罪,谈者无罪"。在 20 世纪六七十年代,有医学专业人员整理了关于医患之间发生性关系几率的数据,但是不敢发表这些数据,甚至不敢出示研究结果(Brodsky,1989)。波普(Pope,1990)援引数据源指出,人们主动抑制这方面的研究已有一段时间,而在社会工作研究机构,这种意愿依然强烈。

心理治疗理论和实践的文化转变创造了一个轻松的氛围。和以前相比,和来访者的性接触是完全可以想象的[1]。一般来说,所谓的性革命使性的表达方式更加开放,更易于接受。这股怀疑和驳斥权威的潮流将心理治疗师和患者置于一个更加平等的立足点上。此外,人本心理和人际心理疗法试图消除参与心理治疗的医患双方之间的任何人为距离,不再强调来访者的内在精神力量,转而重点关注心理治疗这个相互作用的过程。

20 世纪六七十年代,涌现出大量涉及身体接触的心理治疗形态,包括交友、马拉松小组、裸体主义集体治疗、心理剧、意识拓展训练、生物能疗法、罗尔夫氏按摩法等等。明茨(Mintz,1969)认为,身体接触被用于这些治疗形态当中,以减少无意识抵抗,促成退行至不同儿童期。虽然性欲的相互作用大体上被排除了,但非性欲的接触得到发扬,以加深亲密度,改善治疗关系,提供一个矫正的情感经历。这些身体接触治疗形态与行为疗法(包括性欲疗法)相结合,深刻地改变医患关系。心理治疗师的角色,不再受传统束缚,已经变得高度灵活,甚至即兴。很多心理治疗方法已经把注意力从阐释和洞悉,转到共情、温暖、亲密和相互的感觉表达。塞尔班指出,这并不让人觉得奇怪,在心理治疗过程中,医生和患者之间的边界逐渐变得模糊不

---

[1] 精神分析学创立的早期,我们无法了解精神分析师和来访者之间发生性关系的概率。虽然弗洛伊德(1915 年)坚决主张,精神分析师永远不要试图去满足来访者的性欲,他的很多追随者都相继和自己的精神分析来访者结婚。

清(Serban,1981)。

在20世纪六十年代末七十年代初,两位精神病医生甚至支持医生对心理治疗当事人的性亲密。麦卡特尼(McCartney,1966)在一篇题为《公然的情感转移》(*Overt Transference*)的文章中提出,某些来访者只靠和医生交谈没法恢复健康,可能更需要拥抱、爱抚、身体检查,有些情况下,还需要性交。有1500名女来访者及其家属同意接受麦卡特尼的"治疗"。谢泼德(1971年)在其发表的心理治疗病例记录中也称,医患间的性关系表现出积极疗效。卡德纳等1973年对心理治疗师进行了调查(Kardener et al.,1973),结果显示,13%的被调查者解释了心理治疗过程中性欲实践的有效性,具体陈述如下:

> *"向来访者展示医生的疗效","刺激阴蒂帮助来访者放松","改善性失调","帮助来访者重新认识性状况","传授性解剖学知识","揭露性阻塞区域","证明没有身体因素会导致性欲的缺失","缓解尚未重新找到约会对象的寡妇或离异者的挫败感","对于健康的来访者,医患双方达成共识,开展更快、更深刻的治疗,让美梦频繁造访。"*

这种合理化的说法既具有多样性,又富于创造性,当然让人印象深刻。波普和他的同事(1979年)挖苦说,仍需要讨论的是,为什么这种有效的治疗方法似乎必须由一个年长的男性来实施,而接受这种疗法的来访者必须是年轻而有吸引力的女性。

在1970年发表的《人类性功能不足》(*Human Sexual Inadequacy*)一书中,马斯特斯(Masters)和约翰逊(Johnson)指出,很多来访者报告自己和先前的心理治疗师发生过性关系。同年,达尔伯格(Dahlberg)报告了在临床心理治疗中遇到的8位这样的来访者。他们的报告构成了第一个迹象——这种现象并不像大家想象的那么少见。当时,争议点发生了另一个转变——这个问题的责任在谁。以前,性的外显通常被看成来访者疾病的表征。马默(Marmor,1972)引入了**反移情的性外显**这个概念,他是第一个提出心理治疗师也可能挑逗患者的人。

　　心理治疗师和来访者发生性接触的实际流行程度难以确定。很多调查研究,要么样本少,要么受地理上的限制,要么问卷回收率很低。因为这些研究依靠自我报告,通常被认为,其研究结果只是对真实情况的一个保守估计。卡德纳和他的同事(1973 年)在洛杉矶的男性心理治疗师中进行了随机抽样调查。调查结果显示,114 位心理治疗师当中,10％的被调查者报告自己和来访者有性接触,其中有一半还详细地说明了性交过程。卡瑞尔等调查了全美范围内的 1400 名精神病医生,其中,7％的男性和 3％的女性承认了自己和来访者有过性接触(Gartrell et al. ,1986)。

　　心理治疗师和来访者发生性接触的几率也差不多。霍尔罗伊德和布罗茨基(Holroyd & Brodsky,1977)调查了约 666 位获得博士同等学历的心理医生,发现近 11％的男性和 2％的女性承认和异性来访者发生了性接触(与同性来访者的性接触远没这么常见,而且仅限于接吻和拥抱)。在这些承认与来访者有性关系的心理医生当中,约有一半——5.5％的男性和 0.6％的女性——在心理治疗过程中与来访者发生性交。另有 2.6％的男性心理治疗师和 0.3％的女性心理治疗师在来访者结束治疗后的 3 个月里仍与来访者发生性牵连。波普和他的同事(1979 年)发现,7％的美国心理学协会的心理疗法部门会员报告自己与心理治疗当事人发生过性接触。波普等通过邮寄信件调查了私人心理医生,结果表明,私人心理医生与来访者发生性关系的比率为6.5％(Pope et al. ,1986)。

　　盖切曼指出,1985 年首次就社会工作者与当事人之间的性接触进行了全国调查研究,但是主要的社会工作期刊从未承认接受该调查结果(Gechtman,1989)。盖切曼和布侯索斯(Gechtman & Bouhoutsos,1985)调查了 500 名男性和 500 名女性社会工作者,结果显示,2.6％的男性被调查者与当事人在治疗过程中发生性接触,另有 1.2％的被调查者与当事人在治疗结束后发生性接触。没有女性被调查者承认自己与当事人发生过性接触。与心理学和精神病学领域不同,绝大多数的社会工作者为女性。考虑到与当事人发生性牵连的社会工作者通常为男性，因此，总的来说，在社会工作领域，社会工作者与当事人之间发生性关系的几率远比上文提到的心理学和精神病学领域低得多。盖切曼（1989 年）把这一低概率归因于下面几个可能的因素：通过自我选择过程，参与社会工作的男性拥有更多的传统女性特质（例如，养育、责任心、对他人需求的敏感性），这些特质与对当事人的性剥削不相容；社会工作者的工作场所更多分布在公共机构里，缺乏私密性，与当事人之间的边界更加清楚，肩负的责任更大；最后，社会工作者也许不太可能承认性行为，因为这种行为可能让人觉得与主流社会价值（节操、同情心和母性关爱）相比极不和谐。

最近的研究数据表明，医患之间性关系的发生概率明显下降。两项最新研究的结果显示，只有 0.9%—3.6% 的男性医生与来访者发生性关系，0.2%—0.5% 的女性医生和来访者发生性关系（Borys & Pope，1989；Pope et al.，1987）。虽然这一下降趋势确实鼓舞人心，但下降的理由仍然模糊不清。为了遏制医患之间的性关系，我们努力加大教育和宣传力度，大力曝光医疗当中的不法行为，将医生对来访者的性剥削在立法上入罪。这些举措可能影响了心理治疗师对来访者的性剥削行为，又或者，仅仅削减了他们承认与当事人发生过性交的意愿。波普等指出，随机抽样的误差或偏差的回报率也会令结果产生明显差异。

众多研究提供了令人信服的证据证明，遭遇心理医生性迫害的来访者承受着严重的心理伤害（Bouhoutsos et al.，1983；Bulter & Zelen，1977；D'Addario，1977；Feldman-Summers & Jones，1984；Sonne et al.，1985）。通过查阅总结文献资料，波普把心理治疗师对来访者的这种性剥削定义为"医患间性综合征"，罗列了十大主要伤害：（1）对性剥削的心理治疗师有强烈的矛盾情绪，（2）慢性内疚感，（3）空虚感和孤立感，（4）性混乱，（5）信任能力受损，（6）医患边界困扰和认同扩散感，（7）情绪不稳定，（8）被抑制的愤怒，（9）自杀倾向上升，（10）认知功能障碍，通常还伴有注意力不足、不集中，闪回，侵入性想法和噩梦（Pope，1989）。阿普费尔和西蒙也指出,常见的情况是,女来访者与男性心理治疗师之间的性关系,通常是一个现实与理智和复仇欲望的问题(Apfel & Simon,1986)。

来访者的风险因素问题引发了大量的论战。塞尔班描述了一个人格剖析图,包括情绪不稳定,歇斯底里的性格特质,富有诱惑力,冲动和引起他人注意力的需求(Serban,1981)。另外,著者史密斯和斯通提出,有乱伦病史的来访者倾向于更晚接受心理治疗师的性虐待(Smith,1984;Stone,1976)。布罗茨基提出,讨论这一问题时应包括所有的来访者,不论身体上的虐待,还是性虐待(Brodsky,1989)。古赛尔(Gutheil,1989)强调,拥有边缘性人格障碍的来访者极有可能引起界限违规,包括性关系。迄今为止,所有这些观点都没有得到可信的研究数据支持。

确诊来访者的风险因素明显具有价值和意义。把这个方法用于诊断医患间性综合征,可能会带来谴责受害人的风险。心理治疗师可能指出,来访者病理性的勾引行为可以解释他们的性牵连,或者说可以为他们的性关系辩护。更极端的情况是,**心理治疗师**宣称自己被迫害,成了来访者的强奸受害者。在沃克和杨格合著的小说《杀戮治愈》(*The Killing Cure*)中,描述了一个看似滑稽却厚颜无耻的案例(Walker & Young,1986)。一名精神分析师被指控性剥削,他在针对渎职的交叉审讯中,被讯问:

　　"为了进行口交,你脱掉了裤子,是不是?"

　　"是她脱了我的裤子。"

　　"你打她了吗?"

　　"有时。"

　　"你抗争了吗?"

　　"偶尔我会推开她。"

　　"推开她很困难吗? 你是否想说是她强奸了你?"

　　"我从没说过她强奸我。"

"好,但你一直坚持穿上你的裤子,而她不断脱下你的裤子。这是你要表达的意思吗?"

"她想尝试脱我的裤子。我想尝试阻止她。然后她说,'你得让我这么做,你得让我爱你。'"

"你曾经自愿脱掉裤子吗?"

"我认为没有。"

"医生,你是否曾经替她脱过任何衣物?"

"没有。"

"医生,有时你是那个挑逗者;也就是说,你把你的嘴搁在她的生殖器上,这是否属实,你吻过她那儿吗?"

"是她坚持让我这么做的。"

"好吧,是她抱着你的头,然后强行摁在那里?"

"有几次是这样。"

"你是否为了挣脱而反抗?"

"我试着和她说过。"

"她用你的头做这事,这让你恼怒吗?"

"是的。"

"你不享受这事吗?"

"有时我享受,但我仍然——我仍然为此恼怒。"

沃尔伯格指出,如果心理治疗师用受虐者的形象替代自己的勾引行为,就会明显暴露出指责来访者的荒谬言论(Wohlberg, 1990)。换句话说,一个心理治疗师屈从来访者的意愿,被来访者打。心理治疗师会为这事辩护,证明这是合理的吗? 此外,很多对来访者实施性虐待的心理治疗师意识到,倘若与多名来访者发生性牵连,就会降低这种可能性: 来访者特殊的性格是性牵连的一个关键诱因。古赛尔(1989 年)也顺便提了一下,越过医患关系界线的来访者可能仅仅因为"诊断缺省"而冒更大的风险。精神病患者通常感觉不到自己的挑逗,而神经症患者则很明白事理,因而不至于和医生发生性牵连。贝茨和布罗德斯基(Bates & Brodsky,1989)查阅了近期的文献资料后做出总结,"判断治疗过程中是否会发生性剥削的唯一最佳预测因素就是,这个心理治疗师在此之前是否曾对其他来访者实施性剥削"。

那么,我们该如何理解很多心理治疗师和来访者的性牵连,即使明知这种性牵连反治疗(即对治疗有害),还要承担很高的法律风险、职业风险和道德风险?大家提出了各种人格特质方面的诱因来解释该问题。实际上,这些解释名目如此繁多,以至于回顾一下这些解释都会涉及本书研究的心理治疗师的大部分动机。我相信这是因为心理治疗师的性虐待现象太过复杂,由过多因素决定。当然,在有些案例中,来访者的性牵连是有意为之;而在另一些案例中,这种性牵连可能是心理治疗师有意识的行为。不管怎样,医患之间的性牵连行为永远不可能正当合法。虽然如此,通过解析心理治疗师的性虐待动力学,我们似乎还能观察背离正道的所有心理治疗动机。

在试图理解心理治疗师与来访者之间的性牵连现象时,好几位作者描绘了对来访者实施性虐待的心理治疗师的类型学(Apfel & Simon,1986;Averill et al. ,1989;Butler & Zelen,1977;Collins,1989;Dahlberg,1970;Stone,1984)。最常提到的心理治疗师类型是,中年男性心理治疗师,因为最近一次分手、离婚或对婚姻不满意,有明显或潜藏的抑郁倾向。工作挫折或对自己工作能力的怀疑也是被提及的诱因。这些心理治疗师利用积极的移情,常从年轻的女当事人那里获得爱情、养育乃至性满足。他们喜欢说自己和这位女当事人"坠入爱河",认为这种关系超越了性关系的本质。阿普费尔和西蒙(1986 年)还提出,某些疏远、受伤害的心理治疗师可能与来访者发生性关系,以此作为求救信号——渴望引起公众关注。

对来访者实施性虐待的第二类心理治疗师有反社会或病态人格(Gabbard,1991;Marmor,1976;Stone,1984;Twemlow & Gabbard,1989)。他与来访者的性牵连可被视为个性风格的某一个方面,其特点是,冲动控制障碍,有缺陷的超我,公然操纵和利用他人。加伯德(1991年)推测,这个类型的心理治疗师在整个违规群体中所占比重相对较小。他描述了这个类型的心理动力学：

> 在儿童发育期，这类人身上有很深的内化的创伤。这些心理治疗师缺乏成熟的道德感，这使他们很难把别人当成独立、有自身情感的个体。因此，在他们看来，来求助的来访者只是用来满足性欲的目标。他们对受害的来访者既没有共情，也不关心自己造成的伤害。

加伯德指出，反社会的心理治疗师常常在孩提时代有多年的被虐待或被忽视的经历。他们因对来访者实施残酷的性剥削而成了一个施虐的攻击者，或者说他们完成了由被动受虐到主动施虐的过程。

马默（1976 年）提出了第三类对来访者性施虐的心理治疗师，这些医生患有**唐璜综合征**（Don Juan syndrome），长期怀疑自己的性能力和性认同（比如，害怕同性恋倾向），这会使他们需要不断地引诱和控制女性当事人[1]。斯通（1984 年）引用了性"解放"的心理治疗师这个概念。这些心理治疗师认为，性解放包括与父母发生性关系。斯通还指出，那些与父母有长期稳定的性关系的心理治疗师也属于第三个类型。他们长期和父母发生性关系，还对自己的问题毫无察觉。特姆罗和加伯德（Twemlow & Gabbard, 1989）提出，心理治疗师的性牵连在任何案例中都应该认定为不合理不合法。所带来的犯罪感和冒险会提升医生的性兴奋。他和来访者的性牵连不会终结，而是转变为持久的亲密关系。

很多作者留意到，恋母情结构成了心理治疗师违规的因素。索尔（Saul, 1962）提出，心理治疗师可能自愿尝试与来访者发生性接触，以满足来访者的肉欲。同样地，来访者可能无意识地代表了心理治疗师乱伦的目标。心理治疗师可能认为，自己正在拯救处于不幸命运或不幸婚姻当中的女性当事人。因而，和她发生性关系，心理治疗师象征性

---

[1] 有趣的是，勾引人的男性心理治疗师作为情人的表现非常糟糕，经常遭遇阳痿和早泄（Belote, 1974; Dahlberg, 1970）。

地把痛苦的母亲从邪恶的父亲造成的伤害中解救出来（Apfel &
Simon，1986；Gabbard，1991；Kardener，1974；Smith，1989）。

莱斯特（Lester，1990）提出，在许多情况下，一位女性来访者期望
养育和融合的前恋父情结意愿可能被男性心理治疗师误解为性欲的恋
父意图。莱斯特指出，心理治疗师对共生融合的恐惧可能会促成医患
之间的性行为，讽刺的是，这可能会让医生与来访者保持防御的距离。
莱斯特写道：

> 一个男性心理治疗师犯了两起性施虐案件。在这两个案子
> 里，我担任伦理委员会的顾问。性行为是这么发生的：一位女性
> 来访者，正处于严重的退行状态中，在医生面前表现得像一个绝望
> 的求"爱"者。通过性行为，医生满足了来访者的要求，但医生对该
> 来访者的性行为不掺任何情感。从来访者这方面来说，她获得了
> 伪生殖器层面的满足感，因为性关系为她提供了她渴望的身体接
> 触，主要满足了她对母爱和养育的渴望。

尽管一些学者把医患性关系比作强奸，但史密斯（1984 年）提出，
与之更相似的是乱伦。史密斯发现，在 18 位与先前治疗自己的心理治
疗师发生性牵连的来访者中，有 17 位来访者报告自己曾被父亲性虐
待，而剩下的一位曾被母亲性施虐。史密斯比较了被性虐的来访者和
被性骚扰的孩子的心理状态，发现他们都感觉无助，倾向于把这一切归
咎于自己，也害怕别人揭露自己的痛苦经历。和性骚扰者一样，性施虐
的心理治疗师会和来访者定一份保密协议，告诉来访者，倘若揭露他们
的秘密，就会毁了他们的关系。作为报答，来访者将医生理想化，当成
自己的父亲，愿意相信他不会犯任何错。夏普（1947 年）也提出了相似
的观点，认为心理治疗师满足自己性欲的无意识动机源于对父母一方
或双亲未被分析的幼稚乱伦意愿。

特姆罗和加伯德（1989 年）判断，约有一半的心理治疗师和患者发
生性关系案例涉及"害相思病的心理治疗师"，他天真地认为自己无可

救药地爱上自己的来访者。特姆罗和加伯德通过研究医患双方,总结道,为了了解害相思病的心理治疗师,原始的前恋母情结至少和恋母情结动力学一样重要:

> 恋母情结是矛盾的三角恋(特点是嫉妒、竞争,以及同爱恋对象产生整体关联的能力)。另一方面,在相思病状态下,情感关系是相思病患者和爱慕对象两个人之间的,而不是三人间的。此外,由于矛盾的恋母情结还融合了负面情感,而相思病的爱恋对象被如此理想化,以至于爱恋对象完全不会被任何负面情感污染。相思病患者否认自身和爱人的“坏”,所以神经性内疚感是缺失的。在相思病状态下,除了相思病患者和爱慕客体,任何人都是这份炽热情感的局外人,所以竞争是外围的,或者说是不存在的。最后,前面所有的叙述都涉及一个事实,在相思病的病理学上,丰满且犹豫不决的爱慕关系整体上是不存在的。相思病的人际关系是,把部分自我表现和部分爱慕表现(只选取理想化的部分)联系在一起。

什么样的前恋母情结动力学最有可能出现在性失德的心理治疗师身上? 前恋母情结动力学最主要涉及依赖需求和自恋需求。这些问题我们将在随后的几章里进行更全面的探讨。特姆罗和加伯德(1989年)提出,很多性施虐的心理治疗师没有内疚感,因为他们确信,他们正在通过提供照顾和养育(很明显,这种照顾和养育对当事人来说是缺失的)的方式治疗来访者。这种“爱的养育”的错误观念普遍存在于心理治疗领域,会引导某些医生把性援助当作无望的最后的努力(Searles,1979)[1]。一个极端的例子,特姆罗和加伯德描述了一个患精神病的

---

[1] 弗洛伊德的弟子,费伦齐(Ferenczi),尝试通过拥抱和亲吻她的女性来访者来弥补来访者早期的母爱剥夺。弗洛伊德得知弟子的这一创新尝试后提出警告,认为这会导致其他医生在相似情形下把进一步的亲密行为合理化,直到“圣父费伦齐凝视着他已经或者将要创造出的活泼场景,可能要对自己说,‘也许,毕竟,我在亲吻之前,应该停止我的母爱治疗方式’。”(Jones,1957)。

心理治疗师：

　　　一个临床心理医生在一家省级精神病院的少女治疗部门工作。他坚信上帝在和他说话。他坚持认为,上帝告诉他,他的精子会为他的来访者提供永恒的救赎,所以他打算系统地引诱该部门的每一位少女来访者。最后,他把自己送进了精神病院。

有些作者认为,"爱的养育"疗法代表了医生的替代企图,满足了他自己矢口否认却一心向往的依赖感和对爱的渴望。因此,心理治疗师若迷恋他的来访者,可能会无意识地为有需求的来访者提供自己一部分的爱(Gabbard,1991)。

　　自恋问题也可能使心理治疗师倾向于与当事人发生性牵连。马默(1953年)提到,优越感和自我夸大是由长年累月对父母的羡慕和理想化造成的。这样的看法可能会使心理治疗师觉得自己能摆脱职业和道德守则的束缚。心理治疗师的自恋满足感在某种程度上能解释,为什么很多患有自恋型人格障碍的人似乎容易被心理治疗领域吸引(Claman,1987;Finell,1985;Miller,1981;Sharaf & Levinson,1964)。在明显紧张和消耗的青少年时期,这些人可能会求助于父母,以获得对自我挫败感的支持。这个问题将在第五章探讨,届时心理治疗师可能会反复和当事人说自己"坠入爱河",当事人就会满足他们未曾得到满足的镜映和理想化渴望。

　　医患性牵连的调查研究者反复强调,对这种现象的任何解释和理解都决不能为医生对来访者实施的这种不可接受的行为开脱罪责。尽管如此,有时,某些心理动力学还是会为此找借口,或为它的合理性辩护。在强奸案例中,有人可能会问,说是情欲使然,难道不是仇恨压倒了情欲吗?那些以为自己爱上了当事人的心理治疗师,某种程度上必须清醒意识到,他正在伤害别人。

　　很多作者谈到潜藏在医生对来访者性牵连背后的有害意图。马默(1976年)提到"一种对女性的无意识敌意,伴随着对女性的残酷成性的需求,将女性剥削、侮辱、最终抛弃。"霍尔罗伊德和布罗茨基(1977年,1980年)提出,对力量、地位和性角色的根深蒂固的态度会影响对来访者性施虐的心理治疗师的行为。由于典型的医患二人性关系包括一位男性心理医生和一位女性患者,他们一致认为,医患之间的性关系通常源于男性心理治疗师对女性来访者的蔑视和优越感。特姆罗和加伯德(1989年)也认同这种观点,指出"残酷成性的迫害意愿是患相思病的心理治疗师和来访者之间关系的核心……和主要特征——这一主要特征把心理治疗师与正常的相思病区别开来"。加伯德(1991年)补充道,性行为还能表现心理治疗师对就职单位的怨恨和敌意。通过自取其辱,他可能无意识地令自己就职的医院、诊所或分析研究院难堪,从而实现某种程度上的复仇。

史密斯(1984年)报告了一位与他共事的心理治疗师(这名医生与一位来访者发生了性关系)的工作。这位医生的治疗方式表明,这种性亲密不是出于爱,而是出于不断升级的愤怒和对来访者的控制欲望。史密斯认为心理治疗师的性犯罪是一种情欲化的敌意:性犯罪的动机不是爱,当然也不是一种治疗方法,而是敌对和报复。在更晚的一篇文章中,史密斯(1989年)详细描述了这个类型的心理治疗师:

> 残酷成性的心理治疗师不论出什么错都会指责来访者。来访者各个方面都被医生斥责:医生说她很丑陋,说她想完成的某些心愿没有意义,说她的疾病表露出她的恶劣,说她的性能力并不令人兴奋,还说若不是出于她的性需求,医生根本不会与她联系。

来访者必须频繁忍受医生的性施虐,或者面对医生的抛弃。

我们已经全面地回顾了与来访者发生性牵连的心理治疗师的各种动机,接下来有必要把这一现象置于一个更大的框架下来探讨。虽然性牵连明显比我们想象的更常见,但心理治疗师与来访者的性关系必须当成心理治疗师的性欲动机的极端结果。然而,低估性牵连,认为它与绝大部分的心理治疗师的无意识动机毫不相干,这也许是个错误。

有多少心理治疗师从未勾引过来访者,有多少心理治疗师从当事人的理想化和积极移情当中体验到满足感,有多少医生的心理治疗与其说服务于来访者还不如说服务于自己,有多少医生喜欢与来访者进行某种程度的情感联合和边界放松,或者压抑自己对来访者的怒火和敌意?除了社会病态,大部分医生的性行为不检点似乎都源于相同的性欲动机和攻击动机,回归到未调整、未升华的形态(Searles,1979)。

当然,性犯罪不是心理治疗师利用来访者的唯一形式。更温和的违规形式包括,过分亲密、诱惑勾引、非临床商业行为、违反保密原则等。这些违规形式远比公然的性行为普遍(Borys & Pope,1989;Epstein & Simon,1990)。之前提到过,很多人本主义心理治疗师提倡使用非情欲的接触。此外,性侵害似乎不会因为沮丧而发生,通常发生在前驱期之后。在前驱期,医生较少作出违规行为(Simon,1990)。爱普斯坦和西蒙在描述“利用来访者的标志”时,提出任何突破治疗边界的行为都构成对来访者的利用,“因为它违反医疗合同。医疗合同公然或者含蓄地认可,医生行医的唯一意图在于,治愈来访者以获得货币报酬”(Epstein & Simon,1990)。广义的边界违规包括,与来访者的社会接触,不合适的自我封闭,医患之间互称小名,接受除了货币以外的交易介质,接受亲人、朋友或前当事人推荐的转诊来访者。古赛尔(1989年)认为,哪怕是一般治疗程序有较小的不合规或例外,心理治疗师都应该在心里开出红牌警告。很明显,有人可能要说,心理健康专职人员不能担负认为性侵犯完全是一种只涉及心理治疗师中的边缘群体的异物杂质的观点。

不管怎样,我们还得面对这个事实,那就是极少有女性心理治疗师报告自己与当事人发生性牵连。调查结果表明,85%到96%自我报告的医患性牵连都涉及男性心理治疗师(Bouhoutsos et al.,1983;Gartrell et al.,1986;Holroyd & Brodsky,1977)。为什么女性心理治疗师似乎对此类的性牵连相对免疫呢? 莱斯特(1990年)指出,强烈性欲的恋母情结移情普遍存在于男性心理治疗师和女性来访者之间,而女性心理治疗师在医疗机构里一般可能不容易受到强烈的性欲的驱动。莱斯特还提出,女性心理治疗师更适合处理抱有前恋母情结意图的来访者,从而避免男同事处理此类来访者时误解客人的意愿,把它误判为恋母情结或性欲企图。这些研究是否全面解释了统计差异,是否还包括别的因素?女性对性冲动和攻击冲动的掌控能力是不是更强?传统习俗在两性之间发挥的作用是否不同?又或者,女性作为一个群体,仅仅是更有可能遵守规矩,以道德和非利用的方式治疗来访者?这显然是一个需要进一步研究的区域。很明显的是,医患性牵连和其他形式的性施虐一样,作恶者通常是男性,而被害人常为女性。这个问题需要心理健康从业者恰当地正视。如何预防这个严重的问题将在最后一章探讨。

攻 击 需 求

人类攻击需求的起源是一个久经讨论的话题。它源于本能,还是社会环境造成的?它是我们基因遗传的一部分,还是人类文明的不良副产品[1]?伯杰(Berger,1974)总结:历史学、人类学和临床证据表明,人类有强烈的先天攻击倾向。战争和残忍的行为几乎在每一个著名的文明中发挥了突出的作用。正如幻想和梦想根植于每个人的内心,神话和宗教遍及世界各地,却充满了暴力和攻击的主题。社会环境当然会影响暴力和攻击的方式和轻重程度,因此这似乎为人类的攻击倾向提供有效支撑。

从精神分析学的角度来说,人类的劳动源于对攻击内驱力的建设性应用。门宁格(1957年)指出,"攻击内驱力表现为人类能量建设性应用的偏差,这种能量一开始就掺杂了敌对情感和破坏意图"。通过升华过程,这些有害冲动就会被中和,并转向对个人和社会有益

---

[1] 很多人类学家提出,人类文明起源于狩猎活动(Tiger & Fox,1971;Washburn & Lancaster,1968)。斯洛克姆(Slocum,1975)宣称这一观点来自一位偏爱人类学领域的男性。他提出,和作为狩猎者的男性相比,女性作为采集者,对于早期文明的发展更加重要。

的目标。

这个观点似乎得到了广泛的认同,即攻击内驱力在医生的职业选择中发挥了至关重要的作用。谈到自己的职业选择问题,弗洛伊德(1926年)阐述道,"在我很小的时候,我从未觉得自己有帮助受苦受难的人类的意愿。我先天的残忍倾向并不强烈,因此,我没有发展攻击内驱力的衍生物的需求"在这里,弗洛伊德暗示,成为精神分析师,需要两个普遍的无意识动机,其一,幼稚的窥阴癖;其二,把病态的残忍转变为同情。

希梅尔(1926年)提出,心理治疗包括重现被儿童误解的性施虐和性受虐的原始场景。因此,心理治疗师无意识地扮演了对患者母亲进行性施虐的父亲,要不然扮演救助者。一群心理治疗师就心理动力学开展了长达6年的研究。研究结果显示,心理治疗常常既表现了施虐冲动,又对施虐冲动作出补偿(Zabarenko et al. ,1970)。

格林森(1967年)也强调,前性器期的施虐内驱力为心理治疗增加了趣味。他写道:

> 这种施虐冲动在临床上可以通过医生公然的虐待狂行为检查出来。医生的虐待行为会给来访者造成不必要的痛苦和损伤。医生犹豫不决,压抑自己,反将这种行为当成反向形成,当成(冲动救援者的)内疚感的修复和恢复现象。被中和的攻击内驱力能在外科医生身上得到例证。外科医生能毫无内心冲突地做出手术决定。手术中,医生双手灵活,调度一切。手术后,医生既不会有过度的胜利感觉,也不会有内疚感。

就医生来说,成为心理治疗师的兴趣通常在某种程度上受攻击内驱力盛衰的影响。上述讨论可总结为:三个相关区域(即,反攻击的反向形成、攻击表现和受虐倾向)似乎使未解决的恋母情结冲突和攻击内驱力联合在一起。

反攻击的反向形成

夏普(1930年)认为,治愈的渴望在某种程度上源于为防止因幼稚的冲动带来的致残、毁坏以及杀戮而采取的努力。对自己的虐待狂倾向的持续焦虑会在无意识中转变为对来访者治愈和修复的同情心。完成这一转变的心理过程是反向形成的防御机制。反向形成的防御机制,这个概念指的是,人格特质的发展,这里的人格特质(抑制特质)与原始人格特质相反。

在早期生活中,由于孩提时受到的种种挫折(比如,断奶,如厕训练,同胞弟弟或妹妹的出生,父母生病或者离家,竞争,真正或幻想的缺陷)造成攻击冲动,而反向形成就在这时应运而生(Menninger,1959)。孩子对认可和爱的持续需求,伴随着对保护父母积极形象的需求,迫使孩子把愤怒和怨恨深深压制。暴露在极度沮丧中,特别敏感,或者一出生就有高度的先天攻击性的孩子有较高的心理压抑和反向形成。

能对反攻击冲动的反向形成产生影响的另一因素就是出生顺序。罗森鲍姆(Rosenbaum,1963)发现,年纪最大的孩子,肩负照顾责任,常常感受到自己对年幼弟弟妹妹的"彻头彻尾的暴力"。在研究后天抑郁问题时,贝蒂(Beattie,1978)发现,长女经常有强烈的焦虑感,她们会伤害自己的孩子。这种攻击冲动在内心转变,导致抑郁。贝蒂把这种攻击冲动的动力学与对年幼弟弟妹妹的妒忌联系在一起。为了得到父母的认可,"这个孩子很快就明白,父母期待她爱护新生的弟弟或妹妹。她用对新生儿近乎夸张的呵护来伪装潜藏的憎恨"。值得一提的是,头胎出生的孩子,可能在心理健康从业队伍中占有过大的比例(Henry et al.,1973)。即便不是最年长的孩子,在与年幼孩子的相处中,治疗师也倾向于扮演一个照顾者的角色(Reich,1984)。

如果一个人的攻击冲动被严重抵制,那么他的个性可能会以无私给予和自我牺牲为中心。谢弗（1954 年）坚持认为，担任一个"圣洁的"角色对这些人有极强的吸引力，他们对依赖意愿和敌对意愿有强烈而普遍的反向形成。谢弗敏锐地指出，心理测试者和心理治疗师对来访者的帮助有着怎样的圣洁寓意：

> 难道不是这样吗：测试者尽自己最大的努力去帮助，不管来访者有多么不高兴，多么"忘恩负义"？测试者难道就不能放弃他一直认为的，为来访者所做的善事？难道他没有含蓄地向来访者承诺提供心理援助？难道他不能压抑自己的需求和怨恨，无私地尝试着理解和体会来访者的不幸吗？难道测试者的法条和圣人的法条（有多重身份，罪人、奴隶或受蔑视的人）不一样吗？当然是一样的——心理治疗师亦如此——只要我们放低对真相事实的客观逻辑称许，正视我们某些不切实际的想法和意愿。

反攻击的反向形成似乎构成了治愈愿望的一个共同组成部分，还能表现治疗过程中的困难。心理治疗师过度抑制攻击冲动，可能会令自己陷于不利处境（如当他遇到对抗的来访者时，面对医疗机构的限制和边界时，提出酬劳要求时，做痛苦的阐释时，或采取决定性行动时）。心理治疗师的介入可能反映了他们的援助或修复意图，却不顾来访者的实际治疗需求。这些心理治疗师抱定决心要与任何敌意脱离关系，于是他们难以帮助来访者面对或解决负面的移情。他们可能忙于尝试为来访者提供一个"新客体"，使来访者无法解决自己与"老客体"的冲突，或者放弃将父母理想化的幼稚想法并好好哀悼这种损失。最后，心理治疗师，由于没有意识到自己的攻击冲动，可能以伪装或有害的方式避开这种攻击冲动。

在某些场合，心理治疗师的忍受力和对来访者表达负面情感的能力可能是影响治疗结果的一个关键因素。温尼科特（1949 年）发表了一篇有巨大影响力的关于反移情的文章。他引入**客观反移情**这个术语，指被来访者的实际性格和行为所诱发的情感。他将这种客观反移情作用与更特殊的反移情作用（即，来访者没被充分分析且心理冲突满负荷时的反应）进行了对比。温尼科特坚持认为，有时，心理治疗师对来访者憎恶可能是客观的，也是合适的。进一步说，恰当地表达这种怨恨能促进某些被深度困扰的来访者的治疗。来访者可能首先需要激起心理治疗师的敌意，这样他们才能感觉到自己和心理治疗师以更积极的方式联系在一起。温尼科特还提出，心理治疗师对来访者表达敌意也许能使他忍耐并继续实施心理治疗。

弗雷德里克森（Frederickson, 1990）也强调了这一重要性——克服对仇恨情感的防御。他主张，如果心理治疗师能够确定仇恨的客体关系源，反移情的仇恨就能成为移情作用的一部分。弗雷德里克森展示了对一个 27 岁男性来访者的治疗案例节选。这位来访者有边缘型人格障碍，对心理治疗师火冒三丈：

> 在某一时刻，他怒火冲天，总结认为，（他这样愤怒）是由于我没有接受他的尖叫，我没有接受他。就在他要对我展开长篇大骂时，我试着开口说话。"你他妈的闭嘴！"他吼道，一腔怒火。我打断了他："你以为你可以蔑视别人，而且别人还得接受，得喜欢？"他回复："是的，就得这样。"我接着说："你想知道，为什么你父母摆脱了这种问题，而你却不能。""是的，"他伤心地说。然后他悲伤地接着说，他母亲为他尝试过，但从不奏效。在下一个小时里，他为自己的鲁莽，向我道歉。他第一次道歉。

弗雷德里克森总结，自己所感到的怨恨让自己共情与理解，来访者对父母抱有怎样的感觉。弗雷德里克森强调说，如果来访者扮演施虐父母的角色，心理治疗师承担被施虐的孩子的角色，那在这时，表现温馨起不了移情作用。因为孩子在受家长虐待时不会感到家庭温暖，所以温馨反而成了共情失败的标志。倘若心理治疗师用善良和同情来应对来访者的可恶行为，来访者可能就会怀疑心理治疗师对他的爱的真假，因为他正在进行破坏性行为。弗雷德里克森提出，

"来访者内心的坏，以及内疚感、仇恨和嫉妒逐渐堆积，与日俱增，不断地发起攻击。一个恶性循环开始：每当我们藏起心中怨恨，来访者就变得更加可恶"。

马兹鲍格和布伊（1974年）在一篇开创性的文章中谈到，有轻生念头的来访者可能会对心理治疗师产生反移情的仇恨，应对这种仇恨的难度可能构成了治疗的主要障碍。作者把反移情仇恨的两个成分区分开来：对来访者的怨恨和对来访者的厌恶。后者，即对来访者的厌恶，通常导致医生产生放弃的冲动，从而逃离来访者。马兹鲍格和布伊称：

> 自相矛盾的是，大部分心理治疗师发现相对更安全的成分，即对来访者的怨恨，更痛苦和难以忍受。而对来访者的厌恶，会促使医生放弃，这对来访者来说有造成致命后果的可能。实际上，为了避免承认、忍受和面对反移情怨恨，就医生这方面来说，放弃来访者是一个诱人的选择。

因此，悲剧性的结果可能源于心理治疗师不能忍受（而不是避开或表现）有意识的虐待狂的意愿。瑟尔斯（1979年）得出了相同的结论，认为伪装的施虐狂寓于心理治疗师公然的"献身"姿态。瑟尔斯说：

> 有自杀倾向的来访者，如果发现我们不能通过他们的内疚感和焦虑感意识到他们的自杀念头，就会觉得心理治疗师在不断限制他，可能真的走向自杀的边缘。医生的反向形成无意识加剧了杀死来访者的意愿，不断徘徊在来访者的周围"保护"他，可医生还觉得对来访者来说，自己付出了无微不至的关怀。因此，自相矛盾的是，就是这位忧心的医生想让来访者活下去。而来访者在无意识中，激烈地走向在来访者看来仅仅是自导自演的悲剧——即，自杀。

攻击的表达

虽然反攻击冲动的反向形成被认为是心理治疗师的特点，这并不意味着医生不会表现潜藏的施虐冲动。

当然，心理治疗情境为心理治疗师提供了大量表现冲动的机会。精神分析疗法要求医生克制自己，不要满足来访者的诸多渴望，虽然这样做会让来访者承受一定程度的痛苦。谈到精神分析师的克制，弗洛伊德（1918年）指出，"它有利于准确地拒绝（来访者）最强烈渴望和最急切表达的满足感"。此外，为了全面地解决心理冲突，心理治疗师必须保持最理想的焦虑度。弗洛伊德承认，在技术要求上，精神分析师需要施虐元素。他表示，"这可能听起来是个残酷的想法，但我们看到，来访者的痛苦已经到了一个程度，以某些方式或方法，都无法及早地有效解除来访者的痛苦"。特拉查（1962年）也强调，痛苦和失望是精神分析基本法则导致的不可避免的结果：

> 我们帮助我们的来访者面对自己真实的感觉，尤其是对医生的感觉。可我们拒绝承认这些感觉的真实性。来访者被督促着把对我们的爱当成真的，而我们冷落他，让他痛苦。精神分析的基础确实让来访者失望。在心理治疗中，我们并没有让来访者彻底地失望。和精神分析师相比，这使心理治疗师的角色令当事人更能忍受。

很多一般临床心理干预能够直接或间接地表达攻击冲动和施虐冲动。为了确定需要治疗的区域，心理治疗师可能会指出来访者的弱点、缺陷和问题行为。有时，医生必须正视这些问题，从而戳穿来访者的错觉和期望。家庭心理治疗技术通常用来颠覆原本的家庭系统的平衡。哪怕是临床心理治疗师的沉默，都可以表达敌意、漠视或放弃，从而表达其施虐狂目标。

　　解释极有可能为本能的释放提供契机。格林森(1967年)指出,心理治疗师对来访者的观察可能包含性欲或仇恨冲动,这取决于来访者对医生解释行为的无意识感觉,感到对自己有益还是有害。在观察的伪装下,心理治疗师可能侮辱和嘲笑他们的来访者,然后进一步地破坏来访者原本已经脆弱的自我评价(D. S. Jaffe,1986)。即使医生的解释行为恰当、奏效地执行,解释仍然可能被来访者认为具有攻击性,因为医生剥夺了来访者的幻想、防御和满足感。特拉查(1962年)认为,解释行为的主要后果是失去一个幼稚的客体。要纠正这个幼稚的客体,医生得面临轻微的忧郁。

　　若严格秉承传统精神分析技术的原则,心理治疗师可能陷入一种胜人一筹的方法,这种方法几乎不会隐藏潜在的仇恨。心理治疗师常常避免回答问题,保持沉默或用自己的问题回应来访者的问题。这可能会让来访者感到沮丧,不近人情,因为治疗师没对他作出合理的解释。有些心理治疗师不回复来访者送的圣诞卡,更喜欢分析来访者送圣诞卡的动机。另一些心理治疗师可能不会慰问刚失去亲人的来访者,可能是为了避免向来访者表达暧昧。这些处理方法也许是合法的,但可能损害医患间的治疗联盟。

　　有些治疗方式显示了更明显的攻击表达。格洛弗(1929年)指出,施虐冲动根源于一种劝告、直接或间接批评当事人的心理治疗方式。以情绪宣泄为基础的治疗方式,比如原始疗法,涉及对来访者防御的直接攻击。躯体疗法,例如生物能疗法和罗尔夫氏按摩法,试图突破来访者的"肌肉装甲"。厌恶疗法,不适应的回答与厌恶刺激是成对出现,比如,电休克或药物催吐曾被行为疗法的心理治疗师用来治疗性变态、酗酒和烟瘾(Bucher & Lovaas,1968)。其他行为疗法,比如涌进疗法和恐怖症外压疗法,旨在将来访者的焦虑最大化,通过让来访者面对真实或假想的恐怖的场景,让焦虑感突破上限,最后自行消失(Levis & Hare,1977)。最后,还有一些更新的疗法,如短期的心理动力学疗法,包括富有攻击性的刺激疗法和对抗疗法。

行医者还可能在心理治疗师的角色当中找到一个攻击权威和传统的相对安全的方式。布根塔尔(Bugental,1964)提出了这个动机:

> 研究和观察证实,不必要的社会禁锢使大家的生活变得复杂:谈论性和性行为是禁忌;对父母、配偶和其他人关系矛盾;轻生的意图是羞耻的,其他的仇恨冲动也是丢脸的。一个人成为心理治疗师后,就可以反击这些社会禁忌的影响。有没有留意到,心理治疗师,尤其是在他们头几年的职业生涯中,特别爱说脏话(Feldman,1955)。有没有发现,他们常常公然表达性欲和仇恨冲动。这明显是一种发泄,一种反恐惧的行为,以庆祝拿到心理治疗师的执业许可。因此,有人可能会报复社会,反击权威。这不是偶然事件,例如,大部分心理治疗师在政治上和社交上有自由主义倾向。我们认为,这主要是因为他们有机会看到社会弊病造成的极其严重的后果,而这是一个重要的理由。另一方面,一个人若要反抗自己感觉到的社会不公,可能会发现,心理治疗工作为他表达反抗提供了一个相对安全的方式。

心理治疗师,若对自己家庭背景中的有害禁锢和禁忌心怀未解决的怒火,就可能替代性反抗,鼓励来访者忽视社会规范和习俗(Guy,1987)。

正如我们所见,治疗情境中的某些方面,心理治疗师的角色,和进行精神疗法的技术,要求或容易让治疗师表达攻击冲动。仍需研究的是,**心理治疗师**在表达攻击冲动后,这个能量等式的另一端是什么。例如,哈默(1972 年)争辩,有强烈虐待倾向的个人可能喜欢和有情感障碍的人在一起工作,因为后者常常是无助、脆弱的。哈默坚持认为,有虐待倾向的心理治疗师试图控制和恐吓来访者,以补偿自己对人际关系的恐惧。

人们认为,防御机制是被压制的冲动片面或伪装的表达。因此,瑟尔斯(1976 年)提出,即便是献身工作的心理治疗师也有施虐特质。他主张,心理治疗师"没有意识到自己多么享受用自己的奉献来折磨来访者。由于医生的奉献,来访者感觉自己如此可恶,无法给别人带来任何有价值的东西,觉得自己毫无价值"。瑟尔斯对心理治疗师的这种意图表示怀疑:他们将自己全身心投入到来访者的幸福当中,并认为这是对仇恨和其他"负面"情绪的无意识防御。

在某种程度上,心理治疗师的施虐倾向及对能力和控制的需求,会促成过度的治疗热情。梅因(Main,1957)把这一观点应用于医学治疗和心理治疗:

> 然而,拒绝接受治疗失败可能导致治疗狂躁,会使来访者屈服于所谓的"英勇的外科攻击",迫使来访者接受每一次都比前一次带来更多风险的疯狂治疗,让来访者经常陷入不同程度的无意识、濒死体验、痛苦、焦虑、残缺或中毒。也许,很多令人绝望的治疗可以合理合法地解释为权宜之计,但是历史有一个尴尬的秉性:评判治疗方法流行与否,相比对当事人的疗效,更多以对治疗师是否有用为评判标准。

格洛弗(1929年)表述了虐待狂心理治疗师的心理动力学,得出同样的结论:"来访者的疾病是心理治疗师的内在刺激源,因为医生无法逃离,也就是说,不能拒绝为当事人做任何事情,于是他瞄准了一种速效而又猛烈的治疗方式,即,攻击疗法,通过攻击来访者达到治疗的目的。"

谈到荣格疗法,克雷格(1971年)提出,潜藏的施虐倾向是心理治疗师的"阴影"的一部分,用荣格的术语来说,就是个人意识压力的无意识对立面。一旦心理治疗师和来访者建立了一种关系,医生就是开始对来访者抱有幻想。克雷格接着写道:

> 在这一点上,破坏性特质普遍存在于心理治疗师身上。奇怪的,消极幻想可能突然出现,然后持续存在,甚至带来某种程度的满足感。它们可能以来访者可能的自杀,或精神病发作为中心。它们可能是来访者家庭或职业生活或者健康状态的破坏性形象。

这些形象让心理治疗师为之着迷。心理治疗师不积极关心来访者,反而沉迷于来访者的消极潜能。这一点经常表现在心理治疗师之间的谈话中,成为津津有味的谈资,医生互相讲述自己面对某一个来访者时的巨大风险。

心理治疗师有意识或无意识的施虐倾向会对来访者和治疗过程产生明显的不利影响。心理治疗没有帮助来访者克服恐惧和对他人的猜忌,却可能再现过去的创伤,强化适应不良的防御。有施虐倾向的心理治疗师没有促使来访者调节严苛的超我,反而加重了来访者的自我批评和内疚感。如果对这种冲动不加约束,可能导致对来访者最公然的剥削利用。在前一章,马默(1976 年)发现某些心理治疗师的一个共同性格特质:那些勾引女性当事人的心理治疗师对女性怀有无意识的敌意。

攻击冲动或施虐冲动还可能源于治疗作用本身。应对那些顽固、不合作的,或自我挫败的当事人,可能会让医生感到沮丧和气愤。心理治疗师治疗成瘾倾向和其他的冲动控制障碍时,常常因为来访者反复旧病复发而感到挫败。仇恨可能还伴随着对来访者的嫉妒。惠特曼和布洛克(Whitman & Bloch,1990)指出,心理治疗师也许会妒忌来访者享受的治疗,来访者享受的照料,嫉妒来访者的身体、情感、财力或职业的自由,还有来访者的年轻或成功[1]。随着来访者的成长和成熟,嫉妒的感觉也可能加强,心理治疗师甚至会嫉妒来访者成功痊愈。这些不同形式的嫉妒也可能源于克劳伯(Klauber,1976)所描述的"一个准倾向"——精神分析师倾向于破坏与快要终止分析的来访者的关系。克劳伯把这种现象归咎于精神分析师自我要求的高度本能抑制。

---

[1] 心理治疗师的嫉妒心是一个被人们忽视的主题,是"一个远比性和金钱肮脏的小秘密"(Elliott,1974)。和其他论题一样,这个主题也被心理学专业文献回避。瑟尔斯是少数几个探讨这个主题的作者之一。他表示,"直到最近这几年,我才意识到自己和接受精神分析的来访者在一起时多么地求胜心切——我多么嫉妒他充当了接受精神分析的人这个角色;我多少次假定,如果我能够拥有这个自由,躺在来访者的睡椅上,作为接受分析的人,我会表现得更好"(Langs & Searles,1980)。

　　回顾以前的心理治疗,心理治疗师若发现自己并没有达到某些理想的标准,可能还会承受内疚感,自我指责。布根塔尔(1964 年)给出一个例证:

　　　　这是一个有关心理治疗师内疚感的故事。如果我将成为一个成长的、进化的人,每一个再次见到我的老来访者都是对我的指控;在某种程度上,前几年每一位信任我的来访者,若按今天的治疗标准来说,都被我搞砸了。倘若我变得沮丧或要自我惩罚,我就会神经质地感到内疚;但我若认识到对此事负有正当责任,我会因为自己的成长而恢复。

　　　　但是,我仍有内疚感,它以另一种更深远的方式存在着。我知道,我还会继续成长,增强意识,改进技能,提高与来访者相处的能力,然后,我肯定会参照我今天的来访者,5 年之后,他们每一位就不再是我现在以为的,被成功治愈的病例。我现在也对此怀着内疚感。

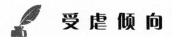

受 虐 倾 向

　　若只是探讨心理治疗师的无意识攻击动机,而不考虑他的受虐动机,这样的探讨是不完整的。根据《精神分析学百科全书》,"施虐癖和受虐癖在一个人的身上总是作为彼此的对立面成对出现的。它们表现为性心理发展阶段,局部本能冲动的积极和消极两个方面"(Eidelberg,1968)。弗洛伊德(1920 年)把这两个方面视为成分本能,认为受虐是施虐的补充。本质上,他认为受虐狂是虐待自己的施虐狂,尽管弗洛伊德没有排除原发受虐狂的可能性。

　　心理治疗机构的某些方面可能强化心理治疗师的受虐倾向,从而导致医生出现相关的反移情障碍。格里夫(Grief,1985)指出,在某些心理机构,要求医生高度地自我否定,比如,体能活动不足,对来访者的表现或反应不友好,不能及时给出解释以及社会隔离。寇特勒(1986年)强调心理治疗师的为了抑制需求和保守机密的责任,所做出的牺牲。他叙述,"我们静静地承受以便他人可以解除痛苦"。格林森(1962年)谈到,在共情的倾听过程中,来访者的投射、拒绝改变和抑郁冲动,都会不断攻击医生的自恋。谢弗(1954年)也指出,来访者的苛求、虐待、不服从能够满足心理治疗师的受虐狂需求,实际上,来访者发生这些行为可能是因为医生无意识地诱发了来访者的焦虑,从而导致的结果。

再考虑一下,心理治疗师渴望置身于那些有心理疾病或心理障碍的人群中,这个渴望似乎含有受虐狂元素。在将萨满教的各个方面与精神分析学进行比较时,勒温(1946年)评论道,"萨满教的巫师处于危险中。原始医学的整个历史表明,人类原始的无意识认为,靠近来访者是危险的。临床精神分析学在研究了细菌恐惧症和对疾病的病态恐惧后,证实人类对来访者的原始无意识恐惧感是广泛存在的"。弗洛伊德(1901年)在一篇文章中也提出了同样的观点,他主张,"没有人,比如我,能从人类心中召唤出那些未完全驯服的恶魔后,还能与之交手,并从搏斗中毫发无损地胜出"。

心理治疗师不仅会使自己遭遇无意识的恐怖场景,还会冒险接收来访者的心理障碍。之前我们提到过,荣格(1946年)提出警告,通过刺激医生内心潜在的冲突,来访者能将自己的疾病转移给医生。荣格称,这种"心理传染……实际上,是(心理治疗师的)工作中注定的伴随物,完全符合他生活的本能性情"。受虐倾向明显是这一本能性情的一个重要成分。

同样地,谢弗(1954年)提出,受虐倾向可能会吸引有此倾向的人和这些人一起消耗一天中的大部分时间——他们无法腾出时间和精力帮助他,无法忍受焦虑和挫败。为了经受住这份工作中最苛求、最具惩罚性的方面(比如,处理负面的移情),这种受虐倾向可能是必要的。

就精神疗法来说,医生鼓励来访者重新体验和言语表述最强烈、最让自己困扰的感觉和过往经历,就像他是这一切的起因和结果(Mclaughlin,1961)。维里斯(1959 年)强调,医生成为强烈的移情对象时会产生偏差,感到紧张。他说精神分析师:

> 不能指望秘书安慰赶来恨他的来访者,或者召唤上帝将自己从移情绝境中解救出来。诊室里只有两个人,精神分析师被来访者缠上了。医生被来访者称呼成了"它",必须尽自己最大的努力施展神力。这种行为持续上演着,恐惧、生气、信任或疯狂,一小时接着一小时,日复一日。

由于在治疗过程中重现了来访者的过去,心理治疗师必须顶住来访者怒火的猛攻。在某种意义上,心理治疗师身上必须有某种程度的受虐倾向,以接受和忍受来访者的敌视和其他强烈的情感且能不回嘴。托尔(1956 年)把这种短暂的受虐立场描述为:"在我身上,有短暂的一定程度的受虐倾向,足以承受虐待。现在,他正在卸下这种令他恐惧终生的施虐癖。"

心理治疗师的受虐倾向有时可以有效地促进治疗过程,但极端情况下,也会阻碍和破坏治疗。有受虐倾向的医生可能无意识地抵触来访者的反抗。医生通过治疗不但没有消除,反而在培育来访者的反抗。瑞柯(Racker,1953)指出,精神分析师常常把来访者的反抗当成对自己的仇恨:"因为精神分析师相信来访者会无意识地把坏归咎于自己;也就是说,医生认为自己和来访者的内投对象一样坏。这种投射能够解释来访者的全力反抗"。因此,通过接受和认同来访者内投的负面对象,心理治疗师也许不经意地增强了来访者在治疗过程中的反抗。

人们普遍认为,受虐狂心理治疗师无意识地诱发了来访者对自己的虐待。心理治疗师常常无意识地误解来访者,造成困扰和挫败,从而促使来访者对医生怒火中烧(Hammer,1972)。瑞柯在 1958 年撰写的一篇有关心理治疗师无意识的受虐倾向的文章中写道,受虐癖"诱导精神分析师放任来访者掌控精神分析的场面,甚至与来访者沆瀣一气,例如,他喜欢让自己被来访者虐待和伤害,而不是阻止来访者做这些"。瑞柯提出,受虐狂精神分析师倾向于滥用或误用这种分析方法,因为这种分析方法建议,精神分析师应该是相对被动的,非指示性的。这些精神分析师由于屈从于来访者,变得非常消极,几乎不作诠释,导致来访者在治疗过程中的收获锐减。

马兹鲍格和布伊(1974年)也将受虐狂心理治疗师描述为,屈从于来访者的虐待狂倾向,成为来访者持续的虐待对象,这意味着医生对自我的贬低和侮辱。他们无意识地避免挑战来访者或解释这一切,因为它给予惩罚,解除了医生对来访者怀有敌意而带来的内疚感。简言之,在这里(心理治疗师)有一种"无意识的倾向——将和一个充满敌意的来访者的遭遇转变为一种忏悔"。这些医生放任或诱发来访者对医生"倒苦水",认为这是必要的治疗发泄的一部分。马兹鲍格和布伊举了一个例子,指出:

> 由于受到这种错觉的迷惑,有些心理治疗师甚至允许来访者用人体的排泄物侮辱自己,完全没有意识到,他们在满足自己的自我堕落的需求,通过放任来访者践踏自己,使精神病来访者的病情进一步恶化。

更普遍的情况是,心理治疗师让自己屈从于来访者言语上的贬损,并把它合理化,认为这是一种忍耐和接受的态度。受虐狂医生未能设定界限,或者说还怂恿来访者攻击和惩罚他们。这是彻底反治疗的,只会使来访者受到惊吓,加深来访者的内疚感。威什利(Whishnie,1977)发现,如果医生放任来访者去伤害和摧毁别人,这位来访者绝不会实现自我接受。

那些不对来访者的虐待和攻击设置限制的心理治疗师还可能认为,自己为来访者的病态心理提供了一个**容器**(Bion,1962)。弗雷德里克森(1990年)指出,不管怎样,心理治疗师若消极地服从于这些攻击,那么他是**贮藏室**,而不是容器。弗雷德里克森详细阐释,"容纳并不仅仅指把情感收在里面。容纳是一个过程,通过这个过程我们标注这些情感,并通过移情理解这些情感的意义。我们心理治疗师若作为容器,就不是纯粹被动的接收容器,而是来访者经历主动的助消化器。"

为了提防治疗的意外和风险,心理治疗师必须警惕自己的受虐倾向,并着手了解受虐倾向的根源。这种受虐倾向的特性在每个人身上都会有所变化,但我们还是可以说明其共同的动力学。例如,黎曼(Riemann,1968)提出,蓄意自我牺牲的分析师常常拥有抑郁型人格。他们由于过度担心失去来访者,自虐式地放任来访者苛求自己。瑞柯(1958年)提出假设,如果精神分析师的行为无意识地表达自己超越父亲或破坏父亲形象的意图,恋母情结的内疚感就会自虐式地表露出来,颠覆心理治疗工作。Racker还认为,精神分析师的自虐倾向源于一种"重复或颠覆与父母之间的某种幼稚关系的无意识倾向,在这种关系中,医生牺牲了自我,或者父母牺牲了自我"。例如,精神分析师会无意识地追求来访者对自己的伤害。精神分析师实际上或者在幻想世界里,曾经这样伤害父母;或者,正如罗思(1987年)所指出的,心理治疗师若在家里是救援者或唯父母命是从的孩子,那么他可能会因为过度内疚而承担超出自己所能的责任,从而表现出受虐倾向。内疚感的心理动力可以被视为修复需求的组成部分,这一需求将在第六章探讨。

受虐倾向若放任不管,可能会对心理治疗师的职业发展造成严重损害。谈到精神分析师的"过劳"综合征,库珀(Cooper,1986)指出,受虐狂的自我防御通常表现为气馁、厌倦、对治疗过程丧失兴趣。库珀写道:

> 自我谴责被解释为对精神分析工作的投射攻击。各种压力、不确定和自我怀疑折磨着每一个精神分析师,可对于有自虐倾向的精神分析师来说,这些是内疚感和自我谴责的一个无法争辩的根源,也是一次体验被父母和工作伤害的无意识机会……这是自虐狂医生被伤害的证据和刻薄对待超我的证据,他们为了责备自己在才华和技术上的偏差,乐意使自己职业生活相当不快乐。

当他们内在的良心指控自己不帮助父母时,他们觉得很无助。他们说,"别怪我,要怪就怪精神分析学"。犬儒主义也许是这种让人非常吃惊的防御机制的一部分。我知道,精神分析师之所以禁止其家庭成员从事这一行业,那是因为他们认为这种治疗是无用的。

库珀提出,这种受虐式防御的最终结果,是对来访者、对职业、对同事和对自己的慢性愤怒。这些非常气馁的精神分析师总是用挖苦、诋毁和贬损的态度指责来访者,讽刺地表明,受虐和施虐有共同的根源。

最后一点,被心理治疗师这个职位吸引的人常常没有为来访者的敌意做什么准备。罗思(1987 年)详细地阐述了这个问题:

> 如果选择心理治疗师这个职业有一个元素被低估的话,那就是来访者的敌意和拒绝。这决定治疗有效与否。下面这些情况将对医生个人的人格完善和自我价值构成巨大威胁:来访者公开抵制医生真诚的努力,和来访者共享直觉,为来访者提供巨大的耐心和宽容;尽管医生付出了这一切,但来访者仍可能扬言医生做得还不够,不合格,漠不关心。越是抑郁或失常的来访者怀有越具破坏性的仇恨。只有最有远见的心理治疗师才能想到,选择心理治疗这个行业,就意味着日常生活最主要的经历就是消化这些公开的敌意。

调查结果显示,据心理治疗师的报告,来访者的敌意和攻击是造成心理治疗师紧张的最主要的来源之一(Deutsch, 1984;Farber & Heifetz, 1981)。对引发愤怒的恐惧甚至会让经验最丰富的临床心理治疗师试图对来访者让步,甚至可能阻止他们设立最严格的限制和边界(Ackerman, 1949;Gutheil, 1989)。至少有一项研究发现,当心理治疗师因为接受当事人表达的敌意而内心冲突时,心理治疗过程就会受到阻碍(Bandura et al., 1960)。

未解决的恋母情结冲突

　　大部分哺乳动物中，雄性比雌性更富有攻击性。这种攻击不仅包括雄性间的攻击，还包括应激性攻击和守卫性攻击（Darley et al.，1981）。早在两三岁的时候，男孩就比女孩表现得更有攻击性（Pederson & Bell，1970）。就其他灵长类动物来说，性别差异比人类更加显著。成年雄狒狒的体格是成年雌狒狒的 2 倍，拥有雌狒狒没有的巨大犬齿。黑猩猩、大猩猩和大部分其他种类的猴和类人猿都存在相似的性别差异，表现在体型、力量、身体结构和攻击性这些方面。

　　与性有关的攻击被发现与睾丸激素水平有关。在成年雄性动物身上，阉割会极大地减少各种形式的攻击行为。几个世纪以来，农场主采用阉割的方式，将公牛变成温和的阉牛，雄马被阉割后明显比种马更加温顺，更不容易发怒。通过控制雄性动物的雌性激素和孕酮，也能达到同样的效果（Moyer，1971）。在有些国家，男人若反复被定罪性犯罪，就会被阉割。据报道，阉割后的男人对异性和同性的性侵犯，连同性冲动一起，都消失了（Hawke，1950；Laschet，1973）。一项研究发现，若被阉割的男性被注入睾丸激素，攻击行为又复苏了（Hawke，1950）。

　　当然，人类行为深受社会、环境和心理因素的影响。社会化过程培育了行为、情感和自体感的发展。在特定的文化里，这些发展适合不同的性别（Kagan，1964；Williams，1977）。卡根总结了由不同性别造成的社会化差异：

　　总而言之，社会期望女性约束攻击性，公开表达性需求，和男人相处时矜持，体贴他人，保持魅力，维持与他人的情感，社交平衡，友好待人。男性则被要求面对攻击时要富有攻击性，独立处理问题，性强势，控制回归冲动，抑制强烈的情绪，特别是焦虑。

　　卡普兰（Kaplan，1979）探讨了性别角色社会化，做出了类似的总结，女性应该情绪开放，体贴他人，有亲和力；而对男性，社会则激励他们克制情绪,自我肯定,人际关系上保持距离。

之前提到过,心理治疗工作的很多特质在生物学和社交上,相比男性女性更适合。的确,很多作者主张,成为心理治疗师要求一个人性格方面的女性特质得以全面发展。例如,伯顿(1972年)写道:

> 直觉、敏感、情感、感觉、艺术感、色彩,与心理治疗师的工作高度相关的一切都更具女性特质,也与心理治疗师工作中的成功和满足感密切相关。但这并不意味着男性在心理治疗领域毫无位置。对阴茎的关注及其表达的涵义的确在心理治疗领域留下一些受人渴求的东西。

相似地,艾森多芬(1959年)在一篇关于遴选精神分析师候选人的文章中强调,对于男性申请人,成为精神分析师最主要的才能指标包括其"潜在女性特质和相关的被动性的"易达成度。艾森多芬认为,这决定了一个男人与自己的无意识和他人的无意识接触的能力,决定了他是否有足够的耐心让当事人的无意识表露出来。艾森多芬指出,"男性的攻击倾向必须让位于倾听能力和理解能力。"

现在,我们可能要提出下面这个问题:到底是什么样的动机让一些男性选择与他们的性别特质在许多方面都不一致的职业?大家普遍认为,性别同一性在恋母情结发展阶段得以巩固,因而,对这个问题的研究将围绕恋母情结展开。大体上,由于恋母情结没能典型完整地解决,故而男性拥有不同寻常的被动能力和潜在的女性特质。

大量有关这个问题的研究都聚焦于精神病医生和其他医生。谈到医生的童年经历,卡斯珀(Kasper,1959)指出,性别角色的混乱是典型的:

> 我们发现,这些童年故事有高度的一致性:这个男孩强壮,一头金发。有一个鼓励自己,甚至极具魅力的妈妈,妈妈和爸爸的关系矛盾。爸爸看起来冷漠、孤僻,但强壮,有阳刚之气。这些故事

超出了对性别角色的普通怀疑，很多男孩抱有女性化的愿望：养育、照顾、使他人幸福。我们发现有些男孩不想跟其他男孩一样，他们不愿像爸爸，一股书呆子气，对大自然感兴趣。和别的孩子相比，这些未来的男医生还普遍害怕竞争，感觉身体不适应。

根据精神分析学理论，在恋母情结的发展阶段，即大约两岁半到六岁之间，性别同一性明确，对性格被动性的反抗程度基本已经确定。人们普遍认为，在此阶段，小男孩增强了生殖器性意义的意识，导致他渴望母亲，嫉妒害怕父亲，因为父亲和自己争夺母亲的爱。正常男性的发展过程中，恋母情结冲突解决之后，儿子会认同父亲，摒弃女性化倾向。消极态度，尤其是对其他男性的消极态度，被强烈压制，通常还矫枉过正，因为这些特质被无意识地与阉割连结在一起。

通过研究医生的心理动力学，扎巴允可和他的同事陈述说，很多医生显示出"对恋母情结冲突采取一种独特的部分延缓解决……恋母情结的未解决促成了职业选择，这个职业鼓励和（或）要求整体地显示和利用母亲和父亲的内投"（Zabarenko et al. ,1970）。有些作者提出，他们的研究结果支持这个假设，自我概念，就像一个修复自己缺陷的被阉割的人，有助于包扎对阉割的恐惧。他们的研究结果和补充说明完全与精神分析学文献中，对少数患心理障碍的医生的研究结果完全一致（Glauber，1953；Lewin，1946；Nunberg，1938；Simmel，1926）。

福特（1963 年）有丰富的培训精神分析师的经验。通过概括 25 位男性住院精神分析师的自传式笔记，他讲述了一个孩子自我发展的心理动力形成，这个孩子后来成了精神病医生。福特假设，在小男孩身上有一系列的情感危机，包括对母亲的引诱需求和恋母情结阶段对父亲强烈的阴茎攻击的敌意。所有这些对自我完善构成了威胁，还导致了好几种倾向。恋母情结冲突的不完全解决会严重妨碍对父亲的认同。激烈的性欲冲动和攻击冲动仍没有被约束，对这些冲动的脆弱控制依赖两种方式实现：其一，严厉的、高要求的超我；其二，通过头脑中对阉割的强烈焦虑感转移这些冲动。同样，麦克劳克林（1961 年）认为，心理治疗师的作用在于制定"前性器期对养育和受苦母亲的认同,避免因与内化父亲的性欲竞争和攻击竞争而导致的内疚感和焦虑感"他还陈述,无意识地使用智力与禁忌的性欲和攻击冲动保持了均势平衡。麦克劳克林指出,医生的作用,尤其是精神分析师的作用,包括对本能满足感的彻底摒弃。他认为,希波克拉底誓言是,彻底摒弃本能满足感的一个形式化表述:

> 宣誓者将用爱的眼神,为父亲、兄弟姐妹和儿子替换恋母情结竞争、兄弟姐妹之间的竞争和父亲的优势。更为普遍的是,自我中心、利用、自我扩张、性贪婪和勾引诱惑,这些和直接的攻击行为一样,都违背誓言。这时,有而且只有医者有可能获得生活中的满足感和同胞的尊重。

麦克劳克林视精神分析学为一门医学,要求最大限度地抛弃本能负荷,最大限度地暴露那些唤起记忆的场景。于是,有人可能会提出,这些精神分析师就是那些最需要宣布自己出于防卫意图,放弃使用攻击能力的人。

最后,瑟尔斯(1966 年)把成为心理治疗师这个决定当成一种顽强依附于恋母情结渴望的方式。因此,心理治疗师这个职位除了帮助来访者反抗恋母情结斗争和冲突,还让心理治疗师反复地暴露"禁忌的"性欲渴望(这种渴望在医患二人之间自然而然地发展)。于是,通过工作,医生可能"通过聚焦于来访者,让来访者满足,却未能满足的医生的某些需求,而医生又拒绝承认自己的这种不满足"。

简而言之,这个假设似乎获得了支撑,很多男性心理治疗师的职业选择可能与未完全解决的恋母情结有关。对这些人来说,心理治疗师这个角色代表了一个持续的母系认同,和一种对因攻击冲动和性冲动导致的无意识焦虑感和内疚感的处理方式。

很少有作者对恋父情结的发展进行充分的探讨,因为可能牵涉到那些女性心理治疗师。在某种程度上,这通常是女性心理学相对忽视的一个功能,但也许还反映了对女孩恋父情结阶段普遍表达不清晰。典型的描述是,当女孩发现母亲违背了男孩女孩们幼稚的信仰即缺少阴茎,这时女孩就进入了恋父情结阶段。女孩的结论是,自己的阴茎遗失了或者残缺不全,从而导致了对母亲和女性的普遍贬低。这种对母亲的贬低,如果与对母亲的怒火(因为没给女孩阴茎,在女孩的头脑中,母亲带给她"缺陷")联结在一起,就会导致厌恶母亲这个原始的依恋客体。母亲现在成了竞争对手,和女孩争夺父亲的爱和注意力。对阴茎的愿望逐渐被另一个愿望取代,希望从父亲那儿获得一个孩子。在正常的发育过程中,女孩最终会放弃让她失望的恋父情结期望,犹豫不决地认同母亲。恋父情结解决后,女孩对母亲的积极情感典型地随之而来。

若恋父阶段的解决不充分,女孩会继续贬低母亲,而且永远不会完全认同母亲。霍纳(Horner,1990)做了描述:

> 明显的女性化,对深爱的理想化的父亲很顺从,有很深的恋父情结的女儿无法摆脱母亲被贬低的形象,从而无法摆脱自己和其他女性普遍被贬低的形象。有意识地拒绝认同被贬低的母亲,她们常常通过她们的智力,在理想化的父亲身上找到了认同感,但保留了女性化的情感(这种女性化的情感源于对母亲的依恋和共生关系的基本认同)。她们可能正体验着内心的三角关系,感觉快要被撕碎了,因为自己夹在人际三角关系的另外两个点之间,对这两个点的平行情感的认同充满矛盾和冲突。

也许,心理治疗实践为有很深恋父情结的女性提供了唯一的调解其认同冲突的机会。心理治疗师的角色包括**权威**维度(Langs,1973)和**共情**维度(Little,1951)。卡普兰(1979 年)指出,权威维度要求独立、自信和情感上全面保持距离的性格特质,这些性格特质与社会化性别角色中的男性模式一致。另一方面,移情维度包括养育和有亲和力的社交能力,这些性格特质在女性的社会化过程中被大力提倡。因此,心理治疗师这个角色能让女性整合权威和共情，或者，正如霍纳（1990年）所说，心理治疗师这个角色将力量和女性化相结合。

与恋母情结相关的动力包括对成功的恐惧。弗洛伊德（1924 年）将对成功的恐惧感与恋母情结阶段产生的内疚感（在恋母阶段，孩子感觉到自己的成长，发展了竞争性，同时充满危险）联系在一起。任何竞争目标都被压制，因为深受恋母情结的影响。年轻女性若内心仍有恋父情结冲突，就可能与超越母亲导致的恐惧作斗争。如果父母支持她的职业心声，她就会陷入进退两难的困境。成为心理治疗师可以为这种两难困境提供一个答案，因为这个职业角色在很多方面要求一个母性的、养育的姿态[1]。因此，对某些女性和男性来说，心理治疗师的角色可能代表了一种妥协和折衷的方式，通过这种方式，他们试图调解恋母（父）情结发展阶段产生的各种冲突。

---

[1] 伯恩赛德（Burnside, 1986）发现，女性私人心理医生要求的酬金明显比男同事低，不论她们工作或培训经验多么丰富。这可能反映了女性心理医生对竞争和成功的持续恐惧。

第五章

与自恋和自我发展有关的动机

在希腊神话中,年轻的那喀索斯(Narcissus)爱上了自己在水塘中的倒影,然后,因为无法拥有欲望的客体,自杀了。弗洛伊德(1914年)借用了这个希腊神话人物的名字,用"自恋"(narcissism)表示自我导向的性欲,或者,换个说法,对自我的心理兴趣的集中。弗洛伊德指出,极度的自恋是心理病理的一个主要诱因。他假定,自恋的运行构成了早期自我发展一个正常的阶段或特质。他还提出,在正常的发展过程中,大部分的性欲自始至终仍然是自恋的,自我导向的。在当代精神分析学文献中,自恋仍被定义为自爱。自恋还被人们广泛讨论,成为人际关系中必要的个人自尊问题。本章要探讨的是,与自恋需求和自我发展有关的心理治疗师的动机,包括这些问题:自尊的调节,自我理想的作用,认同过程,克服弥散性认同信息的需求。

如果自恋达到病理极限,就可以辨认其人格构成。尼迈亚(Nemiah,1961)描述了自恋型人格障碍的表现,极富野心,目标很不现实,不能容忍自己的失败和不完美,几乎无法满足对爱、关注和赞美的渴求,其自尊也建立在这种渴求之上。克恩伯格(Kernberg,1967)描述了自恋型人格障碍的患者:过度专注自我,夸张的幻想,强烈的野心,过度依赖别人的称赞。然而,他们的行为可能只具有表面上的适应性,他们的病理表现为慢性的厌烦、空虚和认同的不确定,没有爱的能力,对他人的剥削,以及"对他人的兴趣和共情明显缺失,尽管他们如此渴望获得别人的赞美和认可"。

鉴于以上对自恋型人格障碍的描述,有人可能会马上提出,自恋型人格特质对从事心理治疗师这个职业不利，无法满足该职业的要求。然而，值得注意的是，回顾相关的文献资料，心理治疗师的诸多动机中，这种与自恋满足相关的动机比其他任何动机都更常见，更固执持久。当然，这并不是说，心理治疗师通常都患有自恋型人格障碍。然而，大量有力的证据表明，很多心理治疗师都有某种程度的自恋障碍，而且这种自恋障碍对他们的职业选择起了至关重要的作用（Claman，1987；Finell，1985；Millen，1981；Sharaf & Levenson，1964）。

 # 把来访者当作镜映自体客体或理想自体客体

科胡特（Kohut，1977）围绕**自体**这个概念建立了人类心理功能模型。自发性和感知围绕自体（或自我）这个独立的中心建立，从而形成了人类连续的空间感和时间感。科胡特认为，当婴儿与一个共情的、回应的人类环境发生交互时，自体就显露出来。最初，自体是脆弱的，无定性的，初期的自体依赖他人赠予内聚力和恒常性。因为婴儿还必须把自体与他人区分开来，科胡特把他们称为**自体客体**。"自体客体是我们视之为我们自体的一部分的客体；因此，对自体客体的预期控制接近于成熟的期待，即能够控制自己的身体和头脑；而不是期望控制他人"（Kohut & Wolf，1978）。

为了恰当地满足基本的自恋需求，婴儿早期的自体客体必须执行两个关键功能。当孩子炫耀自己进化的能力时，确认自己的力量或伟大时，**镜映自体客体**必须提供共情和赞美的回应。肯定和赞美对巩固自体的安全感是至关重要的。**理想自体客体**为孩子提供了一个他所能融合的理想影像。倘若父母不可避免的失败反映在孩子身上，或这种失败让理想无法增值并且产生创伤，就会导致理想影像幻灭，从而促使孩子与自体客体的关系逐渐内化。这就意味着，孩子逐渐学会实现之前由自体客体完成的功能。陈旧的伟大和镜映需求转变为自尊维护的成熟形式和对成功与控制的渴求。同样地，陈旧的理想转化为成熟的理想和自我安抚、驱动疏导的能力。

科胡特提出,在孩提时代的早期,不恰当的、缺失的镜映或理想自体客体会导致成年后的自恋障碍(Kohut & Wolf,1978)。患有自恋障碍的人会有心理上的自我缺陷感,无法维持相对稳定的自尊。患有自恋障碍的人由于镜映需求和理想影像的融合需求没有得到满足,结果导致他们长期把别人当作自体客体。

心理治疗师有时可能把来访者当作自体客体,这个观点并无新意。早在 1938 年,费尼切尔(Fenichel,1980)就首次在一篇文章中提出,精神分析师可能会"客观地利用与来访者的关系以达到某些无意识的意图,比如安抚焦虑,满足自恋需求,释放内心的冲突"。实际上,埃贝尔和孔兹(Eber & Kunz,1984)用自体心理学的语言表述了相同观点:"在某种程度上,一个公开的帮助意愿可能一定程度上掩盖了自体客体维护自尊和自体内聚的作用和极度需求。"

心理治疗师在把来访者当作自体客体的过程中,具体的需求是什么? 埃贝尔和孔兹提出,每当来访者被当成"一个用来巩固精神分析师自信和幸福感的客体"时,这个过程就发生了。这么说,很明显,这样的动机从病理上说对治疗过程是不必要的,而且对治疗不利。当然,父母因为促进儿女的成长会获得自信和幸福感,就如老师从学生的成长中得到自信和幸福一样。阿德勒(1985 年)指出,就心理治疗师来说,把来访者当作确定的自我客体的需求可能表现了对自己工作的一种健康的自恋牵连。阿德勒解释,"相对成熟的心理治疗师和精神分析师需要从来访者那里获得一些确认,以证明自己的能力和临床心理治疗效果。他们在理解来访者的体验中,在证明对来访者有益的结果中,获得对自己的肯定"。

对心理治疗师来说(对来访者和老师也是这样),关键因素似乎在于利用自体客体的成熟度。在医疗机构中,心理治疗师平均预期的自恋需求的满足并不一定阻碍心理治疗过程,实际上,反而可能通过刺激心理治疗师的兴趣和对来访者的情感投入促进心理治疗的进程。然而,心理治疗师若自我形成有发展缺陷,其自体客体需求可能就会十分强烈,以至于污染治疗过程(Eber & Kunz,1984)。如果心理治疗师的需求持续优先于来访者的需求,又或者,心理治疗师的需求明显干扰了他维持治疗立场的能力,就会对治疗过程造成污染(Marsh,1988)。

心理治疗师这个职位能将个体置于一个从别人那里获得赞美和理想化需求的独特立场。由于这个职业通常与威信、崇高的地位联系在一起,来访者倾向于带着崇拜和敬畏,接近心理治疗师。治疗关系中,医生和来访者之间这种固有的强烈反差可能造成医生的优越感和来访者对医生的谦恭态度。此外,心理治疗师的沉默和解释性评论可能会为治疗过程披上神秘的面纱,进一步提高理想化的可能性。

谢泼德和李(Shepand & Lee,1970)提到,心理治疗环境的某些方面允许并培养了心理治疗师的自恋和受人崇拜的需求。他们指出,大部分心理治疗来访者被自我怀疑和过低的自尊折磨着,从而导致他们在医生面前奉承,把心理治疗师吹捧到一个伟大的理想化的姿态。谢泼德和李把来访者的这种姿态称为基座综合征,并把心理治疗当事人看成"和上帝打交道的凡人,或者是一个和父母打交道的小孩。**喂我**,他说,或者想说;**照顾我**;爱我。**作为报答,我崇拜你**"。

在精神分析疗法中,这种对医生的理想化倾向可以被预见。它归因于来访者的移情,即把最初对父母或其他重要人物的情感和态度转移到医生身上。这种幼稚的移情的发展是心理治疗过程的关键部分,还为心理治疗师设置了一个潜在的自恋陷阱。正如兰普尔-德·格鲁特(Lampl-de Groot,1954)所描述,"在精神分析情境中,精神分析师是领导者,是来访者的密友,是来访者爱、赞美、幼稚崇拜的客体,是精神分析师骄傲和过高估计自己的真正诱惑。"格鲁特认为,这种对自我的过高估计是对外部失望和内心自卑感的反抗;换个说法,这种对自我的过高估计是对自恋伤害的补偿。哈默(1972 年)也主张,有些人成为心理治疗师,是为了补偿自己无意识的卑微感,这种卑微感通常是孩提时代没有感受到爱和重视造成的。哈默写道,"他们预想,成为心理治疗师是获得爱的最佳途径,从而增加自尊。"这样的心理治疗师试图通过过度的支持、安慰和称赞，提高积极的移情，从而获得来访者的爱和赞许[1]。

埃利斯（1978年）在一篇关于理性情绪疗法（Rational Emotive Therapy，简称 RET）的文章中，谈及同一个主题：

> 然而，某些提倡理性情绪疗法的医生自己对爱（包括来访者对自己的爱）有着极端的渴求，异常地支持和照顾当事人——不只是为了获得与当事人的密切关系，帮助当事人接受自我，而是为了赢得当事人的忠诚和认可，从而提升医生的"自尊"。

埃利斯坚持认为，这种疗法容易出现医源性问题，广泛反映出医生自己的性格特质和性格障碍。由于这个原因，下面要说的就很有意思了：尤桑蒂瓦拉斯（Usandivaras，1982）在一项名为《精神分析心理治疗法中的医源性疾病》研究中发现，精神分析师的医源性疾病的三种类型，其中两类属于自恋需求。第一类依赖来访者外部供给他们自尊；第二类被认为具有自恋型人格，有意识和无意识地试图在来访者身上逐渐灌输他们对自己人生的展望。（第三类是由尤桑蒂瓦拉斯确定的，由于无法与来访者保持恰当的情感距离，在极端情况下，导致精神分析师产生性行为或攻击行为。）

由于自己的自恋需求，心理治疗师可能主要或仅仅聚焦于移情解释，认为与来访者的交流只是为了让来访者反映和心理治疗师的关系。这个观点可以用下面这个例子来说明：为了探索心理治疗师的性格对他们治疗理论取向和治疗实践的影响，对心理治疗师进行了一项问卷调查。其中有一位以精神分析疗法为导向的医生回答："我喜欢处于注

---

[1] 下面的这段话是冈特里普（Guntrip，1975）记录的对温尼科特（Winnicott）的分析——至少，在治疗同事时，温尼科特不回避自己作为精神分析师，获得了自恋满足感："你胸怀博大。你能给我的比从我这获得的更多。我对你有益，你也对我有利。为你做精神分析几乎是我身上发生过的最安心的事。在你之前，我接待的那个家伙让我觉得自己一点也不好。你不是非得对我好。我不需要你对我好，而且即便你对我不好，我也能应付。但实际上，你对我很好。"

意力的中心。我发现,通过精神分析疗法,移情现象可以让我成为注意力的焦点。(Chwast,1978)。"

实际上,瓦伦斯坦(Valenstein,1980)注意到,在当代分析疗法中,出现了一种移情解释倾向,这种倾向不断增强,且具有排他性。此外,格鲁特(1976年)警告说,把移情本身当作一个目标而不是一个工具,会导致精神分析师高估自己对来访者的特别的重要性。"这对精神分析师来说,也许是令人高兴的,这可能会刺激他隐藏的骄傲,阻止反移情变成有意识的反移情。在这种情况下,移情解释成了精神分析师竞赛跑道上的障碍。"因此,培育积极的移情或过度强调移情现象可能会提升心理治疗师的骄傲和自尊,而不是满足当事人的治疗需求。

克莱曼(Claman,1987)运用科胡特的观点来研究心理治疗师与患者的性关系问题,他提出,**渴求镜映**(mirror-hunger,Kohut,1971)是反复地"爱上"心理治疗当事人的那些治疗师的心理补偿的核心动力。在这种情况下,当事人充当了自体客体的作用,满足了心理治疗师的镜映需求和被钦佩的需求。克莱曼详尽阐述:

> 以渴求镜映为潜在的动力,心理治疗师爱上了他的镜映自体客体,而不是爱上了来访者这个独立的个人。性行为对心理治疗师来说,是现实遭遇的一种可感知的表现;是证明自我客体真实的具体证据,而不是简单的幻想或需求的投射。根据人类心理功能模型,与来访者的性亲密关系是自体客体反移情行动化的范式。

克莱曼主张,这种与来访者的性亲密关系缺乏互动性,这把它与真实的浪漫爱情区别开来。心理治疗师的性牵连是反复和迫切的,有成瘾性的特点,这与科胡特对渴求镜映人格的描述一致,"渴求镜映人格,必须不断努力地找寻新的主体客体,他们力求吸引新的主体客体的注意力,获得新主体客体的赞誉(Kohut & Wolf,1978)。"在这方面,值得注意的是科胡特的建议,肉欲和肉欲的目标能通过用性欲替代主体客体不充分的经历,提供一种自我修复的功能(Stolorow,1986)。

特姆罗和加伯德(1989年)在描写害相思病的心理治疗师时,提出那些实施性虐待的医生也有相同的自恋元素。他们补充道,心理治疗师的这种倾向,即爱上来访者,但只是把来访者当作自体客体,反映了心理治疗师无意识地渴求整合自体的某些分裂的方面。因此,通过肉体交合,害相思病的治疗师希望获得完整。医生将自己的理想自我表征投射于来访者身上,似乎生成一个心照不宣的协议:

> 我喜欢你,只因你就像我想成为的那个样子,更因你就像我希望做回的自己。倘若我们不让世俗的外界现实来干涉和破坏我们所拥有的,我们就真的可以一直获得一种完美,只要我们维持这种独特的关系。我们之间的关系无法用言语表达,但是我们都知道,我们在一起的时候,我们体验了一种独特的完整感。

特姆罗和加伯德还注意到,相思病的情形包括某种程度的自我边界障碍。他们把相思病描述成对现实验证的一种短暂的、非精神病的损伤,心理治疗的参与者退回到一种舒适的融合的无边界状态。这种与来访者的情感融合危害心理治疗师的判断,进一步导致边界违规。

维持心理治疗师的自尊,为心理治疗师提供一种完整感或一体性,这是心理治疗师把来访者当作主体客体能起到的诸多作用中的两个主要作用。心理治疗师还可能利用来访者的活力和轻松的心情,来鼓舞一个耗尽精力、麻木的自体。来访者活泼和热情的性格,再加上一定的表演倾向,可能对心理治疗师来说特别具有吸引力。来访者的行为若表现出冲动、追求刺激的倾向,就能为心理治疗师提供一种刺激感和有活力的感觉。也许,和其他当事人相比,抑郁的当事人能为心理治疗师提供一种抚慰的、平静的能力。通过利用辅助治疗,如,生物反馈疗法、催眠疗法,或药物治疗,心理治疗师可以某种程度上缓解自己的恐惧和焦虑。

心理治疗师还能间接地满足自恋需求。通过认同受治者(尽管可能并不符合来访者的现实需求),心理治疗师可以间接享受赞美和肯定。例如，一个来访者需要对峙或解释，可只能从这样的医生这里引出"镜映共情"。罗杰斯（Rogers，1951）的**无条件积极关注**（unconditional positive regard）概念同样可能被心理治疗师滥用，以间接满足其自恋需求。

不那么明显，但仍很重要的是，心理治疗师利用来访者作为**理想自体客体**的方式。前面我们提到，与理想自体客体的融合需求若没有得到满足，延续到成年期，就会造成自恋障碍。来访者成了心理治疗师投射理想的"屏幕"，可能充当了理想自体客体的功能。

就这个过程举一个例子——这个例子被瑟尔斯称为**皮格马利翁情结**（Pygmalion complex）。这里，心理治疗师因看到来访者的进步，而获得满足感。他把来访者的进步当作自己自恋的外延。瑟尔斯评论，心理治疗师"倾向于爱上这个美好发展中的来访者，就像雕塑家皮格马利翁爱上了自己雕刻的美丽塑像伽拉缇（Galatea）。"这种动力学被艾伦·维里斯（1987 年）在小说《欲望的医生》中得以漂亮地阐释。当精神分析师主角意识到，自己已经疯狂地爱上了一位女性当事人：

> 但事情就是这样，他想。她不是别人，她是我。我通过爱她，来爱我自己；我通过援救她，来救赎我自己的一部分——脆弱，恐惧，女性化——否则，这些定让我感到羞愧……我发现了自己的理想肖像……这就是一切神魂颠倒的秘密；我爱的不是这些神魂颠倒；它们曾经只是一个镀金的镜框，透过这个镜框，我发现了、也迷上了——自己。

心理治疗师把来访者当作理想自体客体，这样的实例贯穿整个心理治疗的历史。一个突出的例子就是二十世纪六七十年代的反传统精神病学运动。莱恩（Laing，1960）和库珀（Cooper，1967）似乎将精神分裂症美化成对精神错乱世界的创造性适应。他们掩饰了精神病导致的痛苦和局限性，精神病患者被认为进行了内心领域的一次浪漫、丰富的旅行。莱恩金斯利大厅的来访者被理想化的程度在著作《玛丽·巴恩斯：疯狂之旅的两种解释》(*Mary Barnes: Two Accounts of a Journey through Madness*)一书中得以阐明(Barnes & Berke, 1971)。来访者处于退行期,用自己的排泄物在墙上画画,心理治疗师乔·伯克(Joe Berke)表扬了她的画作:"玛丽(Mary)在用禅宗书法家的技法涂大便……我为她画作的高雅和文才而感到惊讶,而别人只看到了发臭的她。"在心理治疗中,医生激励某些来访者在治疗中退行的潜在好处仍受争论,这种绝对的赞颂表明,心理治疗师对来访者实施了自我客体的理想化。

莱恩斯(1976年)提出了针对来访者的另一种形式的理想化。他在描述治疗的相互作用时,反复颂扬来访者异常的敏感和无意识的感知。他指出,来访者有一种无意识的能力,"巧妙地和心理治疗师的干预性质和干预失败产生联系"。来访者不仅在某种程度上能意识到医生治疗自己的难度,而且还无意识地为医生承担一种监管作用,让医生通过无意识地解释,治疗医者的自我。虽然莱恩斯很多观点很受推崇,而且获得了案例材料的支持,但是他描述来访者时,他的语调有明显的理想化倾向。在治疗过程中,他似乎贬低了作为被监督者的医生的能力,他笔下的医生常常给人一种笨拙的印象。

 ## 试图实现夸大的自我理想

正如我之前所述,在孩提时代的早期,不合适的镜映和理想自体客体可能会强化很多心理治疗师的自恋需求。如何理解这个重要问题,相关方法涉及弗洛伊德(1914年)提出的术语**自我理想**(ego-ideal)。

弗洛伊德认为,自恋起源于年幼的孩子恢复与母亲最初的和谐状态的失败尝试。这种早期"原发自恋"的反复决裂促成自我理想的形成。这个"新的理想自我……和那个幼稚的自我一样,认为这个理想自我是一切完美的所有人"。因此,这个自我理想用来保护孩子,避免因父母的拒绝和其他打击伤害孩子的婴儿期全能感。这个自我理想,通常被认为是超我的一部分,建立在对父母和其他早期形象的认同的基础上,因为这些人确实如此,也因为他们被孩子理想化了。在这个意义上,现实的自我没有达到这个自我理想,人的自尊因此受损(Moore & Fine,1968)。

若发展正常,自我理想将变成人格的一个重要的导向力,从而构建个人渴望的行为标准。然而,由于早期发展过程的某些歪曲作用,理想自我可能在形成过程中变得不现实和浮夸。尼迈亚(1961年)提出假设:

> 如果父母设定的行为标准和提出的要求都超出了孩子的完成能力,孩子就会因此产生一种夸张的不适应感和无助感……随着超我的发展,孩子会采用父母设立的不现实的高标准和理想,同时忍受着父母的惩罚和批评,而这一切在此时内化,转变为孩子的自我。

这样的一个人是"自身渴望、需求和严苛批评的囚犯",需要不断再确认、赞美,需要能支持他或她的自尊的爱。

克恩伯格(1975年)认为,自恋的人在情感上吝于付出,就像孩子面对冷淡的、不会共情的母亲。倘若感觉糟糕或不被人爱,这些孩子就会把自己的怒火投射到父母身上,这时,父母会感觉自己比孩子更受伤,更沮丧。克恩伯格提议,自恋者将现实自我与理想自我同慈爱的母亲的幻想形象融合在一起,从而形成一个膨胀的自我形象——这个自我形象拒绝满足其他任何人的需求。自恋者由于将不能接受的自我部分投射在别人(于是被投射的人就被贬低了)身上,因此陷入了一个无休止的"自负、贬低他人、消除所有现实依赖的恶性循环"。

一个人的自我理想对职业选择起到了重要的作用。正如米罗德(Milrod,1982)所述,"与现实自我斗争以达到渴望的自我形象,这会点燃雄心,激起工作热情"。那些自我理想自恋地膨胀的人很有可能被这样的职业吸引,这个职业有可能满足他们不现实的过高期望和雄心。心理治疗师这个职业确实会让从业者产生全能、夸大、完美的幻想,而这一切刚好符合了自恋者的要求。

福特(1963年)的一项研究能为上述论断提供一定的支撑。在这项研究中,精神病科住院培训生撰写自传性记录,在培训期间坚持写日记。福特报告,大部分住院培训生意识到了自我实现的需求,这一需求"是坚持不懈的,似乎在这一需求压力下有一个严格的超我。这些医生似乎需要某种心理医学不断增加需求的价值"。许多住院培训生忍受着强烈的焦虑,就像孩子遭遇母亲的断然拒绝并与母亲分离。孩子失去与母亲的亲密关系后,将通过对一系列理想化形象的认同去追求这种关系。最后,学术期刊指出,就是精神病学为培训生提供了一个理想的全能榜样,这个榜样不会让他们失望。对这个观点进一步的实证支撑源自珀尔曼(Perlman)1972年进行的一项研究。该研究发现,培训生的心理治疗实践导致他们的自我概念和自我理想逐渐走向一致。因此,似乎通过成为心理治疗师,某些个人可能试图实现或不辜负一个夸大的自我形象,这个自我形象在孩提时代早期就已经形成。

自恋的过高抱负和自我高估在刚入行的心理治疗师当中普遍存在(Sharaf & Levinson,1964)。那么,他们的渴望具体是什么呢? 马兹鲍格和布伊(1974年)提出,三个最常见的自恋陷阱是渴望治疗一切,知道一切和爱一切——这一切都注定失败,导致医生转而求助于不现实的、有害的反应。马兹鲍格和布伊陈述,在所有的助人职业中,心理治疗师最倾向于抱有这些渴望,因为他们本身就构成了治疗工具。"因此,精神病医生容易把自己治病的职业能力的局限性和自己个人的价值感弄混。"布莱特曼(Brightman,1984–1985)对**夸大的职业自我**进行了描述,讨论了相同的三合一式的自恋抱负:全知、全能和仁慈。

全知

全知,包括占卜预言未来的能力,长期以来与治疗艺术联系在一起。的确,这种联系有时是被积极发展的。克雷格(1971年)引证,十一世纪意大利西南部港口城市萨勒诺的医生阿西玛特斯(Archimatheus)向那些有渴望的医生提出的建议如下:"向患者承诺治愈,向家属警示疾病的严重性。如果患者没有恢复,你会被人说,你没有预见到他的死亡;如果他痊愈了,这会增加你的声誉。"

　　谢弗(1954 年)在讨论心理测验的各种功能时,提到了**神谕**的影响。有人可能要补充,心理测验员和心理治疗师能"'识透'隐藏的含义,预知事件变化,给出含蓄或明显的忠告。"谢弗主张,某些人投身临床心理学可能只是为了追求医生这样一个神谕的功能。他表示:

　　　　心理测验(或治疗)也许对他来说是一条通往全知的康庄大道——这条路是捷径,路面宽阔、平稳,而且很显眼。很多年轻的临床心理学毕业生明显表露出这种观点。对他们来说,没有什么反应是他们不可解释的,没有什么矛盾是他们解决不了的,没有什么模糊晦涩是他们看不透的,没有什么整合是他们实现不了的……但在我们身上,即便这些想法得以抑制和控制,我们仍然怀有对全知的渴望,对神谕力量的渴求。

　　如果大学生无意识地追求满足自己强烈的全知愿望,那么心理健康科学可能整体上对他都具有吸引力。最初的幻想可能就是,通过研究人类行为和心理功能,他最后将实现对自我和他人的完美理解。他面对自己当前知识的局限,可能避免研究,而选择在心理治疗师这个角色里避难。这个角色至少能保留自己的全知幻想。马默(1953 年)描述了来访者和大众的反应通常是怎样培育心理治疗师的全知幻想的:

　　　　心理治疗师已经成为我们社会的巫师。他是一位神父,拥有独眼巨人库克罗普斯的独眼,能看穿一切。他被赋予了上帝般的洞察力。"我最好小心点,否则你将看透我的想法",这是来访者和大众面对心理治疗师时的一贯反映。来访者和公众通常共享一个这样的设想:心理治疗师只消一瞥就能理解各种梦境,各种行为问题或情感障碍。

多亏移情的力量,来访者通常能够指望心理治疗师拥有一种全知,类似于年幼孩子面前的父母的全知。通过使用行业语,医生能进一步加强来访者的这种态度。克雷格(1971年)注意到,在医疗机构,另一种提升全知感的方式也许更加微妙,更加隐蔽:

> 当来访者向精神分析师讲述自己的问题时,医生给人的感觉是他已经了解一切。通过使用某些动作,比如审慎地点头,在来访者陈述期间穿插一些富有意义的点评,精神分析师创造了这样一个印象:尽管他还没有与来访者交流他所有的知识和深刻的想法,但是他已经探测出来访者灵魂的深度。

萨尔茨曼(Salzman,1968)提到,心理治疗师通过强调理智是强迫性自卫人格类型的主要方面来满足自己的全知需求。其关键的动力学在于,为了克服无法忍受的无助感,治疗师需要控制自我和周围的环境。

> 强迫症患者只有感觉自己知道一切或正处于获知一切的过程中,才会觉得舒适。他坚信,全知不仅是绝对必要的,而且通常是可能的,即便他理智地明白实现目标是不可能的。他对自我的要求是,能用理智和逻辑的方式预料自己的反应和别人的情感回应。他要求自己能控制不可控制的人或事。

如果孩提时代的经历导致理想超我不现实地膨胀,那么,成年后就会力争全知,就像强迫症患者力求抵御局面失控的感觉或无助感。心理治疗师这个角色也许能让这种人获得一种这样的感觉——至少,在来访者的眼中——他们完全掌控一切,"熟知内情"。

有趣的是,这种对全知的追求还能延伸到心理治疗师的家庭。梅德(1989年)认为,很多心理治疗师的孩子报告,他们也因为从父母那里知悉秘密消息,从而分享了父母的自恋满足感。梅德写道:

由于生活在特权领域，在父母身边听他们讨论"我们"知道而别人不知道的，这就有一个不言而喻的假定：如果孩子选择接受这一切，那他就会莫名其妙地被授予某种资格，某种与生俱来高人一等的权利。这种类似于牧师阶层的归属感有时是外显的，但更多情况下，被感知为一种暗藏的感受。心理治疗师家庭因而特殊。

虽然心理治疗师的全知姿态可能会让当事人消除疑虑，但是缺点也很明显。这样的心理治疗师不能容忍真实的治疗询问所固有的焦虑和不确定性，反而借助于预想的教条的解释来回避这一切。这种方法可以为心理治疗当事人提供理性的病识感（精确的或者相反，错误的），但不能提供当事人这种至关重要的转换过程中的自我认知（这种自我认知产生于医生和当事人联合探究心理问题时的相互交流）。总而言之，当事人将会更难放弃对看似全知的医生的理想化，进一步妨碍治疗进程乃至中止治疗。

全能

扎巴允可和他的同事（1970 年）研究了医生这个团体的心理动力学，得出结论：全能和全知，起源于孩提时代残留的夸大症，这恰恰促成从医渴望。研究人员报告，对于样本来说，治愈的意图已经成为一个工具，通过这个工具他们表达了成人世界中无意识的全能幻想。他们注意到，很多医生似乎通过利用来访者的积极移情，以提升他们的衍生物——满足他们自己的自恋愿望。

吉尔和布兰曼（Gill & Brenman，1959）通过对催眠师的监督和分析，并翻阅有经验的催眠师的书面陈述，探讨了催眠师的无意识动机。吉尔和布兰曼报告，帕德尔（Pardell，1950）提出的假说得以有力论证：催眠师有一个无意识的愿望——成为一个全能的家长式人物，能满足当事人的退行渴望。吉尔和布兰曼提出，同样的心理动力学也作用于很多心理治疗师。他们用一个被调查的精神病医生做例证，这位精神病医生强调催眠师对全能魔力的幼稚渴求，补充道，"我们决不能忘记，这样的动机毫无疑问对医生最初的职业选择发挥了重要作用，当然，也对选择精神病学这个专业起了重要作用。唯一的问题是，由于利用催眠术，催眠师的一切动机彻底裸露。"

马克斯（1978年）主张，弗洛伊德排斥催眠术，因而搁置了他自己的自恋满足，这种自恋满足衍生于对来访者的支配过程和症状的有效缓解。然而这个观点是可疑的，有研究报告表明，弗洛伊德不是一个特别有天赋的催眠师（Jones, 1957）。此外，少有迹象表明，精神分析师这个职位提供的自恋满足要比催眠师少。实际上，一项针对精神分析专业一年级培训生的研究显示，这些培训生对精神分析师这个角色的初期设想基本是一个被理想化的全能人物（Keller & Schreider, 1976）。伯顿（1975年）也提到，所有的心理治疗师始终觉得，"心理治疗过程包括某些极为重要的东西，这些东西别的职位无法提供——牧师、艺术家或哲学家当然也无法提供。因此，心理治疗师觉得自己是被选中的。"这种极度膨胀的重要感可能形成于（或者，婴儿用这种感觉来保护自我，但成年后这种感觉没有及时消减）儿童早期。纳特森（Natterson, 1991）以自己的个人经历作为例证，解释道："作为一个孩子，我怀有的幻想之一就是，自己如救世主一般重要，以至于我对整个宇宙都是必需的；同时我还持有另一可笑却笃定的观点，那就是什么都不存在，唯有我真实存在于宇宙之中。"

哈默（1972年）假定，有些人被这个职业吸引是由于一个"救世主情结"，他们无意识地追求全能，以补偿强烈的恐惧感和脆弱感。这样的心理治疗师向来访者展示自己总是正确的一面。他们维持一个理想：能够治愈任何向他们寻求帮助的人，倘若失败，他们可能把失败归咎于来访者。哈默概括："这些心理治疗师期望治疗关系能为他们提供一个机会，（通过来访者的爱慕、崇敬和成长）去证实他们对自己的个人价值和全能的幻想。"

琼斯（Jones）在1913年发表的一篇题为《上帝情结》（*The God Complex*）的文章中提出，对上帝的无意识认同和由此产生的优越感也许是一个因素，这个因素能激发个体对心理学和精神分析学的强烈兴趣。琼斯陈述,上帝情结的特点在于,全能幻想和"巨大的自恋"。琼斯注意到,优越情结通常不表现为自负、虚荣,而是通过反向形成,表现为过度谦虚、自我埋没、冷漠,以及倾向于隐匿自我以增加神秘感——所有这些都能兼容于精神分析师这个角色[1]。

马伦和桑吉里奥罗(1964年)把改变别人的努力描述为"构想全能和设计全知"。的确,这种设想有点太大胆:在一段相对短暂的时间里,一个人能改变来访者的行为模式和思维模式,这些早在婴幼儿时期就构成了来访者性格的不可或缺的部分。另一个事实是,心理治疗师会把来访者所有的积极改变归功于治疗,全然不顾来访者生活中的其他影响。很明显,在满足全能和冠冕堂皇的需求上,心理治疗师这个角色太让人满意了。

最后,心理治疗师还可能认为,工作能让他们规避死亡,实现某种程度上的不朽。例如,寇特勒(1986年)提出了"留存痕迹"的动机:

> 我怀疑,在我内心深处隐藏着对影响他人的绝望的需求。我害怕死亡,更糟糕的是,害怕被遗忘。我仿佛觉得我正处于自我的永生过程之中,因为我每个游走世界的弟子的内心都携带着我的一部分。只要能让我的一部分活着,我仿佛就可以骗过自己不害怕死亡。

费德斯迪尔(Fieldsteel,1985)开展了一项针对年长的精神分析师同事的非正式研究。调查问题是,面对死亡,他们会做哪些准备工作。费德斯迪尔发现,他们处理这个问题最常见的策略是拒绝。同样地,另一项研究(这项研究的调查对象是来访者,其精神分析师在他治疗期间病逝)揭示,精神分析师死亡这个主题鲜少被讨论,即便精神分析师已经被确诊罹患不治之症(Van Raalte,1984)。

---

[1] 考虑到琼斯的描述,也许,认同上帝的需求至少对于男性来说,源于无力解决恋母情结,因此无法认同父亲。

征服死亡的企图还可能表现在那些试图治愈垂死病患的心理治疗师身上。麦克威廉姆斯(McWilliams,1987)提供了一个恰当的例子：

夸大在精神分析学上有很多种表现形式。我住的那个社区有一位精神分析师。几年前,他把自己弄得几近崩溃,因为他的信念把自己压得喘不过气来：他认为,既然有明显的证据表明情感状态对癌症有影响,他就应该能治愈晚期白血病患者。他开始疯狂地和时间赛跑,尝试任何能影响这位垂死来访者的解释。他把来访者癌症病情的缓解当作自己解释技能的证据,将病情的恶化归咎于自己没有正确倾听来访者的无意识。来访者自然而然地死去,可这位精神分析师陷入了抑郁,他一会儿觉得自己对来访者的死负有责任,一会儿又试着告诫自己,没有他的精神分析工作,来访者会死得更快。

同样的心理动力学也许适用于那些治疗患多种心理疾病来访者的临床心理治疗师。正如伯顿(1970年)评论："精神分裂症的心理治疗有起死回生之功,经过治疗,来访者几乎恢复了正常生活。来访者心理的微循环经历了短暂的死亡后,又得到了重生。来访者不像紧张型精神分裂症患者,不会重新接受自己的生活。"因此,心理治疗师通过促成来访者的精神重生,可以获得一种控制生与死的感觉,暂时缓解自己的存在恐惧。

善行

哈默(1972年)探讨了这两类人的区别,第一类人认为心理治疗是一门科学;第二类人视心理治疗为一门艺术。他指出,心理治疗学生若将自己认同为一个纯粹的科学家,"通常需要在自己身上看到这些性格特质：强大、专横、理智、自我控制和男子气概,排斥这些特质：脆弱、消极和情绪性"。哈默认为,一个这样的学生,为了否认自己潜在的脆弱和缺陷,会把心理治疗这门学科当成一种实施控制和支配的手段。

哈默将这类学生的立场与另一类学生(坚信自己是绝对的艺术家)进行了比较。后者：

> 倾向于通过确认一个这样的自我形象(温柔、文雅、深情、感性、敏感、亲密、不争不斗、审美、无私和非物质化)，以获得一种优越感。他认为这些情感特质具有价值，但并没有真正体验过或者不具备这些性格特质。

因此，科学家型治疗师试图通过一个强大的全能的自我形象，获得一种安全感；艺术家型则通过树立另一种形式的虔诚品格——无私、钟情——来获得安全感。这些有助于阐明这个观点：相同的自恋需求可以通过不同的自我理想表现为完全对立的人格类型。尽管表面不同，但这种人格类型分享了同一个基础：一个夸大的自我形象，用来弥补和反抗自恋创伤。

对于很多心理治疗师来说，行善的态度构成了他们自我理想的一个重要特质。善行这个词意味着，渴望为别人做好事，也是善良、同情和慈善的同义词。心理治疗师有很强的自我协调倾向，这种倾向明显与帮助他人的意愿一致。因此，心理治疗师对慈善需求的心理防御可能不会立刻显露出来。然而，若不经分析，这种防御会成为一个显著的"盲点"，限制心理治疗师实施心理治疗的效果。

对理想化的、至善至美的形象的追求再次让我们回想起那喀索斯的神话故事。正如米勒(Miller,1981)写道，"他的倒影也欺骗了他，因为它只显示他完美、精彩的一面，并没有显示其他方面。例如，他的背影和影子仍然隐藏着；它们不属于他钟爱的倒影，或者说被切除了。"这就是那喀索斯对自我的总体否认，他坚持认为自己什么都不是，只是一个美少年，"这导致他对自我的放弃，即死亡；或者在奥维德(Ovid)的版本里，变成了一朵水仙花。"

正如我们前面起到过的，自恋需求以对自尊的保护为中心。哈默(1972年)指出，那些对照顾和帮助他人有强迫需求的人可能会把一个

无私给予者的自我理想当作一种提高慢性低自尊的手段。然而,心理治疗师的收获是以损害来访者为代价的。想象一位善良无私的心理治疗师,他保证,在办公室里,所有的"恶"都在当事人身上。坦普勒(1971年)注意到,这种立场的不一致源于心理治疗师一直试图保持的对来访者的容忍。"这种容忍,"坦普勒写道,"会进一步暗示作为容忍者的医生比受容忍的来访者更高尚,医生在无条件积极关注一个下等来访者时,显示出宽宏大量。"心理治疗师由于给予来访者大量的爱和善良,不会使来访者产生保有的抗拒性态度,因此排除了一切理解或改变这种态度的机会(Strupp,1959)。

爱泼斯坦(1983年)谈到精神分析师这个角色包含的完美主义理想。他指出,精神分析师普遍表露出一种抑制来访者的破坏倾向的需求,敌意常常被排斥在移情神经官能症之外。爱泼斯坦断言,主要原因在于,来访者的仇恨和破坏欲在精神分析师身上唤起了同样的情感。对大部分精神分析师来说,这样的情感是可恶的,因为它们背离了他们自恋的理想自我。具体描述如下:

> 首先,从历史的观点来说,精神分析师都倾向于自我理想化。自我理想化包括这些价值:高度的理性和客观,具有这些方面高度发展的能力——在精神分析工作中,控制冲动,把自己从个人情感和需求中超脱出来。换句话说,这种自我理想化要求他们在面对不成熟的情感障碍来访者时,表现得像个心理机能成熟的完美典范。

爱泼斯坦继续指出,来访者常常感受到这种煎熬:觉得自己是一个邪恶、充满仇恨的低等人。当来访者面对自己和完美的心理治疗师之间的强烈反差,自然而然就会强烈地感受到煎熬。这就导致来访者试图颠覆这种不平衡:分离和否认自我厌恶的方面,并把它们投射到医生身上。爱泼斯坦总结,心理治疗师若为了保护理想自我压抑或转移来访者的仇恨,就会对治疗过程造成严重损害。

瑟尔斯（1966 年）也提醒人们提防试图维护一个很有爱心的自我形象可能带来的风险。他认为，这会削减心理治疗师的响应能力。在响应来访者时，心理治疗师会主要应对自我当中被回避的方面，而不是介入与来访者的真实关系。瑟尔斯坚持认为，任何全心全意地接受来访者的意图都是一个无法实现的全能的目标："我们可以明确地爱、赞成并接受我们的来访者，除非他能把我们自己的自我理想人格化——若发生这种不可能的不测事件，我们当然会无比嫉妒他。"

追求善行似乎包括一个宗教或精神的维度。科胡特（1971 年）主张，一种"内化的深度圣洁感"可能会影响那些患有重度心理障碍的来访者的心理治疗。魅力超凡的心理治疗师或治疗团队的这种热情提供了一种能影响那些深度退行的来访者的必要手段。科胡特继续道：

> 对心理治疗有成效的不仅有心理治疗师救世主似的圣洁人格，还包括他的生活经历。这个治愈的神话（心理治疗师像耶稣基督一样，死后复活，形成支配地位，能自我生成并赐予生命的爱）似乎构成了医生实际魅力的一个特别的部分。

维里斯（1987 年）在其小说《欲望的医生》（*The Docter of Desire*）中也将心理治疗师和耶稣基督做了一个比较：

> 这样的事情难道没有发生在精神分析学领域吗？精神分析师让来访者恢复，发泄以前的分离愤怒；精神分析师认为自己是这种愤怒所发泄的无辜客体（无辜？谁无辜？），他充满爱心，因此，他能让来访者将这种愤怒与剩余的情感生活结合在一起，从而成为一个整体。

> 这种看待心理治疗的观点对应基督教教义中的救赎。耶稣献身于世人的蒙昧众怒。"天父，请原谅他们，原谅他们不知道自己在做什么。"他无条件的爱拯救那些信仰他的人回归本质，由此获得重生。

这个精神维度也对完美自我的自恋渴求产生了影响。

完美自我

　　由于心理治疗师的治疗工具就是他或她本人,临床心理治疗师若期望完成某些理想实践,就必须达到完美自我。全知、全能和善行在这个意义上,是一个广阔抱负(成就完美)的通用组件。有迹象表明,对很多心理治疗师来说,早在选择职业之前就已经怀揣这样的抱负了。因此,职业培训可能向他们承诺了一种精神上的转变。法伯(1966 年)在他有关精神分析学培训的笔记中,回忆了一场定向会面:他和他新入职的同事接受了一个培训学院的精神分析师的"布道"。法伯写道,在自己和这个资深的精神分析师之间,"……似乎有一道无法逾越的海湾——不仅关乎秘传的技能和知识,而且,更重要的是,在某种程度上,我把这位资深精神分析师的训诫当作是对我所经历的漫长培训期的最重要的奖励"。二十年后,法伯依然痛苦地意识到这道海湾仍然人迹罕至:"当我遇到压力时,我发现自己很难像那个资深的精神分析师一样,指派足够的人完成精神分析工作……我的经历不可能与十二世纪法国清洁派的异端皈依者(被分成了两派,清洁派和不洁派)有什么特别大的差异。"

　　为了实现心理治疗师所幻想的纯洁,一条中间道路就是,借助个人心理治疗或心理分析。培训生也许能接受这个信仰,经历一次"完整的"精神分析,所有瑕疵和缺点将有可能最终从他的或她的性格中消除。罗思(1987 年)提到,这个接受完美分析的医生的神话是"一个幼稚的理想化,它重燃了失望、自卑感、恢复需求和自恋的完美"。

　　无论培训生是否普遍实现了"彻底被分析的"宏伟目标,心理治疗师的角色仍然诱导培训生追求一种完美感。心理治疗师的理想化形象是健康和成熟的典范。通过升华或超越基本本能,治疗师重视当事人的需求,绝不操纵或利用他们。心理治疗师完全独立,自给自足,还敏锐地适应他人,这个典型的超人莫名其妙地掌握了平衡,解决了人类所有的让小老百姓苦恼的冲突和矛盾。心理治疗师始终保持完美的沉着和镇静,利用潜在的情感激流,克制任何无根据的情感表达。

尽管弗洛伊德坚持认为,心理病理学是一个连续体,理论家和临床心理治疗师经常把这些来访者当成一个独立的品种来谈论。芬奈尔(1985年)指出,精神分析师常常需要努力保持这个**分析师的理想自我**,这个理想自我被认为是"有组织的,基于人际矛盾的,本质上免除自恋情结,甚至其前恋母情结问题也被来访者的病理学激活了"。芬奈尔接着指出,反之,在精神分析师看来,来访者忍受着病态的自恋和夸大狂;分析医生自己的自恋则被称为来访者诱发的仅有的"残留"。另一种完美自我的观点在文献中几乎是个空白:心理治疗师在职业生涯中慢慢变老(Hinze,1987)。

心理治疗师自己的完美幻想当然是来访者和大众的理想化镜映,并被这种理想化培育着:

> 心理治疗师被认为拥有精彩的婚姻,无可挑剔的孩子,平衡的情感生活,杰出的工作关系,令人震惊的学术成就,才华横溢的社交活动,魅力非凡的朋友,无穷的精力(还有什么原因能让来访者不为凌晨给医生打电话这事道歉吗?),当然,还有一种无限给予的能力。(Whitman & Block,1990)

在这个意义上,这一切都被认为是心理治疗师自恋的衍生物,其家庭成员还可能被期望不辜负他的完美主义理想。康迪特(Condit,1987)就精神分析师的子女抚养方式问题对他们进行了访谈。康迪特提出,一个高度挑剔的超我投射常常导致别人对他们子女过度的关注:

> 好几个心理治疗师生动地描述,当他们的孩子在别人面前表现出举止失礼时,这对他们来说是多么的痛苦难忍。他们都觉得自己被人盯着,被人背后指责没有管好自己的孩子。他们想象这些旁观看客幸灾乐祸的反应,这些人看到,"看精神病的"也会遇到和大家一样的问题。

康迪特推断，精神分析师"怀有（养育）心理完全健康的孩子的秘密幻想"。

让我们把目光转向临床医疗机构。很明显，心理治疗师对完美的追求可能会对心理治疗过程产生有害影响[1]。心理治疗师若一副呆板的学究做派，试着发表"完美的解释"，或为了回避"误差"不惜一切代价，则可能会要求他们的来访者满足一套同样不现实的标准，还可能不必要地延长治疗时间。心理治疗师若需要维护一个伟大的专业自我，将会使当事人在治疗过程中遭遇各种困难，而且绝不会承认他们的差错或共情失败，从而严重地阻碍他们探索真诚的移情和反移情的能力。治疗失败可能被心理治疗师归咎于"不适应的"当事人，因为他们接手的病例数最终完全是由这样的当事人构成的（这些当事人充分接受和满足他们的理想自我）。

 ## 父母的自恋障碍

米勒（1981 年）在著作《神童的剧本》（*The Drama of the Gifted Child*）中，呈现了针对心理治疗领域的广泛的自恋调查。米勒提出，对于大部分精神分析师来说，自恋障碍构成了他们对临床心理工作的兴趣和才能的基础。她坚持认为，这种自恋障碍源于养育他们的父母，因为他们被剥夺了自恋的可能。于是，这些父母期待孩子能够满足他们儿时未曾实现的渴望：被人彻底地关注，受人钦佩，确认自我感和价值感，等等。由于幼儿彻底的依赖性，这些父母的孩子很快就学会了一项生存策略——调动自己所有的资源去满足父母对自恋平衡的含蓄

---

[1] 费伦齐在 1932 年的临床日志中强调，就精神分析师这方面来说，临床效用的最大过错或缺陷在于："我们几乎可以说，精神分析师弱点越多（会导致更大或更少的错误或误差，而不是这些暴露的错误或误差本身，因为它们将在互动的精神分析过程中得以解决），精神分析疗法越有希望建立在深刻的现实基础之上。"（Ferenczi, 1988）利文森（Levenson, 1983）也就这方面表示中肯意见："聪明的精神分析师总知道他们的作用是矛盾的。医生的目标就是让来访者的期望落空，而不是满足它。"

要求。

我们自恋地将精力集中于一个客体,然后自我中心地体验它,并把它当作我们自我的一部分,而不是以这个客体的活动和自主性为中心(Kohut,1971)。米勒详细论述了被自恋情感贯注的孩子的某些特质。这些孩子的智商没有出现发展障碍,但是他们的情感生活十分狭隘。米勒认为,夸大和抑郁是假冒或**虚假自我**(false self)的两个方面(Winnicott,1965)。虽然外表上看似彼此对立,但都可以看作是对深层痛苦(自我受到损伤导致的痛苦和没有获得别人真爱而引起的痛苦)的防御反应。米勒详细阐明:"夸大和抑郁都是内在囚牢的适应症,因为这样的人被迫实现母亲内投的期望:夸大的孩子是母亲成功的孩子,而抑郁的孩子则视自己为失败的孩子。"实际上,这二者通常是共存的,因为个人总在这两个极端之间轮流。

米勒对自己管理和监督的精神分析培训生做了大量的分析,做出如下概括:

> 一位母亲(或主要监护人)内心没有情感安全感,就会通过依赖孩子的行为、行动或某种特殊的方式来保持自恋平衡。这位母亲可以将自己的不安全感隐藏在孩子身上,藏匿于其他任何人身上,表面上却显得严厉、独裁,甚至是极权主义。
>
> 这个孩子这方面的能力惊人:他凭直觉就能察觉并无意识地回应这位母亲的需求,或者双亲的需求。对孩子来说,他已经被父母无意识地指派担当这个角色了。
>
> 这个角色是以父母的"爱"作为担保的——即,父母的自恋投注。孩子可能觉得自己被需要,这为他提供了某种程度的安全的存在感。

随着这种无意识的洞察力和直觉的不断成长,孩子成了母亲的密友和安慰者,可能还需要承担照顾弟弟妹妹的责任。米勒主张,这种对他人需求的敏感性最终形成了实施精神分析的自然能力,也培育了对精神分析的兴趣。她甚至提出疑问，任何人，倘若缺少这种发展经历，就不能调动必要的兴趣，日复一日地尝试识别他人内心的无意识过程。

格罗代克与弗洛伊德生活在同一时代。他描述了他对心理治疗师的观点。他的观点有几分夸张的时尚，为米勒的观点提供了例证。格罗代克（1928 年）指出，"治疗"（therapy）这个词，最初的意义为服务，而不是治疗。以此为基础，他认为在来访者这位"主人"面前，心理治疗师的角色就是一个"仆人"。他写道：

> 一个提供服务的人知道，他必须做主人吩咐的事；他知道，他在全身心地服务，不仅倾尽他的知识或技能，还不得不揣测主人的意图和需求，让自己适应一切，用自己最深层的本质去迎合主人本性。

这种对别人变化无常的情感的细腻敏感性是心理治疗师一个不可或缺的品格。正如阿佐林（Azorin，1957）的评论，"我们持续使正发生在来访者身上的事与我们身上由于来访者而发生的事相互关联并结合在一起。这是帮助他人面对理想自我的关键一步。"米勒的研究结果显示，也许存在某种特定的亲子动力学，这种亲子动力学包含自恋剥夺，因而造成移情和情感反应的高度发展。因此，心理治疗师的职业角色可能被视为一种克服自恋损害的尝试，这种自恋伤害是由于在孩子需要父母作为自我客体的时候，自身反而被父母不恰当地"利用"，当作一个辅助性的自我客体所造成的（Brightman，1984 - 1985）。

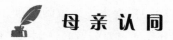 **母 亲 认 同**

穆尔和法恩（Moore & Fine，1968）对认同这个概念做出的定义如下：

认同,是一个自动的无意识的心理过程。凭借这个过程,这个人变成在某一个或好几个方面像另一个人的人。认同的过程自然而然地伴随着成熟的过程,伴随着心理的发展,有助于学习的过程(包括演讲和语言的学习),还有助于获得兴趣、理想、特殊习惯,等等……通过对一个被需要的人的认同,个体通常可以满足自己对那个被渴求的人的需求。由于对心爱的人的认同,与心爱的人分开,将不再那么难以忍受。

我们已经在第四章探讨过,很多心理治疗师报告,他们孩提时代反映了一个未被彻底解决的恋母情结冲突,在这个冲突中,对父亲的认同没有完全实现。一定程度的母亲认同使他们作为孩子,可以避免情欲威胁和攻击冲动。这种母亲认同造成的另一个后果似乎是,提升了个人在传统女性特质方面的能力,比如养育孩子、情感敏感性和共情。格林森(1967 年)指出,共情是心理治疗师必需的特质。它起源于母子关系中最初的非言语和语调交流。因此,共情有"女性化特征"。

很多资料证实,在医生队伍里,很多人怀有强烈的母亲认同(Greenson, 1967; McLaughlin, 1961; Menninger, 1957a)。门宁格(1957 年)探讨了人们选择医疗职业的无意识诱因。他引用了一个例子,由于认同母亲的养育和护理能力,同时也为了取悦母亲,孩子可能会或不会和一个医生结婚。(虽然,倘若父亲是医生,这里肯定有某种程度的**父亲**认同。)同样地,格林森(1967 年)注意到,医生的角色可能包括对养育自己的母亲的认同,对母亲通过给乳儿哺乳缓解其痛苦的认同。格林森还评论道,"理想的精神分析师是一个母亲般的父亲或父亲般的母亲这样的人,这种两重性的存在指的是职能方面而非性别方面。"麦克劳克林(1961 年)也提出了一致的观点。他表示,治病者心理动力学的一个重要部分是通过对养育自己的母亲的认同,"把他的性欲和攻击冲动藏匿于救死扶伤的生活方式之后。"

各种实证研究为母亲认同提供了补充证据(Donnay-Richelle, 1971; Donnay-Richelle et al. , 1972; Eagle & Marcos, 1980; Ford,

1963；Racusin et al.，1981）。伊格尔和马科斯（1980 年）回顾了与选择精神病学专业有关的性格因素，指出，精神病医生对他们母亲的认同多于对父亲的认同，对养育和母子间的亲密的评价也高于其他医学专业的学生。福特（1963 年）报告，男性精神病医生的父亲"通常被认为是消极、不相干的男人，对家庭投入的心力很少，当然对儿子也没什么投入"。这些父亲被形容成重度消极或过度代偿防御性欺凌，没有一个能为儿子提供强有力的男性榜样。福特总结，"之所以选择精神病医生这个职业，已知最初的因素在于，前恋母和恋母阶段，孩子形成对母亲的原发性认同，并把母亲当作客体。而这些，通常都与母亲和母亲的职能密切相关。"

同样地，拉库津和他的同事（1971 年）对 7 位男性和 7 位女性临床心理医生进行了深度访谈。几乎所有的人都曾感觉和母亲更亲近。他们假定，作为孩子，这些心理医生与母亲结成同盟，一致反抗父亲（父亲基本不参与孩子的养育），因此，父亲被孩子视为一个失败者的角色。

东奈-蕾切尔（Donnay-Richelle，1971）展示了针对约 50 位精神病医生的心理测验结果。结果发现，一位精神病医生能否成为各方面都最胜任的精神病医生，必须具备一个有别于人的关键特质——强烈的母亲认同。在一项相关的调查研究中，研究者对精神病科住院实习生和临床心理学学生进行了比较（Donnay-Richelle et al.，1972）。投射测验的解释揭露，这两组学生中的男性都露出了对男子气概的焦虑，同时显示出以母亲为中心的情感冲突。

因此，作为孩子，相比父亲，心理治疗师似乎更多认同母亲。很多作者似乎假定，这种母亲认同有利于共情能力的提高，反之情况也是这样。实际上，罗思（1987 年）提议，天生的养育和共情才能（广泛存在于母亲身上）可能会导致强烈的女性认同。不管怎样，很明显的是，男性或女性临床心理医生倘若不适应他们的母亲认同，就难以为来访者提供一个支持性的、关爱的治疗环境。

文献资料似乎没有涉猎女性心理治疗师的母亲认同问题，大概是因为对她们来说，母亲认同是作为她们女性的社会规范。正如我们在

第四章讨论到,心理治疗师这个角色可能会为具有恋父情结的女性提供一个机会,以缓解和整合她们的相矛盾的认同。女性心理治疗师的母亲认同这个被忽视的问题明显值得给予广泛关注,以帮助人们解答共情起源这个因果难辨的难题。

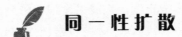 # 同一性扩散

为了恰当地对当事人共情,心理治疗师必须通过一个部分认同的过程,把自己投射于他人的自我。魏格特(Weigert,1954)指出:

> 精神分析师的共情让他穿上来访者的鞋子,使他们能体会言外之意,使他们不仅能从来访者的言语交流中获得线索,而且能从来访者语调的变化,呼吸节奏的改变,面部表情,姿势和无意识动作中找到蛛丝马迹,参透来访者。

魏格特认为,这种共情能力是扩张一个人的自我边界的必需的能力。

格林森(1962 年)完全同意这一观点。他提出,一个人的共情能力取决于他暂时部分放弃自我认同的能力。"那些自我认同感狭隘、死板而固执的人,通常不愿意或不能共情。精神分析师的自我形象必须是灵活而宽松的。"

在文献资料中,很少有人指出,对很多医生和心理治疗师来说,他们的自我是以这样的方式发展的:个人的认同仍然相对松散,使他们具有变色龙一样的灵活性。例如,凯勒和施耐德(1976 年)研究了精神分析培训生初期的心理动力学。研究报告表明,这些培训生表现出明显的"对自身认同的普遍不确定",后来研究者把这种自我认同的不确定称为"同一性扩散"。扎巴允可和他的同事开展了另一项有关医生群体的心理动力学研究。他们发现,他们的医生样本,作为孩子,实现了恋母情结冲突的部分解决,这足以让他们维持发展进程,但是"大部分

医生的自我同一性仍然处于弥散状态，直到他们选择医生这个职业"。研究者注意到，这些医生似乎保留了母亲和父亲的内投。这种内投并没有引起父母形象的融合，他们似乎表现为在母亲角色和父亲角色之间交替转换。同样地，福特（1963 年）深度研究了好几个精神病培训生。研究结果表明，"这两种强烈而矛盾的认同为了支配和控制他们生活的精力和角色而斗争。"

谢弗（1954 年）也主张，临床心理学对那些自我概念慢性扩散的人非常具有吸引力。他进一步描述这些未来的心理学家

　　　　不确定自己想要成为什么样的人，想要培养什么样的人际关系，该接受哪些冲动或情感，如何表达自己可以接受的冲动或情感，哪些优点需要发展，哪些传统或价值需要坚持传承。

简言之，心理治疗师这个职位的吸引力，一定程度上源于认同感的不确定和对个人认同解决方案的探求。凭借心理治疗师这个角色，那些自我概念扩散的人在某种意义上，可以是"所有人的一切"。心理治疗师可以大范围接触各种性格的人，可以根据场合的需求改变自己，和别人发生联系。根据不同的治疗类型和治疗阶段，心理治疗师承担的职能可以改变，如老师、医生、顾问、密友、心理按摩师、魔鬼代言人、观众或者泰迪熊。瑟尔斯（1965 年）认为，通过移情，心理治疗师可以担当众多角色，父母或孩子，男人或女人，智者或愚者，盟友或敌人，甚至可以成为一个没有生命的物体。倘若这还不足以满足那些像极了变色龙一样的个人，那么心理治疗师还可以通过共情的倾听，让自己（只是短暂地）整个沉浸在当事人的内心世界里。

第六章

与客体关系有关的动机

我们前面几章已经探讨了与本能目标有关和与自我发展有关的动机。我们还能从心理治疗师利用与他人人际关系这个角度来探讨心理治疗师的动机。弗罗伊登伯格和罗宾斯（Freudenberger & Robbins，1979）评论道，精神分析师这个职业"倾向于吸引那些在情感关系方面遭受严重和特定心理问题的个人"。这些问题将在本章得以探讨。因为本能已被满足，自我已经发展，再加上人际背景，这三个角度之间有很多重叠的部分。然而，在这里我们的目光唯一要锁定的问题就是相互影响的领域。

布伦纳（1974 年）认为，**客体**（object）这个词被用来"指定外部环境的人或物，这里的人或物对个体的心理生活有意义，而不论这里的'物'是否有生命"。因此，我们这里的**客体关系**（object relations）是指个人对这个客体的态度和行为。客体关系这个专业术语源自精神分析学的本能论；一个本能的客体，通常是另一个人。这个客体作为一个代理中介，通过这个中介，本能目标得以实现。母亲一般被认为是婴儿的第一个客体，精神分析学理论假定，人际关系发源于婴儿对母亲的依赖。

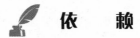

由于人类在婴儿期近乎完全是无助的，所以我们最初人际关系的特点是依赖。婴儿几乎是一动不动的；婴儿所有的需求必须由父母或

其他对其照料的人来满足。虽然成熟和发展一般会带来自主能力的提高，但对于成人的心理功能来说，与依赖有关的心理问题还常常起到重要的作用。

心理治疗师倾向哪种依赖需求，这种依赖需求与他们的职业选择又有何关系？拉库津和他的同事（1981 年）对临床心理学家的家庭背景进行了研究。他们引出一个与父母养育被剥夺有关的关键因素。他们指出，这样的人生经历可能会导致依赖需求的延长，同时对他们痛苦现实的意识产生防御。

创伤性事件，比如，个人疾病、父母过世、父母分开或离异，都是临床心理学家普遍的早期生活经历（Hafner & Fakouri, 1984；Henry, 1966）。伯顿（1972 年）概括了 12 位临床心理学家的童年背景素材来自他们提供的自传。伯顿指出，早期持续的生理疾病几乎是样本的普遍人生经历。长期患病意味着他们经历了漫长的活动停止期和依赖期。伯顿写道：

> 床、白色被单、护士、医生、药物、帮助自己的人的注意，所有这些都在帮助自我趋于完善。于是，这个奇怪的环境变成了一个舒适的环境。如果一个人不能成为一个永久的来访者，那么他至少能成为医生。

斯特林（Strean）是一位精神分析师，他治疗心理治疗师，同时，又治疗心理治疗师的孩子。梅德（1989 年）引证斯特林的例子，指出，"一个人若成为心理治疗师，我认为，他会非常渴求自己被父母呵护"。那么，在临床医疗机构里，心理治疗师可能会如何试着满足自己的依赖需求呢？心理治疗师可能会依赖他们的当事人，这种依赖方式类似于孩子对父母的依赖。例如，他们能指望来访者为他们提供一个包容的环境，这样的环境对心理治疗师是一种支撑（Buie, 1982 - 1983）。有依赖取向的临床心理治疗师可以通过他们的职业角色带来的片面交流和来访者表达的尊重和欣赏，获得接受性的满足感。在这个意义上，这样的心理治疗师依靠来访者"喂养",以满足他们依赖和自恋渴望(Schafer,1954)。

当然,当事人很可能担当孩子的角色,而不是父母的角色。这可能导致心理治疗师进一步感到挫折同时强化依赖需求。讽刺的是,即便当事人就是心理治疗师真正的**父母**,情况可能还是这样,比如克雷默(Kramer,1987)提供的这份奇怪记录,他描述了他对自己双亲的精神分析治疗:

> 在治疗我父母时,我内心非常矛盾。有些来访者有趣;可他们俩不是这样。他们让我回想起,当我还是一个孩子的时候,我和他们在一起时感受到的那种被忽视、被剥夺的感觉。他们自私,固着于他们的口唇期。他们的对话常常没完没了。他们很少跟我联络,这令治疗工作进展困难,即便他们不是我的父母。眼前,我母亲对移情还有强烈的抵触情绪。

两个关键因素似乎能防止心理治疗师和来访者的相互关系产生巨大的不匹配。第一个因素是,很多心理治疗师通过否认和反向形成这两种手段,猛烈反抗自己的依赖需求。因此,他们通常不会意识到自己的依赖渴求,甚至可能表现出反依赖的防御姿态。例如,这种倾向可以从埃利斯(1972年)的自传性材料中推测出来,埃利斯宣称:"我不相信童年早期的经历会极大地影响我,使我成为一个心理治疗师,也不相信这些经历会指引我成为我这样的人,指引我成为现在这样的心理治疗师。"埃利斯继续讲述一个"充满恶劣环境的"背景,一个被父母忽视的背景。他父亲经常不在家,更在他12岁那年,彻底离开了家。他母亲自私自利,自高自大,还好指使人。他差点死于扁桃体炎,由于扁桃体炎引发的并发症,在好几年时间里,反复进出医院。实际上,埃利斯的背景代表了很多典型环境,这种环境能引起人们对心理治疗学的兴趣。情况可能是这样,埃利斯有很深的依赖需求。这种需求可能会影响他的短期治疗方法。短期治疗方法将关注点从情绪和治疗关系上移走,此外,心理治疗师和当事人之间的依赖连接也随之减少到最少。

对依赖需求的防御性疏远还可能在职业上和制度上被加强。艾普洛斯(1983 年)在一篇题为《放弃牺牲》(*Giving up Martyrdom*)的文章中提出,社会工作职业缺少自尊,反映了对工作条件和从业者其他需求的关注不够。他写道:

> 这可能对社会工作来说是独一无二的:期待社会工作者用完全不同于他们对待自己的方式对待当事人。我们来阐明这个二分法:也许,在某个地方,存有一本针对社会工作者的严厉的惩罚备忘录。该备忘录"命令"他们面对服务对象时,必须温暖、平易近人、对人友好。

第二个有助于防止不匹配的因素是,心理治疗师可以在他们的来访者面前承担一个看管者("看管者"这个词,它的含义本身就非常模糊不清——究竟是谁在接受看管?)的角色,间接满足他们的依赖需求。例如,马默(1976 年)指出,心理治疗师强烈的依赖需求可能会导致他们回应来访者时,就像一个亲爱的、深情的父亲或母亲回应一个内心情感被剥夺的孩子[1]。马默宣称,这就是费伦齐尝试去拥抱和亲吻女性来访者的原因,这还驱使其他心理治疗师合理化进一步的亲密行为。同样地,门宁格(1957 年)注意到,精神病医生也倾向于接待孤独、古怪和不被爱的人。他提出,精神病医生对来访者的兴趣可能包括他们自己被抑制的孤独感、不被爱和被抛弃的情感的投射。就这方面,门宁格写道,精神病医生在尝试治愈别人的同时,也在不断地治疗自己。

描述女性心理治疗师的文献资料很少。诺伍德(Norwood,1985)

---

[1] 有时,心理治疗师非常明确地担任来访者父母的角色。例如,施温(Schwing,1954)就精神分裂症患者的治疗,提出如下建议:"我们注意到,积极移情关系的实现方式就是一种非常简单的方式。我们必须为来访者提供母爱——虽然也许来访者自幼无母,可他并不知道,自己终生都在追寻母爱……从'无母'这个词最深层的意义来说,**我所有的来访者都长大了**。"

在描述女性心理治疗师时,谈到了同样的动力学:

> 来自机能失调家庭的女性(我发现,特别是酗酒家庭)超比例地投身于助人行业,比如,护士、咨询顾问、心理治疗师和社会工作者。我们被那些助人职业吸引,对他人的痛苦产生共鸣,努力减少别人痛苦的同时也在缓解我们自己的痛苦。

因此,通过与被呵护的来访者无意识的认同(来访者也可能有助于满足心理治疗师自己的投射需求),临床心理治疗师可以间接满足他们被自己排斥的依赖需求。通过证实心理治疗师自己对所在医疗机构、诊所或大学院系不可或缺的重要性,也可以达到同样的目的。大体上,潜在的意愿可以为医生提供从父母或心理治疗师处未曾得到的东西。正如惠特曼和布洛赫(1990年)所指出的,"有时,心理治疗师能听到自己的某些解释,并以某种方式作好安排。这唤醒了他们内心深处的意愿。这些意愿曾经以同样的方式,被他们自己的心理医生回应过、理解过、帮助过、共情过。"

不管心理治疗师担当"好母亲"的意愿有多么强烈,最终,参与的医患双方肯定会发现这种努力是无用的。也许,这有助于解释,为什么很多心理治疗师被报告在来访者面前隐瞒这种意愿,而且能瞒多久就是多久(Imber,1990)。当然,这种保持匿名的意图开始起作用。心理治疗师的隐瞒态度不仅表明她有自己的私生活,而且突然就暴露了治疗过程中医生作为来访者双亲这个隐喻的错觉本质。倘若医生自己"真正的"孩子出现,这就毫无疑问:到底谁会被医生呵护,谁将不得不候诊,或者转诊到别处。

这种超越来访者或父母的激励愿望还可能导致"抨击父母"的态度,这在临床理论和实践中十分常见。谈到家庭治疗师的这种偏见,怀利(Wylie,1989)指出,母亲经常因为孩子患病而遭责备,或者因为整个家庭系统的问题而遭埋怨。他写道:

传统上,母亲曾经是一个优秀的心理治疗师候选人。在心理
治疗师面前,为了被"治疗"或至少为了学会如何防止彻底搞砸这
些工作,她们忠实或者绝望地表达自己的情感。工作伊始,培训
"好母亲"对于家庭心理医生来说曾经有点像十字军东征,是一项
任务。战争的发起人怀着传教士般的热忱,让异教徒皈依他们的
教派。

临床心理治疗师有关依赖需求的内心冲突,和他们的来访者一样,
似乎都产生于幼儿期。心理治疗师中,超过一半的医生在家中排行老
大;在超过 4000 个随机调查样本中,57％的心理健康从业者在家中排
行老大(Henry et al. ,1973)。赖克(1984 年)表示,即便他们不是老
大,心理治疗师也倾向于怀着敬意地承担照顾年幼的弟弟妹妹的角色。
大部分心理治疗师很小就承担了一份照顾的责任:他们学会了牺牲、
保护和养育,小心而又谨慎,努力做一个理想的孩子。赖克坚持认为,
这样的行为表现了孩子对养育者这个角色的认同。他们承担这个角色
起因于他们自己在养育方面的缺陷,还进一步加重了他们在这方面的
缺陷。他们对别人的需求极为敏感,却从未学会满足自己的需求。

在女性占绝大多数的社会工作者当中,这样的人生经历特别普遍。
雷奇(Lackie,1984)对 1500 多名社会工作者进行了调查。结果显示,
超过 2/3 的人似乎被指派或主动承担了这个貌似自给自足的角色:亲
职化孩子,极有责任感的家庭成员,调停者或中间人,肩负重担者。一
项针对社会工作专业大学生的近期研究(Marsh,1988)也发现,一半调
查样本的"发展模式中,孩子在家中过早地承担了照顾他人的责任,他
们牺牲自我,这似乎为他们的职业选择提供了一些解释"。孩子以这样
的方式承担照顾责任,会对孩子的自我形象和自尊产生重大影响。下
文引用了一个社会工作专业大学生的采访,可以恰当地阐明这一点:

这个年轻的女人自豪地表示,她是家里唯一能影响酗酒的父
亲的人。她是母亲的密友。当家庭问题出现时,兄弟姐妹打电话

把她从学校叫回来。每逢周末,她坐镇家中,因为她认为家庭帮手是她职责所在。当被问及谁对她有帮助时,她脸上闪过片刻的悲伤,她似乎感受到了内心的孤独。她很快从低落中振作,她表示,帮助别人的奖赏是,她从别人那里感受到了一种非常特别的接纳和认可。这对她来说,比其他任何东西都重要(Blumenstein,1986)。

上文提到的亨利和他的同事的一项研究结果也表明,超过一半的心理健康从业者和来自不幸的家庭环境的人结婚。被调查者常常暗示,这是他们对自己的养育和治疗需求的一种表达方式。他们如此评价自己的举措,"我认为,我和我的首位'来访者'结婚了,"还有"我的第一次婚姻是一个救援使命,我和一个'来访者'结了婚"。另一方面,心理治疗师的孩子常常被这样描述:他们感觉有点被当心理治疗师的父母忽视了。心理治疗师在诊察室忙碌了一整天后,可能在情绪上耗尽了精力。当精神病医生的儿子被人问,他长大后想干什么,据说孩子的回答是:"我想成为一位来访者"(Cray & Cray,1977)。

很多作者提到心理治疗师的过度照顾需求会带来潜在的风险。例如,温伯格(Weinberg,1984)提醒,心理治疗师倘若公然表现出帮助来访者缓解压力的渴望,很容易就会保护过度,阻碍来访者的发展。这就像身为父母,却不让孩子犯错,然后从造成的后果中吸取教训。温伯格认为这可以解释为何很多心理治疗师掉进给来访者忠告的陷阱——这可以满足医生"给予"的需求,但最终增强了自己的依赖需求,同时剥夺了来访者成熟的可能。"过度给予"的倾向还可能导致心理治疗师急于安排额外的会谈,延长会谈时间,开药过度,或者为来访者包办一切的移情解释工作。

沃尔斯坦(1959年)还提到,精神分析师若认为来访者没有好父母,就会对来访者有过度的教养和保护倾向,想让自己被来访者需要,担任"好"父亲或"好"母亲的角色。在强烈的母性情感的驱动下,这些精神分析师需要来访者对自己持续依赖和来访者持续的幼稚化。因此,表面上的养育动机可能矛盾地干扰当事人的成长和与医生的分离。莫尼-克尔(Money-Kyrle,1959)也提出警告,精神分析师扮演好父母时会只想到提供父母的爱,而不是有疗效的解释。此外,心理治疗师还可能在来访者心中留下一道心理鸿沟——精神分析师这个好父母对抗真正的糟糕的父母。这会妨碍来访者对父母的内疚感,阻碍来访者解决对父母的矛盾情感和爱恨冲突。

照顾倾向还可能造成临床心理治疗师在选择治疗形式时产生偏差。布卢门斯泰因(Blumenstein,1986)指出,很多心理治疗师虽然意识到了亲职化孩子的发展经历,但未充分使用家庭治疗模式,尽管这种家庭疗法明显对治疗有帮助。布鲁门施坦因解释道:

> 使用家庭治疗模式对于这样的心理治疗师来说自我矛盾——基于心理治疗师自己的亲职化倾向,他(她)将治疗关系限定在一个内化的参照框架里。他(她)的职责在于引导治疗,而不是充当治疗工具。他(她)培育家庭成员之间的交流,而不是为了家庭成员的交流,让自己成为知识或照顾的源头。这个框架能消除医生的这种倾向:吸引个别的家庭成员,从而造成自己与其他家庭成员的隔离,使自己明显地成为治疗关系中的照看者。这些损失造成了心理治疗师的挫折感和紧张感,常常因为医生这种不合适的处理,导致家庭退化为子系统或单独的个人。

同样的论证还适用于另一种可能未被充分利用的治疗模式——团体治疗。

仔细分析临床心理治疗师的动机,我们可能忽视了这些基本的人文成分,错把它们当成同情和慷慨。霍尔特和鲁波斯基(1958年)对此问题表现出关切。他们提出,在尝试筛选出过于热心的候选人时,招生委员会对一种"更真实的爱的善良"重视不够。他们还指出,区分诚恳的帮助和"伪厚道"是至关重要的。这种伪厚道建立在内疚感或对仇恨和依赖的反抗之上。

分　离

影响人们选择心理治疗这个行业的客体关系的另一基本成分是为了分离和自主的斗争。马勒（Mahler et al. ,1975）为了阐明分离这个概念，提出了一个广为接受的发展模式。他假定，婴儿需要经历一个共生阶段（持续时间约为 2 到 10 个月），在此阶段，婴儿在心理上与母亲结合，认为母亲是他们自我的扩展。在分离和个体化阶段（持续 2 到 3 年），孩子经历了一个逐渐分化过程，开始建立个体认同。这个阶段以力比多客体恒常性形成为终点。这时，孩子已能够维持他人的内化形象。

即便在理想条件下，分离和个体化的过程也是一个不间断的过程，这个过程持续到成年。正如法恩（1983 年）所述：

> 这个分离和个体化过程为以后所有的发展提供了一个范式。个体化发展到了一个点——在这个时期，实现自我融合，这里的自我融合包含对他人的依恋。经过自我融合阶段，孩子再次与这个他人（或内化形象）分离，最终实现个体化。因此，自我感的获得从来就不是一个单一的一蹴而就的过程。

在心理治疗中，个人心理治疗收益的一个重要方面可能就是分离和个体化能力的增强。还没有得到广泛认可的是，心理治疗关系也为**治疗师**提供了进一步往此方向发展的机会。对每个医生来说，心理治疗机构似乎为他们提供了体验共生和分化阶段的特殊机会。

在众多的发展模式中，马勒认为孩子的发展阶段是一个阶段建立在另一个阶段之上的。除非孩子有合适的机会共生地融合母亲这个人物，否则，分化的尝试必然会受阻。治疗关系可以为医生提供反复尝试，和当事人一起实现瑞柯（1968 年）描述的"心理共生"的机会。这种

亲密感和连接感可以减轻心理医生自己的分离焦虑。布伊(1982 –
1983 年)提出,这是人们成为心理治疗师的一个重要的动机:

> 明确地说,心理治疗师有意或无意地希望解除他的孤独感;他
> 不能优先治疗或分析自己,然而,作为一个自治的人,他可以想象
> 为自己获取一种舒适的安全感的可能性。作为替代,他含蓄地希
> 望,在满足来访者需求的同时,他自己和来访者持续在一起的需求
> (这一需求可以缓解医生抑郁的孤独感)将得到满足。即使他成功
> 地完成了治疗,他还是渴望这种和来访者在一起的舒适的亲密感。
> 他的渴望与其说是一个需求,还不如说是一个纯粹的愿望。

某种程度上,对来访者来说,每一次精神分析都包括一次类共生的
移情关系回归,这对精神分析师来说是令人满意的,但又是难以割舍的
(Marks,1978)。在精神分析师这方面,也必须明显地发生某种程度的
回归。贾菲(D. S. Jaffe,1986)在探讨移情过程中回归的作用时指出,
通过一个短暂的认同,精神分析师与来访者经历了一个暂时的同一性,
紧接着感受到一种分离感。更确切地说:"精神分析师先**和**来访者一起
思考(同一性),再**对**来访者进行考量(分离)"。对来访者和医生双方来
说,精神分析场景概括了早期的母子二元关系,因为"融合的压力,分
化、分离和个体化的压力是相互影响的"。

格林森(1962 年)主张,理解来访者的渴求起源于洞悉另一个人内
心世界的欲望。他认为这种倾向最初源于婴儿对母亲共生融合的渴
望。精神分析师的共情使他们能够为来访者重建与失去的爱的客体的
交流,因此他们必须了解来访者。"在某种程度上,这也许是一种恢复
交流损失的尝试。就我个人的经历来说,似乎证实了这一点,最好的共
情者似乎是一个有抑郁倾向的精神分析师"(Greenson,1967)。

如果临床医疗机构只提供融合的机会,那么这可能有助于缓解焦
虑,但几乎不会促进成长。事实上,倘若治疗过程走上正轨,它就会朝
着更大的分离和分化方向努力。瑟尔斯(1965 年)写到他的精神分裂

症治疗经历时,指出,医生和来访者都能从治疗关系的这方面获益:

> 医生发现自己深度介入了治疗关系中同样的有关个体化的冲突,最终导致的个体化可以被称为一种真正的相互的个体化……这些方面被我在早期文章中描述为治疗共生阶段。接下来的相互个体化阶段,再次借助医生和来访者摆脱难以取舍局面所作的努力,医患双方都深刻地改变了。来访者大概再也不会如此易受精神病的侵袭。医生也不再需要全面压抑自己更原始的过程(这个过程包括非一体化和非分化的经历,还包括对与前一位精神来访者的经历的抵抗。)

然而,这种动力学的效用不局限于有严重心理障碍的来访者。例如,同样的主题出现在鲁德曼(Ruderman,1986)对一个心理治疗师的笔录当中。该医生在帮助她的来访者时,解决了性别认同的冲突。她的这种冲突遇到了好几个问题,其中包括她难以与母亲分离。具体笔录如下:

> 我往个体化方向迈出的每一步都像犯了头等大罪。所以,这位女来访者让我回想起自己,那个我原想成为的我……我帮她意识到她自己,因为我母亲永远不能好好帮我……我帮助她(来访者)摆脱一个受控制的、受折磨的、自我牺牲的母亲形象,从而实现个体化。这时,我在一定程度上认同她,这我很确定,而且我可能会在解放她的过程中进一步地解放我自己。

斯通(1961年)评论道,一种"亲密分离"的状态暗含在精神分析情境中。他提出,分析情境的某些特质和治疗关系使分离和个体化阶段几乎并行地进行:

> 这是一个替代斯皮茨建议的选择(Spitz,1956):精神分析情

境倾向于再现母子关系的最早阶段（即，无客体阶段）的诸多方面。而我要说的是，除了物理安排的某些方面，整体上来说，精神分析环境和原发性移情的影响倾向于从头开始，反复重现相对分离阶段。更重要的是，通过极度夸张的现象，反复地重现与早期客体的**分离**。在人生的这个阶段，身体亲密的所有模式和对母亲的直接依赖逐渐被放弃或减弱，**与之伴随的是**，最重要的交际工具——言语——的快速发展。

和男孩相比，分离和个体化过程对女孩来说似乎稍微难一些。霍多罗夫（Chodorow，1978）指出，出于当前的文化因素，父亲并不喜欢把自我与婴幼儿融合在一起；婴幼儿也不像依赖母亲一样，如此地依赖父亲。对成长中的孩子来说，父亲代表的是分离和他性。然而，小男孩常常把对母亲的依赖转为对父亲的依恋，但女孩绝不会真正放弃她们对母亲的早期的前恋母情结。霍多罗夫认为，女孩对母亲的这种持续的依恋阻止她们全面地分离和分化；相反，她们的自我感是一个与他人有关联的自我。

这些性别差异可能会影响男性和女性心理治疗师对分离问题的处理方式。就移情和反移情方面来说，女性心理治疗师更可能与前恋母情结有联系，也更容易引出前恋母阶段的情感。此外，凭借她们的性别角色，她们可能容易被与来访者的共生亲密吸引，从而难以处理分离和边界（Schachtel，1986）[1]。因此，对于女性心理治疗师发展更强的自我分化感来说，治疗环境可能特别有助益。关于这一点，请看下文阐述：

　　就我个人来说，我喜欢治疗关系中这种深度但有限度的亲密。过去，我一旦在情感上投入，就很容易将自我，或者说想将自我与

---

[1] 这个观点看似矛盾，然而，从性关系的边界违规发生率角度来看，男性心理治疗师的发生率远高于女性心理治疗师。

他人融合在一起。作为一个女人,我需要学会边界和分离。心理治疗师这份职业帮助我处理渴望亲密和必须分离这二者之间的矛盾。我发现这种处理模式也适用于处理其他类型的关系(Chaplin,1989)。

很多心理治疗师在实现分离和自治方面都曾遇到过严重的问题。心理治疗师这个重要的症候是亨利和他的同事(1973年)在一项大型研究中发现的。青春晚期是个体化过程的一个关键连接点,此时,个人普遍从父母形象中走出,逐渐独立。研究者描述了心理治疗师的父母对他们在青春期走向独立的尝试做出的反应,很多被调查者提到他们"离家出走"。在4000多名被调查的心理健康行业从业者当中,63%的人指出,他们的母亲因为他们的独立而和他们打架或者提出反对,45%的人提出他们的父亲亦是如此。亨利和他的同事注意到,母亲和孩子这二者之间严重的隔阂与心理治疗师对他们的母亲的描述(控制欲强、独裁专横而苛刻)是一致的。同样地,60%的人报告,在他们向成年过渡的时期,他们与母亲关系紧张,同母亲的矛盾比死对头多一倍。总的说来,调查研究的结果表明,很多心理治疗师在青春期和早期成年期曾经为了从家庭中获得独立进行过激烈的斗争。然而,我们再次缺乏其他职业群体的可比较数据。这使我们无法确定,心理健康行业从业者在这个问题上是否具有显著差异。

本章我们已经提到过,很多心理治疗师在孩提时代都曾在家里承担过父母的角色。瑟尔斯(1979年)提出,这些亲职化的孩子试图离开家,建立一个独立的认同,从而"抛弃"其他家庭成员,这是强烈的情感压力造成的。瑟尔斯对此行为解释:"年轻人的个体化需求已经出现了不可忍受的冲突,也就是说,他向其他家庭成员发起了心理治疗的抗争。"

鲍恩(Bowen,1976)提出的三角化概念为心理治疗师在分离和自治过程中遇到的困难提供了另一种理解方式。鲍恩认为,在核心家庭中有三种普遍存在的心理障碍:婚姻冲突,配偶功能失调和对一个或多个孩子的投射。普遍情况是，一个孩子"被选为"大部分父母投射的容器。这个孩子就是那个在情感上最依恋父母的孩子。由于这个投射过程，这个孩子的自我以最低水平的自我分化与父母融合在一起。

鲍恩补充道，被三角化的孩子还是那个情绪化反应最明显的孩子；他的成长最佳融合了情感和智力的机能；他是对家庭系统的障碍最敏感的孩子；在成长过程中，他也是那个最容易遭遇心理、生理和社会问题的孩子。鉴于这些描述，被三角化的孩子，也就是最可能接受大量父母投射的孩子，是那个最有可能成为心理治疗师的孩子。此外，这些孩子在分离和个体化方面可能遭遇的心理冲突远超过平均水平。

回到临床环境这个问题，倘若心理治疗师确实在分离方面有困难，这一点在治疗终止阶段表现得最明显。实际上，很多作者都已经提出，有关心理治疗终止阶段的文献资料明显不足，也缺少相关的研究（Hiatt，1965；Kauff，1977；Levinson，1977；Weddington & Cavenar，1979）。心理治疗师对要终止的当事人的情感反应完全忽视。正如克劳伯（1983 年）所提出的："事实上，文献资料似乎对此只字不提——精神分析师如何与一个接一个的来访者建立一段接一段的最亲密关系，他又如何哀悼（必然感受到的）每一段被终止的亲密关系，他最后又如何卸下这些心理包袱。"终止这个词，似乎超脱了一切情感的内涵。

马丁和舒特曼（Martin & Schurtman，1985）假定，这个重要的区域之所以被人们广泛回避，是因为它充满争议，从而引起心理治疗师的过度焦虑。马丁和舒特曼坚持认为，心理治疗师对终止的焦虑可能包括源于个人经历的分离焦虑，特别是与母亲有缺陷的或不彻底的分离。与此相关的是，心理治疗师因放弃一个当事人而产生的内疚感。这种内疚感从心理动力学上来说，可以和孩提时代与母亲分离的尝试联系起来。

马丁和舒特曼提出，很多心理治疗师由于终止期间引发的强烈的分离焦虑，不必要地偏离了以反移情为基础的努力，转而增加他们的恐惧。莱恩斯也指出，很多精神分析师倾向于在治疗终止期对治疗做出一些修正——比如引起客人注意，或者与客人发展一种社交关系——

以此缓解分离的创伤（Langs & Searles，1980）。临床心理治疗师过度的分离焦虑还可能导致他们为了避免治疗终止而妨碍当事人走向自治，不适当地延长治疗。麦克威廉姆斯（1987年）总结道，"因此，就像一位母亲，时刻提醒她的孩子，他们不能没有她，他们没有做好生活的准备。精神分析师，由于他的内疚和矛盾情感压倒了治疗过程中通常包含的分离，不知不觉污染了分离过程。"

心理治疗师的终止困难可能最常出现在青少年当事人的治疗中。一项近期的实证研究发现，下面这一普遍的观点没有得到任何支撑：青少年会明显显示出过早放弃个人心理治疗的倾向（Suzuki，1989）。作者主张，青少年当事人终止治疗的决定很可能是单方面的行为，因此被贴上了早熟的标签，因为在治疗关系中，医生重现了青少年试图与父母分离的情境。

对某些心理治疗师来说，投身这一行的决定可能与此经历相关：他们难以彻底地与自己的心理治疗师终止治疗，于是难以和该医生分离。格洛弗（1929年）宣称，这一点众所周知：在分析过程中的某个特定阶段，很多来访者表示渴望变成医生。格洛弗认为，来访者的这种态度基本上以防御为特征，同时包括对精神分析师的认同，以避免服从于精神分析学。

那些继续从事精神分析师或心理治疗师的人能更进一步地实现这个防御过程吗？这个可怕的想法实际上曾经把我们逗乐了。米尔纳（Milner，1950）提出，精神分析师通过认同他们的职业和把这种认同付诸行动，回避他们自己的终止。一位化名为亚伦·格林（Malcolm，1981）的纽约精神分析师清楚地表达了同样的观点：

> 如果终止的整个经历是一个存在主义的仪式……那么，精神分析师就不再成长，也不必死亡。这些精神分析师指导别人如何面对那些严肃和终需面对的东西，他们自己仍是彼得潘（Peter Pans），在精神分析实践和行政管理的永无岛上，永远免于成年和死亡。

最后,我们进一步强调关注的焦点:总的来说,在此基础上,心理治疗师必须分离、放弃等等,必须屈服于分析运动创始人的死亡(Klauber,1983;Wallerstein,1983)。沃勒斯坦写道,"西格蒙德·弗洛伊德仍然是我们痛失的客体,我们遥不可及的天才。他的去世,我也许从未恰当地哀悼过,至少不是以丰富的情感去哀悼。倘若以丰富的情感去哀悼,就会导致智力的调节。"不愿意与弗洛伊德分离,这导致了对弗洛伊德的理想的严格依附,也导致了持续的"幼稚化和迟钝化"依赖。

 # 权 力 和 控 制

博斯韦尔(Boswell,1979)引用塞缪尔·约翰逊(Samuel Johnson)的宣言,"没有两个人能在一起呆半个小时,除非一个人将获得明显的优越感。"若是认为,心理治疗师的办公室是一个人际互动关系中的权利斗争无法进入的地方,那就真的太幼稚了。对权力和控制的渴望确实对个人从事心理治疗的愿望起了重要的作用。

雷克(Reik,1948)在他那本有影响力的著作《用第三只耳朵倾听》(*Listening with the Third Ear*)中提出,哪怕是理解另一个人的意愿,都源于这个权利的动机。他认为,理解的欲望根源于人类吞食或合并的原始欲望。他提出,婴儿拥有一个客体的唯一方式就是消费该客体。雷克指出,孩子拥有的这个原发倾向的痕迹就是,惊讶地张开嘴,仿佛是在用言语表达"渴望知识"和"全面接受一个故事"。雷克接着提出,对另一个人的心理理解包括一种合并愿望的升华形式,在一定意义上,表现了"心理的同类相食"。他详细阐述道:

> 另一个人被带进了你的自我,随着时间的流逝,变成了你的自我的一部分。因此,在心理理解过程中,人类对权力的渴望,不仅以最微妙、升华的方式得以满足,而且无意识地以天然的方式得以满足。

很明显,心理治疗师这个角色容许以各种不同的形式表达权力需求。由于治疗关系固有的不平等,心理治疗师处于一个支配和控制的位置。正如谢弗(1954年)指出,事实就是,来访者来向医生求助,这使双方的关系从一开始就注定不平等。这种关系的本质包含了一个隐含的假设:在办公室的两个人中,医生强大、健康,指挥局势。莱恩斯提出观点——来访者如果无意识地尝试治愈他们的治疗者,就会遭遇强烈的反对:"反对意见是,只有一个人拥有治疗的权利、能力或兴趣,这个人就是精神分析师。由于以反移情为基础的强烈需求,这个观点在很大程度上被猛烈地维护着"(Langs & Searles,1980)。即使是话语中普遍使用物主代词,如"我的来访者",或"我有一个来访者,他……"揭露了这种控制愿望(Shepard & Lee,1970)。

在探讨心理治疗的权利问题时,克雷格(1971年)在宗教裁判所和当代社会工作之间画上了平行线:

> 现在,我们当然不能认为,今天的社会公益事业直接起源于中世纪的宗教裁判所;现在的社会工作领域没有拷打和火刑。但是,明显有某些与之匹敌的东西。我们试图反对不健康的家庭情况,纠正令人不满意的社会结构,调整那些不适应环境者。简言之,我们试着把我们认为"对的"强加于人。我们常常这么做,即使我们的帮助被相关人士拒绝。以我们自己的方式,我们经常将某种人生观强加于别人,不管别人同意与否。我们不给来访者、不健康的家庭关系、社会的堕落和怪癖以选择的权利。

部分原因在于,在治疗模式中,人们发现了治疗关系中的来访者一般处于一个很低的地位。正如克雷格的评论,治疗关系的两极被建立了,"一端是被抑制的、幼稚的、恐惧的来访者,另一端是高高在上的、骄傲的医生,冷淡中夹杂着些许冷静的客套"。特别是一旦住院,来访者可能感觉软弱无力,丧失尊严。直到二十世纪七十年代兴起的来访者维权运动,来访者有权拒绝治疗,这个基本的问题才被提出来。

我们可以从弗洛伊德著作中的某些隐喻推断出这种权利的动机。最明显的是弗洛伊德采用的外科医生的类比,但也可以从他把精神分析师比作雕刻家,来访者提供雕刻"原料"的说法中看出这一点(Freud,1905b)。弗洛伊德声称,"与其他心理治疗程序相比,精神分析疗法远不是那个最强有力的",若仔细地观察,"精神分析疗法的确是一种治疗形式,和其他治疗方法一样。它有它的胜利,它的失败,它的难处,它的局限性,和它的适应症……就精神分析疗法的疗效来说,其治愈比例既没有给我们什么自夸的资本,也没让我们蒙羞"(Freud,1933)。

文献资料中对权力动机的其他反思,有推崇也有诋毁。艾斯勒(Eissler,1952)就描述了瑞士精神分析师施温(他是治疗严重心理障碍的一个先锋人物),具体内容如下:"像一个中世纪的圣徒,她将精神分裂症来访者的紧身衣脱下来,然后转身面对来访者,原本正在咆哮的来访者立刻安静下来"。关于精神分裂症的治疗,伯顿(1950年)也写道:

> 重度精神分裂症患者的发作是宏大壮美的,是一项私人特权。仿佛治疗者自打来访者一出生就被容许出现和参与他的生活中。来访者被放大了十倍的力量,这是他表现自己活着和充满活力的最好证据。

控制动机的堕落的方面包括侮辱、贬低和侵犯无助的来访者。维里斯(1987年)在他的小说《欲望的医生》(*The Docter of Desire*)中,作为男主人公的精神分析师描述了这种强烈的欲望:

> 侵犯是我欲望的一部分,是我的阴暗面。最好不要让我知道。但我的确知道。花园必须隐秘、被守卫、神秘。通往花园的路必须隐藏、难以进入或者被拒绝进入。我力争进入一个这样的地方,虽然我很渴望进入,但我完全不受欢迎。反抗必须克服。某些优势,

即便不完全是公平或光荣的优势,必须利用。

更极端的、远没这么富有诗意的描述来自一份精神分析师的记录。他命令他的当事人"学鸭子在屋子里走路,让当事人用牙齿拉开他裤子的拉链,然后为他口交"(Walker & Young,1986)。

哈默(1972 年)坚持认为,很多学生被这一行业吸引是出于对权力的需求,"本质上,他们成为来访者的操纵者,不能真正关心来访者,或者不能看到来访者身上的任何美"。哈默解释,这种局势被下面这种情况进一步地复杂化:这些学生也发现难以接受别人的监管,难以屈从他们自己的个人治疗。要证实这种权力的实体化情况,我们很难获得实证的调查结果,但是有两个报告值得注意。一份报告比较了精神病科实习生和临床心理学学生的无意识动机,投射测验揭露:获得权力和支配他人的意愿普遍存在于这两个学生群体中(Donnay-Richelle et al.,1972)。另一份报告调查研究了三个医学院的学生。结果显示,和其他专业的学生相比,**高马基雅维利主义者**——好操纵、剥削和利用别人的学生——超比例地出现在精神病学专业的学生中(Christie & Geis,1970)。

心理治疗师通过对来访者行使指挥权,能满足他们的哪些需求?这可能反映了他们改变顽固自我或过去形象的需求(Edelwich,1980)。还反映了他们的全能幻想,即魔术般地改变。哈默(1972 年)主张,心理治疗师若怀有强烈的控制需求,则可能小时候曾被父母过度地支配和控制过。通过支配和控制来访者,他们得以补偿潜在的无能为力和脆弱,反抗自己对他人的信任无能和深度交往无能。这样的心理治疗师努力让自己在与当事人的关系中处于优势地位,以侮辱甚至无意识阉割的态度对待处于劣势的来访者:

> 他们试图消除曾经感受到的一切侮辱。这种侮辱是因为他们屈服或容忍父母支配他们而造成的。就因为这个原因,他们对所有来访者怀有一种隐秘的厌恶,于是把不得不向他们求助的来访

者置于一个弱势地位。

　　早期与兄弟姊妹的关系也有助于发展上述需求。基于大样本访谈和问卷调查的数据,亨利和他的同事(1973 年)指出,那些认为自己在兄弟姊妹中占据优势地位的心理治疗师是那些认为自己在兄弟姊妹中占劣势地位的医生的 2 倍,是那些认为自己在兄弟姊妹中处于平等地位的医生的 3 倍。当作者指出治疗师与优势同胞兄弟姐妹的相似点,被调查者会表示"诸如此类的养育行为是为了保护和防御,支持和鼓励,尝试'纠正他'和操纵他"。

　　亨利和他的同事还提到,精神分析学与另外三个行业的从业者(精神病学、心理学和社会工作)有一个重大的区别。82％的精神分析师认为自己处于支配者的位置,另外三个行业的执业者只有 50％的人认为自己是支配者。亨利和他的同事认为,这与精神分析师的支配地位一致——在心理健康领域,他们享有威望;在接受精神分析疗法的来访者面前,他们高高在上,与来访者的关系的极不平等。他们主张,精神分析师习惯于占据控制地位,因为在家庭情境中他们也处于支配地位。

　　无论起源是什么,权力动机明显会扭曲治疗过程,或者把治疗推向僵局,令心理治疗师和来访者陷入僵持的局面。下面的这个例子选自布莱特曼(1984 - 1985 年)的著作,他举了一个例子以说明,心理治疗师试图获得对来访者行为的控制权,这会阻碍对来访者的共情理解:

　　　　一名女培训生接收了一名患有神经性厌食症的青春期女孩。来访者明确提出她的治疗目标是饮食恢复正常,增加体重。女培训生欣然接受了来访者的治疗渴望。她利用自己的专业权力和知识,使来访者的体重很快达到了正常范围。体重回升,培训生对来访者和自己都感觉"良好"(骄傲而有爱心);体重回落,培训生感觉"糟糕"(羞愧、愤怒)。培训生为了保留自己的专业自尊,逐渐决定控制这位来访者的体重。因此,她重新带领来访者在母亲的陪同下,同一切(情感、思维,或者身体感觉)抗争。培训生对来访者的陈述明显没有提到来访者**自己**对疾病的感受和理解。只有培训生获得了上级支持,才可能容忍她自己因来访者的症状而表达这些造成全面混乱的情感,愤怒、无助(最初,她那夸大的专业的自我是无法接受这些情感的)。她本可以"放弃"这种控制自己情感的企图,本可以首次看到来访者对她自己的疾病,对她的自我,对她的整个人生的补偿情感。来访者认识到,医生可以"放手"她的饮食和体重,"抓住"她最真实的情感。这就使得两人之间发展起了更强有力的治疗联盟。

顽固的来访者和治疗失败可能会让心理治疗师的全能感遭受重大打击。内疚、自我谴责和抑郁可能随之而来,除非——如瑟尔斯(1979年)所建议的——心理治疗师能够明白,参与的双方都牵涉到治疗过程,在某种程度上,这个治疗过程超越了他们的个人意愿:

> 经验越丰富、越有信心的心理治疗师对此体会越深。他真的意识到,心理治疗过程不论对来访者还是自己,都太强大了。他无法轻易地使之转向,无论是有意识地,还是故意地,抑或是单独地,他都无法避开这个融合的通道——在不可抗力量的推动下,倘若我们能放弃自己,融入这个合流——这个融合通道倾向于塑造自我。假使心理治疗师能明白这一点,他就能意识到,他的主观全能是一个纯粹的错觉,而他的主观内疚感毫无根据。

 ## 把别人逼疯的愿望

瑟尔斯于1959年发表了一篇饱含争议却又发人深省的文章。这篇文章探索了这个无意识的意图——使别人发疯,被当成一个病因学因素和精神分裂症的治疗方式。他描述了这种亲子间的争斗是使孩子最后坠入精神病深渊的关键动力。心理治疗师和来访者之间也存在相似的争斗，这被认为是治疗过程中必须的、不可避免的部分。

瑟尔斯描述了逼人发疯的意愿背后的各种动机，并提出这些潜藏的动机覆盖面如此之广，以至于心理治疗师和来访者都在影响范围之内。心理治疗师的这些动机可能首先限定于来访者的移情或治疗师的反移情。也就是说，他们可能牵涉到对来访者的"逼疯与被逼疯"的关联性的补充反应，或者可能源于心理治疗师的一个性格品质。瑟尔斯主张，这种无意识倾向的力度因人而异，但心理治疗师都不可能免于这种倾向。瑟尔斯坦率地披露，他发现自己也有这种性格品质，随后在他自己的精神分析中也发现了这种品质。

为什么心理治疗师会无意识地使他们的来访者发疯呢？瑟尔斯阐释，某些动机可能明显适用于特定案例的心理治疗师。比如，心理治疗师的这种动机——渴望先外化，然后摒弃自己内心危险的疯狂。莱恩斯（1980 年）也谈到，心理治疗师可能滥用治疗情境以图在来访者的反应下，重建他（或她）自己的发病史。莱恩斯评论，"这些倾向一定程度上与使来访者生病或病情恶化，以及妨碍来访者成长和症状消除的未解决的动机有关。"

另一个相关的动机，明显适用于治疗情境，它涉及这样一个有意识或无意识的欲望：帮助另一个人实现更好的整合和更健康的亲密。瑟尔斯解释：

> 这里，也就是说，有意识或无意识的努力旨在激活他人个性中分裂或被抑制的元素，目标不在于使自我因为意识到这些元素而被压倒，而在于让自我整合这些元素。

这种听起来相当矛盾的冲动似乎与精神分析疗法中暗含的这个看似矛盾的观点一致：心理治疗师首先必须弱化来访者的防御，然后增强内心的冲突和焦虑，从而实现一个更全面的整合和平衡。

瑟尔斯强调,第三个动机是所有动机中最强有力的,它"持续实现并夺回共生模式关联性所固有的满足感"。在心理治疗师方面,这个动机表现为一种无意识的努力,使来访者发疯,或者使来访者持续不断地疯狂,以获得因"疯狂"共生模式的关联性而带来的满足感。这种满足感包括幼稚的满足感和对全能母亲的幻想。瑟尔斯提出,来访者和医生获得的这些满足感常常把治疗推向僵局。

最后,瑟尔斯指出,对很多心理治疗师和精神分析师来说,特别对于那些有明显的反向形成强迫症倾向的人来说,使别人发疯这个无意识渴望尤其强烈,而且构成其职业选择的一个重要决定因素。这里,瑟尔斯只是对这个常见的观点稍作拓展——治愈的渴望通常源于反抗无意识虐待意愿的反向形成:

> 也就是说,正如我们对外科医生接生不会感到惊讶,精神分析的过程中,一个强大却一直被深度抑制的愿望就是肢解别人的身体,所以我们必须有所防备,识别不少心理治疗师身上存在的这个愿望。这些心理治疗师选择治疗精神病这个工作,可他们却抱着这样一个强烈的、长期被抑制的渴望——去肢解别人的人格结构。

瑟尔斯坚持认为,这样的冲动可能表现在过早解释的倾向中,或者表现在利用任何可能导致来访者人格结构进一步解体的治疗技术。

寇特勒(1986年)在著作《心理治疗师之路》(*On Being a Therapist*)中,做出如下评论:"几乎可以肯定的是,尽管成为心理治疗师的道路很艰难,但我们正在做一件伟大的事情。要是我们没有遇到这些当事人那该有多好——他们把我们推向我们自己疯狂的边缘。"这个观点令人想起伍迪·艾伦(Woody Allen)的例子。他曾经积极地为美国同性恋运动奔走呼号,直到最后,他发现自己完全被同性恋渗透了。难道这纯属偶然——心理治疗师诱导来访者疯狂,只是为了避免自己疯狂?

亲 密 关 系

心理治疗情境为一定程度的身体接触和亲密提供了机会。在普通社交场合,这样的机会几乎是不可能的。因此,这个职业会吸引那些对性行为有强烈需求或冲突的个人就显得合情合理了。

门宁格(1957 年)评论,选择精神病学专业的医科生反映,自己有孤独感和人际方面的被拒绝和抛弃感。因此,他们比自己的同伴更关心自己的人际关系。哈默(1972 年)也提出,有些学生之所以被这个职业吸引,那是因为他们的孤独感和对他人的需求。哈默描述,他们曾经有过孤僻的童年,通常只有孩子才会如此强烈地渴求同伴关系。"他们以为心理治疗师这个职业能为他们提供持续的人际关系源,从而缓解他们对孤独和被孤立的恐惧。"治疗师和当事人的协议确保他们拥有可预测的当事人的陪伴(Pollak,1976)。

仍没有足够的实际证据支持该假设。罗和赛格尔曼(Roe & Siegleman,1964)公布了两项研究报告,报告就社会工作者和工程师的早期经历进行了比较。结果表明,在较小程度上,男性和女性社会工作者都比工程师经历过更多的紧张状态,从父母那里感受到的爱也更少。社会工作者的父母患有人格障碍和其他心理疾病的几率也比工程师的父母高。作者总结道,一定程度上,选择社会工作作为职业可能只是为了获得更多让人满意的人际关系。该研究调查的结果符合下面这个假设:"某些令人不满意的早期经历,倘若不放弃这些满足需求,可能会导致进一步地追求这些满足感的源泉。"

亨利和他的同事(1973 年)对 4000 多位心理健康行业的从业者进行了访谈和问卷调查,研究结果为下面这个假设提供了支撑:心理治疗师大多在人际关系方面有困难,因此,他们试图在诊室这个受自我控制的环境中获得亲密关系。有些被调查者提到了他们刚开始约会时的社交守时习惯,其中,92%的精神分析师和 90%的精神病医生认为自已总以为自己迟到了。作者注意到,关于与配偶和孩子的关系问题,和其他领域的问题相比,被调查者给出的回答少且有限。研究还发现,被访者的应对方式也有不同:

> 心理治疗师谈到他的配偶或孩子时,典型的情感态度就是出奇地镇静。与之形成惊人反差的是,在讨论孩提时代的家庭关系和与来访者的关系时,心理治疗师情绪激昂,很是兴奋。

对很多心理治疗师来说,他们和来访者在职业接触中的紧张和亲密,会因为私生活中相对抑制的人际互动得到平衡。亨利和他的同事总结,"典型的夫妻关系,即便大体上令人满意,也缺乏激情……大多数情况下,与配偶的情感互动,即便积极,也是适度、有节制的。"有些被调查者对此作出的解释是,他们私生活中缺乏或无力维持的亲密关系在治疗互动中得以补偿。

伯顿(1972 年)提到,他去参加美国心理学协会心理治疗部门举办的一个会议。会议还为心理治疗师的妻子开了一个研讨会。研讨成果显示,夫妻问题普遍存在,妻子们经常感到孤独,同时还嫉妒他们丈夫的来访者。同样地,凯里(Carey,1977)报告,精神病医生的孩子普遍觉得,作为精神病医生的父亲或母亲冷漠疏远,孩子和配偶都抱怨他们得到的关注比来访者少。

尽管强烈的情感牵连通常是治疗关系的特点,但是双方所实现的亲密关系肯定是不对称的。这是整个治疗临床环境中的一个关键的方面。用特拉查(1962 年)的话来说:

> 对精神分析师来说,治疗任务就是与自己对客体的需求作斗争,与自己强加的治疗障碍作斗争。精神分析师自发的未经筹划的行为就是出于这个考虑。冲破障碍,这个诱惑一直困扰着精神分析师。倘若来访者请求帮助,精神分析师就想扩张自己;倘若来访者充满敌意,他就想与之战斗;倘若来访者不幸福,他就想安慰

来访者;倘若来访者有需要,他就想给予。精神分析师的工作就是控制自己不把这些现象当真,以免破坏这种"仿佛存在的"潜在移情。这种限制把他与来访者分离,从而不会把来访者当成客体,不会将这种忍受孤独的任务强加于来访者身上。

格里本(1975 年)提出警告,假如心理治疗师同来访者保持不适当的私人关系,这会延长治疗,妨碍来访者与之分离的意图。此外,格里本主张,倘若亲密需求是一个重要的潜在动机,那么心理治疗师的职业选择可能被证明令人失望、自我挫败。这个职业本身可能要求长期的孤立,如果行医者坚持一种严格的技术,就会严重限制他能与来访者获得的亲密。维里斯(1959 年)也巧妙地描述了这个两难困境,倘若被来访者移情产生的爱所诱惑,精神分析师对亲密的渴望可能会搅乱他的内心:

> 他渴望地伸出内心那双瘦削的双手。他渴望接近,渴望触摸,渴望用这种情感的火光温暖自己,如此靠近,近在手边,却又无法形容地遥不可及。稍微一动脚步,他就能触摸她的发丝。但是他的人生早已注定,他们之间仿佛隔着整个大陆。

盖伊(1987 年)出色地概述了心理治疗师的工作对他们私人生活的影响。他列出心理治疗中增强医生孤独感和疏远感的种种方式。有些因素导致**生理孤立**:被约束在一间办公室里,与同事和外面的世界隔离,与家庭和朋友疏远(难以电话联络),环境的剥夺,身体停滞,保密协议所要求的隔离。其他方面的因素可能造成了**心理孤立**:持续关注当事人,拒绝分享私人信息,不理会私人的关心,情感控制的需求,单方面的亲密,在小屋子里保持自发性的解释姿态,来自当事人的理想化和贬损,治疗终止的紧张,职业竞争,公众的认知和刻板思想。

盖伊还提到,下面这些因素,比如情感损耗、过度的心理感受性、认同损失、夸大、保密和情感的过度投入,可能会损害心理治疗师与朋友

和家人的关系。最后,临床心理治疗师获得亲密关系的能力还可能缓慢衰退:

> 倘若心理治疗师将私生活和职业生活混合,就会导致边界模糊,一个人的生活涌入另一个人的生活。随着时间流逝,心理治疗师和来访者这两个角色和人物之间的区别会越来越少,治疗师逐渐变成了"临床的",远非真正的个体。过着间接的生活,心理治疗师成了一个观察者,不再是日常生活事件和经历的参与者。

假使亲密的愿望是投身心理治疗工作的一个重要动机,对亲密的恐惧也可能起到同样的作用。谈到精神分析师应具有的态度,弗洛伊德(1912 年)运用外科医生的类比来阐释他的基本原理——外科医生为了全神贯注地实施手术,抑制了所有个人情感:

> 要求精神分析师情感冷淡的理由在于,这会给双方都带来最有利的条件:对医生来说,这是对他个人情感生活的一个令人满意的保护;对来访者来说,这是当今我们医生能给予来访者的最大帮助。

因此,心理治疗师的职业角色就是为此而设计的:既提供距离,又提供亲密。

在马尔科姆的著作《精神分析:不可能的职业》(*Psychoanalysis: The Impossible Profession*)(1981 年)中,有一位名叫亚伦·格林的精神分析师描述了他对情感距离的需求,并认为他的这种需求源于过度的自我专注和无法进入另一个人的内心。他宣称:

> 我之所以被精神分析工作吸引,确切地说,是因为这份工作会在我和我治疗的人之间创造距离。这是一个让人非常舒适的节制的情境。这个治疗情境无需为别人的行为负责,只需对自己的行

为负责。精神分析师非常坦率地谈论精神分析中因保持缄默、消极和中立带来的防御性舒适感。这契合了精神分析师某些深层的动机。

维里斯(1959年)简明地阐述了精神分析师是如何巧妙地抵制亲密关系的：

> 一个精神分析师不是要和他的来访者有关联；那好，他要撇清关系。他要求来访者躺下；他坐下，躲在沙发后面，不被来访者看见。他引导来访者不停地说；他很少说话，不回答来访者的问题，自己只酌情开口。精神分析师的理想状态似乎是能罕见地精确满足个人安全感。几乎难以想象比这更幸运的巧合了。

格林森(1967年)询问，到底是什么驱使精神分析师保持匿名和克制情感。他总结，虽然这可能源于相对健康的人格特质，比如谦逊和隐私意识，但也可能源于更病态的人格特质，比如过度羞怯、孤立、泛化的情感回避倾向和社交缺陷。他陈述：

> 与我共事的实习生的种种遭遇表明，他们一直在抵抗仇恨、愤怒和焦虑。他们需要保持一个疏远的姿态，以防愤怒和惊慌爆发。这些人不适合精神分析工作，可他们寻求这份工作，因为表面上看来，这份工作似乎能为他们提供一个避难所，避免与人发生直接的、令人恐惧的接触。

黎曼(1968年)提出，精神分析师对距离感的需求显示了其精神分裂型人格。他指出，精神分析师倾向于表现明显的理智，保持情感的不参与，无意识地抑制积极的移情。他们让来访者承担的合作不够，来访者可能会觉得自己像一个科学调研的客体。他们遵守一条严格的纪律，禁止自我表露，这可能对某些来访者有用；他们还提倡过度的自我保护，不适应亲密。最后，林德纳（1978年）推断，有精神分裂倾向的精神病医生可能更喜欢开药方，而不喜欢需要更多私人牵连的深度心理治疗。

对大多数心理治疗师来说，他们对亲密的态度似乎是渴望和恐惧的某种结合，他们的专职工作提供了渴望和恐惧的平衡。例如，吉尔和布兰曼（1959年）开展的一项研究表明，选择精神病学行业的一个重要决定因素（在催眠疗法关系中表现得特别明显）在于，"对亲密和距离感的同步的矛盾需求"。心理治疗的职业规范提供了一个情境，在这个情境里，医生需要介入亲密乃至"融合"的关系，但这种关系又能保持安全边界。一位样本精神分析师评论道：

> 这是个奇怪的处境，我坐在我的精神分析对象背后；他仰卧着，以此象征"无助"。**在这个受控、有限的环境下**，他必须告诉我他对一些人的最私密的想法和感觉，而**我对他回馈的是亲密的情感和评论**。几分钟后，当他离开我的办公室时，我对他的态度表现得很职业，还有些许冷淡。

同样地，哈默（1972年）坚持认为，很多进入这行的人渴望亲密，若需要距离，那是因为他们害怕受伤或被吞没或打击。"因为他们自己的认同或自我感没有清晰地建立起来，他们无意识地害怕亲密关系会造成一种融合状态（这种融合状态会损害他们的个体性）。"因此，亲密只有在这种条件下才可以忍受：这种亲密关系存在于治疗关系中，处于被控制的治疗情境中；在这种亲密关系中，可以防止过度牵连或自我损失。

就心理治疗师这方面来说，治疗关系的不对称本质会进一步减少与亲密相关的风险。只有来访者被期待暴露自我。亨利和他的同事（1970年）指出，"心理治疗师不仅可以自由决定他要暴露和隐瞒的自我，还可以选择如何回应来访者的讲述，如果他真的决定要回应的话"。此外，只有心理治疗师应该对来访者的讲述内容作出解释，并赋予其一定的意义。作者总结如下：

> 总而言之，心理治疗关系是高度受限的，心理治疗师可以主张
> 发展符合基本原则的私人关系。这些基本原则导致在一段治疗关
> 系中，心理治疗师了解来访者的一切，而来访者除了知道医生是一
> 位心理治疗师，此外绝不可能知道别的。因此，从心理治疗师的立
> 场来说，心理治疗事务提供了亲密和亲密的人际关系，同时又没有
> 涉及这些风险——暴露内心的想法和对别人的情感。

因此，对于他们的职业角色，心理治疗师为了处理他们对亲密关系
的内心冲突，似乎拥有完美的**妥协形成**。就像一个来访者的神经性症
状，它允许部分满足危险冲突的同时，反抗这种威胁冲突。心理治疗师
的工作容许对亲密关系的渴望和对亲密关系的恐惧共存。

 ## 救援幻想和弥补需求

救援幻想意味着获得救援或救援他人的愿望。埃德伯格
(Eidelberg，1968)提出，"救援幻想代表迅速消除孩子的无助，或具有
挽救别人于水火的魔力"。在这个意义上，救援幻想与上文探讨过的人
际问题密切相关，比如依赖、分离和权力。

谈到心理治疗师的救援幻想，格雷(Grey，1988)讲述了下面这个
故事：

> 这是一个男人的故事。他正在勉强地和垂死的妻子做爱，以
> 完成她最后的请求。他惊讶地看到她在他的臂弯中复活了。她甚
> 至从床上起来，高兴地在屋子里转悠。当这个已经恢复的女人再
> 次看着她的丈夫时，这回轮到她吃惊了。"你为什么哭啊?"她问。
> "哦"他呻吟着说，"我就知道，我可以拯救妈妈。"

很多作者认为,心理治疗实践实际源于一个"拯救母亲"的愿望。

也许,这一理论最早可以追溯到琼斯(1913 年)。他提出,对上帝的无意识认同和因此形成的无意识优越可能是引起个体对心理学和精神病学产生浓厚兴趣的一个诱因。琼斯主张,上帝情结的一种特别普遍的形式,也被他称之为"基督式",包括下面这些无意识主题:一场针对父亲的革命,针对母亲的救援幻想,受虐狂。本质上,这是一个恋母情结的场景,英雄儿子是一个受苦受难的救世主,通过自我牺牲,渴望拯救一个人或全人类。

关于心理治疗师动机的最近的文献资料也指出,潜在的救援幻想是一个重要而又相对普遍的心理动力。例如,卡斯罗和弗里德曼(1984 年)报告了他们对 14 个临床心理学毕业生的访谈,提到:"很多培训生提到他们意外地揭露了他们自己的救援幻想"。古赛尔(1989 年)认为,救援幻想在培训生当中几乎普遍存在。他提出,若来访者具有边缘型人格障碍,这种救援幻想就极有可能显露出来。格里夫(1985 年)也声称,一个常被观察到的成为心理治疗师的动机包括"一个深刻而持久的愿望:不仅希望治愈自己,还要治愈父母的痛苦"。格里夫注意到,这个治愈父母的愿望典型表现为一种高度升华的形式,与深度的独立感和人际间的亲密联系在一起——这给心理治疗师带来舒适感。

很多心理治疗师的家庭动力似乎促成了救援幻想的形成。罗洛·梅(Rollo May)在一次采访中陈述:

> 心理治疗师一般来自那些困难重重的家庭。他们后来之所以成为心理治疗师,是因为他们不得不成为他们家庭的心理治疗师。他们也许是无意识地拿定主意,"我可以通过做这个那个,让我母亲幸福",又或者"这是我能安抚我兄弟的方式。"(Cunningham, 1985)

通过编纂心理治疗师的自传和以前的文献资料中有关心理治疗师生平的史料记载,伯顿(1972 年)指出,大部分心理治疗师还是孩子时就得承担为他们家谋求幸福的责任。他们早期的角色就是为家庭解决冲突,带来和平。倘若没有他的援助,这个家可能就要散了。伯顿构思了下面这个典型情节:

> 在某种程度上,孩子被选中提供一切幸福,还被赋予了治疗者这个角色。成年人明显比孩子更具备完成这项任务的能力,因此,面对这个无法完成的艰巨任务,孩子只能把它拖到成年之后。这个要求变成了一个潜在因素,被抑制,但仍然构成现在人格的草稿。否则,我们如何解释治疗师能够全盘接受某些当事人倾吐的放肆的恶言,全面接受和治疗慢性退行的精神分裂症患者可怕的变化无常,全面承受那些神经质、自恋和幼稚的人格障碍来访者无止尽的抱怨和欺负? 乍看起来,无论现在的报酬多么丰厚,没有哪个心理治疗师理智上愿意承受心理治疗这项工作。

救援渴望不应该被看成纯粹的利他,或简单视为家庭系统施加压力造成的结果。正如我们之前提到,克雷默(1987 年)曾着手一项非传统的(伦理上可疑的)实验。他对自己的父母进行精神分析。这里,我们似乎看到了最卓越的职业救援幻想,揭去了所有借口和伪装。通过电话,克雷默分别与父亲和母亲进行访谈,不收取任何费用。虽然对他来说有时候费尽辛苦,但是这明显取得了成功,改善了家庭关系,促进心理分离的同时,还增进了情感亲密。作者发现,他不再因为自己的困难而抱怨父母,不再因为这些报复父母:孩提时代,与父母生活在一起时,他被剥夺,被苛求,被阻止走向自主。想到他的动机,克雷默总结道:"我无意识的议程只是简单地减少我和父母相处的痛苦……我怀疑,我应该想成为他们的精神分析师,以便最后能帮他们做我的好父母"。因此,救援幻想的一个重要的方面似乎是一个潜在的愿望——通过重建父母的心理平衡,为自己获得父母更好的呵护。

也许,欧利尼克(Olinick,1980)就心理治疗师救援幻想的起源问题,提供了最详尽的描述。他主张,很多精神病医生和精神分析师怀有这样一个强烈的动机——"一个救援幻想的遗传作用:必须救援一个抑郁的母亲,就是这个母亲在她善于接受的孩子身上,诱发了这样一个救援幻想"。这个幻想是由这样的母亲引起:她不仅有抑郁倾向,还有口唇依赖、强烈的自恋需求和剥夺感。欧利尼克指出,在母亲这方面,她经常会唤起孩子的内疚感,从而迫使孩子去救她。作者写道:

> 孩子被迫成为理想化的教养客体,此外,某一天还成了拯救痛苦的女人或男人的战士,因为性欲化和性别化的拯救动机可能打通并渗透男女之间的界线。

在一篇相关文章中,欧利尼克提出,精神分析师与其他帮助类职业的区别在于,"愿意或者期待回归性地沉浸在服务他人的事业中,这不同于那些不具有回归性沉浸的服务业"。正如一个母亲必须回归,以便使自己沉浸在满足孩子的需求中,精神分析师必须能够进入一种受控、可逆的回归,以便恰当地共情回归的来访者。欧利尼克认为,精神分析师介入这种回归关系的一个重要动机是,他拥有一个涉及抑郁母亲的早期无意识的救援幻想。精神分析师的工作可能就这样替代了一个包含拯救母亲愿望的内化冲突。欧利尼克提出,作为结果的动机持久,在这个动机中,救援愿望永远无法满足:

> 诚然,即使再多的救援或治愈,不管有多么成功,都无法满足一颗治疗雄心,无法掌控一个根源于孩子救援幻想的冲突。当然,需要掌控的是这个内化的冲突和内投客体。

与这个救援幻想密切相关的概念是弥补的概念。救援幻想通常涉及外在客体(即,真实的人),弥补通常适用于内化的客体表征。为了考察弥补这个概念,首先必须讨论梅拉妮·克莱因(Melanie Klein)的发展理论。

西格尔(1981 年)认为,克莱因将口欲期划分为两个阶段,**偏执-分裂样**状态和**抑郁**状态。抑郁状态始于这个时候:当孩子开始把母亲当成一个完整的客体,而不是部分认知的集合,比如,哺育他们的乳房,抱他们的双手,威慑或鼓励的双眼。孩子在认知自我的过程中发生了一个与之相应和补充的自我整合过程,具备了矛盾的情感,也就是说,在同一自我的身上包含了对母亲的爱和恨。西格尔解释,客体关系的转变引起了幼儿焦虑本质的改变:"他以前担心的是,他可能会被他的虐待者给毁了;现在他害怕自己的攻击行为会毁了这个让他又爱又恨的客体。他的焦虑从偏执状态转变为抑郁状态。"

在克莱因提出的抑郁状态阶段中,主要的防御机制是矛盾情感、感激和弥补。克恩伯格(1980 年)将弥补定义为"试图通过修复损害,表达对客体的爱和感激,从内在和外在两个方面保护这个客体,努力减少因攻击好客体而产生的内疚感"。母亲的缺席现在被幼儿理解为死亡。幼儿全能地总结出,他的攻击毁了母亲,剩下自己一人克服失落感和内疚感。弥补表达了孩子修复和重获失去的或者受伤的客体的愿望。

一份治愈来访者的工作往往适合那些有强烈弥补需求的人。门宁格(1957 年)指出,援救、修复和试图恢复完整,作为外科医生和心理治疗师这类职业的特征,可能表现了旨在修复或弥补的一种象征性尝试。从这个角度来说,治愈的渴望构成了"一种撤消伤害的方式——作为孩子,(心理治疗师)幻想自己伤害的对象现在变成了他的来访者"。同样地,莫尼-克尔(1959 年)也提到,如果弥补需求出现,那么来访者就代表了心理治疗师自己无意识幻想的损害客体。由于无意识的反复性和无时效性,这些内化客体持续受到攻击行为的威胁,因此需求关爱和弥补。最简洁地说,瑞柯(1968 年)总结:"为了实现治愈愿望,倘若来访者的疾病不是心理治疗师造成的,心理治疗师会有什么样的(无意识)动机? 这样的话,来访者已经从一个单纯的来访者,成为一个债权人,一个原告和精神分析师的'超我';精神分析师则成了来访者的债务人。[1] "

瑟尔斯(1966年)也认同上面这个说法。谈到精神分析师的负罪感,瑟尔斯提出质疑:进入这一行最初的渴望,是否实际上就是一个基于负罪感的选择。瑟尔斯评论:"因此,精神分析工作也许并不至于引起我们的负罪感,而是我们最初进入这个行业时,就无意识地试图以此缓解我们的负罪感,可是精神分析的实践无益于缓解潜在负罪感。"瑟尔斯总结,这种无意识的负罪感可能源于治愈父母的失败。

温尼科特(1986年)也认为,建设性的治愈活动基本上是以无意识负罪感和弥补需求为动力所推动的。虽然这个观点类似于第四章探讨过的观点——治愈是反虐待冲动的反向形成。温尼科特的观点是,心理治疗师的工作有助于促进自我整合和整体性,而不只是一个防御策略。他说:

> 你若是喜欢,可以看看一个人修复的方式,然后你可以聪明地说:"啊哈,这意味着无意识的毁坏!"可破坏一旦产生,补救也无能为力。或者,你可能看见,有人在修复过程中建立起自强不息的自我,使他可以容忍这些属于他本质的毁坏。

温尼科特接着提出,通过建设性的工作避免弥补的人,可能不再能完全为自己的破坏冲动负责,其结果就是要么抑郁,要么把破坏冲动投射在别人身上。更坦白地说,通过治疗和帮助别人,心理治疗师避开他们潜在的抑郁或偏执狂。

很多作者已经对心理治疗师无意识的弥补需求所固有的危险提出

---

[1] 纳特森以一个精神分析师为例子,说明强烈的弥补需求源于幻想中对别人造成的伤害。一位精神分析师说:"我坚信我的出生得为我父母的不幸婚姻负责,我得减轻他们的经济负担。我是家里最小的孩子,所以我对别人来说肯定是寄生虫、是累赘。我这幼稚易怒的性格在家里经常大煞风景。我的性欲肮脏、有罪,玷污了家里和邻居们的高尚价值观。倘若街上有一个小孩在我们玩耍时受伤了,那肯定是我的错。相反地,任何人都不是,唯有我是我自己受伤和侥幸脱险的罪魁祸首。在幼稚的性游戏中,我是堕落的,别人是被剥夺的无辜者。在我人生的某个阶段,我总是扮演那个逃亡者兼受害者,强烈的内疚追讨着我。"

警示。例如,格林森(1962 年)提到,临床心理治疗师若无意识地渴望恢复和弥补,就可能成为强迫型救援者,或者,和来访者在一起时表现出一副受虐狂的样子。利特尔(Little,1981)指出,这样的心理治疗师会无意识地表现出不情愿他们的来访者痊愈并离开。她说:

> 来访者在接受长期精神分析后,通常成为其精神分析师的爱的客体。他成为精神分析师愿意修复的人,成为精神分析师弥补冲动的对象。精神分析师甚至会有意识地通过不完全压抑,造成反复的强迫行为:他有必要让同一个来访者一再地恢复,实际上,这就意味着为了让来访者反复地恢复,必须让来访者一再地得病。

当心理治疗师面对治疗失败或治疗陷入僵局时,弥补动机可能成为大问题。瑞柯(1968 年)指出,来访者的受虐倾向作为负面治疗反应的一个常见成分,可能会引出心理治疗师早期的偏执、抑郁性焦虑和负罪感。面对来访者含蓄的攻击,心理治疗师"无意识地发现自己重新遭遇了早期的罪恶"。这种作为结果的焦虑可能加强负面的反移情(即,对来访者的愤怒),进一步把治疗推向死胡同。

来访者可能在一定程度上明白他们持续的攻击或退行可能在医生身上产生反应,比如,焦虑、恐惧、抑郁、负罪感、愤怒、沮丧和绝望。这种刺激医生的愿望可以是敌意的、报复性的,也可以反映一种援助医生的尝试(来访者通过引出,然后和医生沟通自己正在反抗的痛苦感情)。如果医生忽视或者误解这种沟通,反而指责他们的来访者,试图强迫来访者改善,治疗同盟也许会被破坏。

治疗动机中若包含救援幻想和弥补需求,其主要危险在于,心理治疗师在给来访者治疗时,心理负担过于沉重,凡事还亲力亲为,造成心理治疗师的投入过多。弗洛伊德早在 1926 年就对此提出警示,随后的文献资料充满了有关治疗的过度热情的风险提示。讽刺的是,就是这个动机吸引了大量个人从事这个职业,这个动机明显变成了有效治疗的一个重大障碍。

心理治疗的过度热情可以被描述为"不择手段地让来访者恢复健康的**愿望**"(Gitelson,1973)。精神分析师尤其容易使任何强烈的"治愈"和"救援"来访者的愿望适得其反。正如谢弗(1983 年)所述：

> 精神分析师认为他们的职责不是提供来访者药物、治愈、彻底的心理健康、人生哲学、救援、紧急干预、情感创口贴、自我牺牲或自我吹嘘的豪言壮语。他们的职责更可能是,以上每一种可替代的选择都服从于一种主要的反移情的解释方案。

同样地,萨克斯(1947 年)指出,精神分析师的治疗热情可能不得意或被认为成反治疗。"对于那些没有耐心,追求治疗速效的人来说,精神分析技术很快就变成了一个负担,因为既不容易满足他们的雄心,也无法缓和他们的同情心。"

阿德勒(1972 年)指出,当来访者对一个全能的父亲或母亲提出回归期望时,心理治疗师可能会变得过度热情。心理治疗师没有识别和解释这种期望,没有把这种期望当成移情的一个重要组成部分,相反地,可能以救援或抑制的方式作为回应,这对他们的来访者来说既令人满意又令人恐惧的。阿德勒详细阐述：

> 对很多来访者来说,这会提供暂时的缓解。但是最终,心理治疗师的这种回应会造成来访者不断退行。来访者认识到,医生把他看成一个无助的孩子。他必须得到帮助,被拯救,以摆脱灾难。来访者的要求不可避免地增加,也退行得更多,最后,来访者通常会在不断累积的狂怒中拒绝和自我贬损。心理治疗师开始时是一个拯救者,结束时和来访者一样充满了无助和愤怒。心理治疗师对这个移情-反移情情况的预见能力是极为重要的。

霍尔特和鲁波斯基(1958 年)强调,帮助来访者的渴望应当以高度升华的方式出现,这样,精神分析师就能延迟干预,等待合适的时机,而不是立刻强迫实施救援。如果帮助来访者的渴望没有得到升华，就会导致精神分析师从与来访者的关系中实现并获取直接的满足感。此外，正如哈默（1972 年）所指出的，心理治疗师若不断试图在困难时期救援来访者，实际上会阻碍来访者承担责任，无意识地培养来访者的依赖。尽管这些医生可能有意识地热衷于帮助他们的来访者成长，"但是通过强迫性援助，一定会发生相反的事情"。总之，心理治疗师倘若因为担心来访者而度过一个个无眠的夜晚，就像父母操心他们的孩子那样，那么，心理治疗师就不能恰当地指导心理治疗（Cooper，1986）。

　　有趣的是，**监管热情**可能也值得质疑。监管者的过度热情可能使他们看不到培训生的需求。泰特尔邦（Teitlebaum，1990）在最近的论文中提出，监管者的热情和证明自己很有能力的需求可能会妨碍监管过程。他写道：

　　　　如果心理治疗师优先考虑的是安全感和信任感，而监管者优先考虑的是监管（即，专注于心理动力学、理论、技术等等），那么这就很像一个精神分析师期望进行分析之前，首先建立与来访者的工作同盟。通过有限的几堂课，监管者热情地向被监管者传授他们的知识，却常常忽视重要的一步——建立一个积极的监管同盟；于是，一个僵局可能随之而来。

以上总结了与客体关系有关的普遍的无意识动机。很明显，各种各样的人际动力学可能导致个人容易被心理治疗实践所吸引。此外，由于心理治疗相互作用的特点，心理治疗师自己与客体关系有关的冲突可能出现在他们的工作当中。一方面，这种冲突再次增强了心理治疗师在高度敏感性和洞察力方面的潜能；另一方面，如果这种冲突是无意识的，就会严重妨碍心理治疗实践的成功。

　　这也从整体上概括了心理治疗的无意识动机。接下来的这一章以收集到的访谈材料为基础，简明扼要地叙述了 9 位心理治疗师的无意识动机。

第七章

心理治疗师侧影

前面这几章,我们研究了心理治疗师的各种动机。出于探究的目的,每一个动机都被单独列出,作为一个孤立实体予以探讨。这构成理解治疗师动机必要的第一步,但未能考虑到人类心理机能的整体性和复杂性。我们还要了解各种无意识动机,强度和深度不一,联合在一起,相互作用于人格整体。很多探讨到的动力学可能或多或少地影响几乎每一个投身于这个领域的人。然而,每个心理治疗师可能表现为集合各种潜在需求和愿望的独特个体。为了阐明这一点,我们对 9 位心理治疗师进行了深度访谈。下面我们以这些访谈为基础,简明扼要地阐述这 9 位心理治疗师的情况。

访谈对象 14 位从业者自愿参与这项研究,本书挑选了其中 9 位。3 位为博士研究生,另外 6 位是职业心理治疗师。博士研究生中,1 位男性,2 位女性,年龄 25 岁到 39 岁(平均年龄 30 岁)。三人都有 3 到 4 年的实际心理治疗经验。6 位职业心理治疗师中,2 位男性,4 位女性。他们当中包括 3 位心理学家,2 位精神病医生和 1 位社会工作者。他们的平均年龄为 50 岁,平均工作经验 18 年。六人都称自己为精神分析方向的临床医生。为了保护个人隐私,本书对每位访谈对象的某些身份特征进行了修改。

9 名对象都经历过他们自己的心理治疗,其中 5 位接受过精神分析。必须说明,关于他们自己的动机,他们都提供了某些深刻的、只有经历多年自我探索才有可能得出的见解。

访谈材料 我们采用半结构化采访材料。受访者要回答 48 个问题(见附录),涉及 6 大领域:职业选择,治疗经验,作为心理治疗来访者的经验,家庭背景,个人发展和目前的个人生活。受访者被允许也被鼓励自由谈论访谈过程中出现的任何话题。因此,受访者常常早就料到标准化问题只是一个跳板。

采访材料中有一个问题被当做投射测验。这个问题是:"你认为在你的同事当中,最普遍的无意识动机是什么?"可以确定的是,通过暂时地将注意力从受访者自己身上移开,他或她更有可能提到那些自己难以认识到的动机。

访谈过程　我们通过招贴启事,招募有兴趣接受私下访谈的志愿者,内容涉及从事心理治疗师这个职业的动机。受访者提前被告知,采访资料将被录入相关论题的论文,成为论文的一部分;还被告知他们必须提供书面形式的同意。采访过程中,我们采用笔录或录音;文字记录基本上是逐字录入论文的,除了某些出于保护隐私目的的小改动。

访谈由作者本人完成,时间约为 2 个小时。访谈地点各不相同,包括临床环境的办公室、会议室、受访者的家、来访者的家。每一位受访者都同意将采访内容收入论文,现在又很通情达理地允许我将他们的个人简介发表于此,因此加深了我们对这些重要问题的专业理解。

 # 第一位治疗师:瑞安女士(Ms. Ryan)

瑞安女士是持有执业许可的社会工作者。她有三年的硕士后精神分析培训经验,目前是一位私人社会工作者。瑞安对心理学领域的兴趣最初源于一个"与我母亲同龄的邻居",这个女邻居是一位社会工作者。她提出,她进入这一行还受到父亲的影响(为了给父亲提供服务),她父亲雇佣了不同种族不同社会经济背景的人。"他甚至走进贫民窟,接纳街上的游荡者,给他们工作……某些为他工作的黑人对我来说就像我的第二父亲。"有趣的是,瑞安家还收留过一个未婚母亲很多年;这也许引起了她对社会工作的兴趣,这为她在父亲那儿赢得了"高分"。她选择社会学作为专业,后来由于她的大学取消了微小的社会学系,她改学英语文学。她的第一份工作是天主教家庭局(Catholic Home Bureau)的个案工作者。"每当孩子被从父母那里带走,被安排照顾的时候,我就要去法庭。我会将他们带走,把他们带去收养家庭。然后,我负责探访这些被收养的孩子,为孩子和他们的父母提供联络。"

瑞安提出,由于她更关注她自己的心理治疗和自我探索,她的职业重心从为当事人提供个案工作(当事人贫困且患有严重的心理障碍)转移到为当事人提供心理治疗工作上。瑞安发现,心理治疗实践给她带来很高的回报,而她从一开始就觉得这很自然。"这份职业就是为我量身定制的!"她回顾了心理治疗师这个职业对自己的吸引力,认为曾经涉及"对治愈我自己的心理问题的一种探索"。她提到,曾经有一个朋友开玩笑地说,成天做心理治疗工作就"像心理治疗师的日托医院"。

瑞安还考虑过当英语老师,很喜欢教书。当问到其他值得从事的职业,她的回答是,她想做演员、歌手或者舞者。

心理障碍

瑞安在 28 岁时首次寻求心理治疗帮助,"因为我在生下第二个孩子后,有产后抑郁。"她详细阐述,"我进行了心理评估,服用少量药物,被安排在一个治疗团体中。然而,团体治疗从来没有触及我身上的深层问题。"为了丈夫的职业发展,瑞安无奈地第二次搬家。为此,她又经历了另一段抑郁期,接受了个人心理治疗。之后,她接受了为期 8 年的精神分析。

家庭成员 "我认为,我母亲完全是失败的、自私的。我觉得她是一个有心理障碍的、悲伤的女人,她永远不知道自己是谁……我母亲在情感上,由于她的心理问题,控制着整个家庭。"父亲被描述为"已经结束了自己的情感生活,以此为他的孩子们制定情感生活的准则。"

与本能有关的动机

窥阴癖 瑞安认为,她父亲有过以不适当的方式刺激她。"有时候,他半夜回到家,我已经睡着了,他把我叫醒,起来跟他玩。他大半夜给我玩偶和动物填充玩具!这为私情开了先例——对不能与之发生感情的男人产生性吸引。"这还可能导致她感受到心理治疗师这个职业的吸引力——在心理治疗环境中,性欲被唤起,但不能以任何直接的方式满足。

瑞安首次接触心理治疗是在她参加团体治疗时,她把这次治疗经历当成看肥皂剧。"我完全陶醉了,"她回忆。"当我听那些女人讲述她们的人生经历时,我这个有节制的天主教女孩坐在那儿,无比震惊,浑身发抖。例如,团队里有一个女人,每次在将振动器扔进垃圾桶之前(以便没人会发现它),她都想自杀。我坐在座位的边缘,心想'我的天啊,这是真实的世界吗?怎么会有这样的人?'"她还回想起另一个团体成员,这位成员与她个人的心理治疗师发生了关系。"就是因为看到了女人的内心生活才令我觉得如此有趣。"

心理治疗师这个职位对瑞安的吸引在于,对牧师倾听忏悔的认同。"我以为这可能是我工作中非常有趣的一部分,一个私人、秘密、神圣的治疗室,来访者与心理治疗师分享东西,的确与和牧师分享秘密没什么不同。"

裸露癖 瑞安对此的最早记忆是,"有一年夏天,我把厨房椅推向门后,那会儿我大概 3 岁,我脱光了所有的衣服,然后冲到街上————临时保姆玛莎(Martha)在后面追赶着,朝我大声叫喊,'你给我站住,那个小女孩!'……这种感觉让人充满朝气,但也很淘气。"

瑞安认为,她的裸露癖倾向已经"转入地下活动,"即便教学和文字创作为裸露癖提供了表现途径。她宣称,"我认为,我**很**有女演员的特质,但是这些特质此时此刻被压制了……总是被浇铸在来访者的剧本里,不能过多地表达,不能夸张地表现情绪。"某种程度上,她觉得,这种情况在团体治疗和青少年工作中不那么明显,对这些工作她非常享受。

反攻击的反向形成　当问到她的家庭如何处理情感问题时,瑞安回答,他们通过定立规则解决。"我们不能表达愤怒——这是致命的罪恶。我们甚至没法意识到我们在生气。"父亲偶尔会说"发怒吧,但我们是禁止生气的。"

瑞安的第一个抑郁期发生在生完女儿之后。这时,她把自己的抑郁归咎于自己难以应对儿子的嫉妒和伤害。瑞安,作为家里的长女,强烈地认同儿子的痛苦,为自己对儿子造成的痛苦而怀有负罪感。她无法处理自己对儿子造成的伤害,也无法处理儿子表达的愤怒和攻击行为。

在接受精神分析期间,瑞安发现了另一个无意的突如其来的变故。"女儿的出生揭开了我儿时的创伤,那一年我十一岁,我父母收养了一个女婴。我被告知,不可以碰她,不可以和她玩,我什么也不能和她做……因为我可能会伤到她。我母亲把这一切都投射到我身上……我母亲成了'好妈妈',而我成了'坏妈妈',可能伤害她女儿的具有破坏性的妈妈。因此,拥有一个女儿绝对让人恐惧,我内心的反应是为了保护我的女儿,我应该和她保持距离。"

攻击行为　谈到带孩子们外出时带给她的无意识的满足感,瑞安陈述,"我不知道这和我离开自己的家有关,还是和我摆脱我妹妹有关——我妹妹一上台,就和我母亲毁了我的生活。带着孩子离开坏父母,这似乎为我提供了某些原发的满足感。"瑞安指出,随着时间的流逝,这些经历告诉她,对一个孩子来说,离开父母会造成心灵创伤。她付出一切努力帮助父母,让孩子能继续呆在家里。

受虐倾向　至于她的第二位个人心理治疗师,瑞安陈述,"基本上,她恨我,而我将这一切看在眼里,转而试着猜测她在干什么。我知道自己有受虐倾向,我内心对此的理解就是,'她正试图接受**这里**有一个受虐狂,她虐待我,这样我就不必到别处去受伤害。'"她回忆道,"当我要在她办公室哭喊时,她有时会拿起电话,打电话给她丈夫,然后说,'我忘了告诉你,你三点钟的来访者改为四点了。'或者,我要哭喊,而她拿起一颗硬糖,扔出,穿过房间,砸在我身上,然后大声说道,'啊！你哽咽成这样，我没法听下去了。'"在治疗早期，瑞安带着丈夫一起去参与治疗会谈，以解决他们的婚姻难题。"医生 A 一见到他就说，'我不能再见你们两个人，因为，你知道的，'——用这种绝佳的语调——'在婚姻中，一方更喜欢另一方，他让我想起我挚爱的兄弟。'你以为我肯定立刻夺门而逃，但我当然没有。因为我立刻对号入座，我和我母亲的关系与此如出一辙。"实际上，她和这个治疗师一起进行了为期 6 年的治疗，之所以离开，仅仅是因为渴望接受另一个精神分析师的治疗。"我说，'好吧，我得从她那儿终止。这得花费**几个月**的时间才能办到。'她的新精神分析师只是笑着说，'回去找她，然后跟她说再见。你再也不必照顾她了。'"

当被问到工作中遇到的最大困难是什么时，她回复，"被人当成器械，往墙上砸，扔出窗外，用脚踢，辱骂……（笑）……这让我觉得非常伤心。就是这种极度强烈的情感构成了我日常生活的基础，走进我的身体、脑海、灵魂，我成为所有这些的容器，承受它们长年累月的累积。"

瑞安提到了一个特别的当事人。这位当事人激起了她最深的受虐倾向。"大部分心理治疗师为了保护自己，要么让那个人离开——要么他们会死在当事人的暴行上，这太极端了。"她陈述，"我无法想象一个更受虐的职业。为了包容别人的需求，拒绝自己的需求。**特别是**，一个人的需求很可能终其一生都要这样压抑着，或者你不能首先满足它。"她补充道："有时，我认为这个工作至少有助于包容我的受虐倾向，这样，我就不必到别处去寻求满足了。"

未解决的恋父冲突　瑞安和她的父亲之间有一种亲密关系。有时，这种关系似乎已经超越了一般父女关系的界限。"我是我父亲梦想的倾听者。我父亲有一个美妙的梦，当我在青春期的时候，他每天早上都会告诉我他的梦。他本该驱除这些梦境，尽管他会问，'这是不是很傻？'"

在青春期，早期的恋父情结动力学经常浮现，瑞安痛苦地和母亲斗争。"她非常嫉妒我和父亲的关系，我经常被她从餐桌发配到我自己的房间……我内心曾经萦绕着一个挥之不去的场景，就是中学时期我坐在餐桌旁。我父亲坐在餐桌一头,我和母亲面对面坐在他的两边,父亲和我谈论书籍。他会考查我,我向他讲述我学会的一切——他没上过大学,但很聪明。我母亲是一个非常聪明的女人,是美国大学优等生荣誉学会的一员,之后就再没读过一本书。所以,父亲和我分享我学到的一切,而我母亲会越发地嫉妒。在某种程度上,她会激起我的对抗。倘若爆发情感冲突,我就会被赶回自己的房间。我拒绝离开,然后,父亲会尾随我来到我的房间。"后来,瑞安交了一个男朋友,她父亲不喜欢这个年轻人,阻止女儿嫁给他。"我认为,我父亲很可能非常嫉妒他。我父亲陈述的理由是他和我们不是一个阶层——他是工人阶层。但是我认为,父亲觉得他是一个非常强有力的竞争对手。"

"我曾以为,自从我接受精神分析时起,我可能无法再让男人走进我的生活,直到我父亲去世,因为我最爱的两个男人——我父亲和我儿子双双离世。我仍然需要哀悼我儿子和我父亲的离开,以便我能为一个属于我的男人腾挪出生活的空间。"

与自我发展有关的动机

自恋需求　由于母亲非常自私自利、毫无同情心,所以瑞安从没充分地感受过母亲的关心或赞许。"我就是那个映射我母亲的孩子,协调我自己以迎合她的需求。"她长大后,觉得自己围着别人转,没有发展形成一个牢固的自体感。"我在家里不许表现自己的能力。正如我提到过的,我不能照看我的弟弟妹妹。从来没人教给我任何技能。所以我真的觉得,成长中的我没有承担任何家庭功能。"

似乎只有保姆玛莎不断地满足她早期的自恋需求,允许她感觉自己是独特的。"我永远是她最爱的孩子。"瑞安似乎也是对我们的访谈投入最多,也最感兴趣的受访者,也许还是"最得宠的"。(她确实排在第一位。)

瑞安参加心理治疗师培训时,正处于一段不尽人意的婚姻中。她参加培训,明显是在试图弥补她所承受的自恋伤害。"因为婚姻让我的自我感觉非常糟糕。我没有能够治愈我丈夫的任何办法。在那时,我当然不知道这些。"

夸大的自我理想　瑞安长大后,似乎在内在自我和外在自我之间出现了一道小裂缝。"作为一个青少年,我有一个虚伪、伪善的自我,但是我没有忽略自己的真实感觉。我曾经是天主教学校联谊会的会长。就是这些小社团见证了你有多少底牌——你有多少群众,拥有多大的交际圈子,你又念了多少玫瑰经。我是领导者,我一直谎称自己念了很多玫瑰经,每个周末我都出去喝酒聚会。"

在团体治疗的第一次会谈时,瑞安错误地认为一个来访者同伴是团体的领导者。她对这个女人的描述是"她非常漂亮,直言不讳地谈论心理学和她自己……她容光焕发,神采奕奕,没有紧张感……热情洋溢。"她对第二个个人心理治疗师的描述是,一个娇小的女人。"可在我看来她有 6 英尺高。"瑞安还指出,她对她的精神分析师发展出了一种"上帝移情"。所有这一切表明,她想成为心理治疗师的决定是受到了一个她渴望的夸大的理想影响。的确,当被要求阐述她的"牧师认同感"时,她解释道,"在天主教里,成为一个牧师是最高的成就。牧师是最伟大、最强大、最重要的人物。他们穿着漂亮的衣服,散发着香火味,倾听人们的忏悔和告解,引领大众,提供交流。"

父母自恋　瑞安长大后,觉得自己是父母自恋的扩张,难以将父母的期望和需求与自己的期望和需求区别开来。她谈到自己陷入抑郁时,这一点表现得尤为明显。"我没有嫁给我爱的人,因为我父母不喜欢他。于是我嫁给了我大学时的男朋友,每次生完孩子我就会抑郁,因为我觉得自己深深地陷入了婚姻的泥淖中,而在天主教堂里,离婚是被禁止的。"她对此的描述是,"我父亲把他自己的期望寄托在我身上,而我成了承载他期望的一个容器。"

母亲认同　瑞安描述自己和父亲更亲近。在接受精神分析前,她认为,与母亲的性格相比,她的性格和父亲更相似。"我害怕认同我母亲,以至于我努力认同我父亲,认同男人。"鉴于她早期的被母亲抛弃的感觉和高度冲突的恋母阶段,这就不足为怪了:瑞安对母亲的认同感不太强烈。也许,她觉得自己像一个沮丧的演员,这与这种动力学有关——她母亲被刻画成非常戏剧化的人物,事实上,她母亲一度在她丈夫的电视节目中出镜。通过她的心理治疗师工作,瑞安能够认同她的"好母亲",玛莎,一个"收费的照看者,对我来说是一个有力的模范。"她还指出,她接受精神分析的一部分成果就是认同她的母亲。

同一性扩散 瑞安觉得,她母亲从来不知道她真实的样子。"有时候,我是那个抛弃她,对她不再感兴趣的母亲;有时候,我是她邪恶的继母,我和她有这缘分;我从不知道自己是谁。"瑞安长大后觉得她在家里没有承担什么,但现在回想起来,她意识到她担当的**心理**机能(譬如,她母亲的负面投射和她父亲梦想的一个容器,等等)。因此,她的个人和职业认同似乎以提供心理援助为中心。作为心理治疗师,她认为,她提供的一个重要职能就是,为当事人不能理解或容纳的情感和投射提供一个容器。

与客体关系有关的动机

与依赖有关的冲突 作为一个孩子,瑞安认为自己"在家里迷失而孤独"。她陈述道,她参与社会工作的主要的无意识动机"很可能是试图治愈那个急需满足的、被部分剥夺的自我,因为她将自我投射在贫穷的黑人或孩子的身上。"她补充说,这是一种治愈"在我家存在的亲子问题"的尝试。

瑞安对她母亲的描述表明,她自己的依赖需求从未得到恰当满足。例如,"她一生都渴求她的母亲,把我父亲当成母亲。"

瑞安很清楚她母亲不能满足她作为一个孩子的需求。"我以为,我对早期童年的感觉完全建立在失去母亲的感觉上,因为,她不在我的童年里。等候她,失去她,即便——她在那里——她也是极具侵略性的,苛求我满足**她的**需求,误解我,把负面情感投射于我。"她认为在某种意义上,母亲曾经很宽慰看到她的孩子离开家,因为这样她就可以完全拥有她丈夫了。"以我的评价,她就不该要孩子。"

瑞安的父亲似乎在满足她的需求方面承担了更多的责任。"我是长女。我认为他爱我,宠我。我婴儿时的照片显示他曾经在某些方面

对我充满母性。"但是,她还说,他长时间工作,并不经常在她身边,不能
随叫随到。瑞安还指出,他"对女人的需求和依赖感很强,需要我母亲
的照顾,"这表明她父亲倾向于通过反向形成防御依赖需求。

最后,玛莎成了瑞安唯一能够依赖的人。"玛莎是个极富同情心的
质朴的女人。她十三岁就决定离开家,看了一辈子的婴儿和小孩……
给你举个有关她同情心的例子,那是第二次世界大战期间……就在她
回家之前,我有时会做这些事情,比如,把她的化妆品扔进马桶,或者把
她的长筒袜——在战争期间你几乎不可能获得这些东西——扔进火
炉,然后她会说'噢!……萨莉(Sally)不想让我回家!'似乎总被她
说中。"

"我一生都在追寻我的母亲。我去她上学的大学,最后……为了我
母亲,我嫁给了我带回家的男人。我外祖父曾经是一名医生,我丈夫快
要成为医生了。求婚的场景就是这样,'**现在**,你愿意嫁给我了吗?'"

瑞安指出,在接受精神分析之前,她有过团体治疗经历,这段经历
"真是糟透了"。一次短暂的个人治疗"非常糟糕",一次更长的个人心
理治疗也同样对她造成伤害。因此,瑞安之所以被心理治疗实践吸引,
一定程度上,她可能怀有这样一个愿望:为别人提供她觉得她的心理
治疗师(她父母也一样)不能提供的东西。她陈述,"在任何时候,我都
觉得我有很多我爱的来访者。能够爱来访者这当然满足我的需求……
满足我拥有更多'孩子'的需求,满足我去爱更多的人的需求。"在两个
个案中,她深深地爱上了男性来访者,这偶尔会严重伤害她的私生活:
在与她丈夫分居期间,碰巧她的孩子们也不在家。

在接受一位女性心理治疗师的治疗时,瑞安反复梦到:这位心理
治疗师带给她食物,为她做饭,喂她吃饭,这显示了一个强烈的反依赖
需求的反向形成。瑞安希望能回到她感兴趣的创意写作,"但是我仍然
愿意为了满足别人的需求抑制自己的需求"。

与分离有关的冲突　瑞安表示,她早期与母亲的关系的特点是过
度兑现,抛弃和组合(这经常引起分离和个体化问题)。"我是我父母的
第一个孩子,据说母亲在我一岁半前对我寸步不离,当她随身带着我的

时候不停地和我说话,之后——这是**我的**故事,不是她的——她完全把我抛下了,跟我父亲一起全职工作,一周六个工作日。"瑞安认为,母亲加入父亲的工作,可能因为她无法忍受和他分开。种种家庭故事进一步表明她母亲的分离障碍。"我母亲对我的描述是,对她来说,我太慢了,与其让我自己独自爬楼梯回家,还不如她抱起我上楼。她还说,她送我去幼儿园,我是唯一不哭闹的孩子。那时,我藏匿了很多情感。但是**她**很排斥这些情感。她告诉我——在她无数次远离我的不经意的旅行中,有一次——她旅行回家,我没有认出她。然后,她就想'瞧,她并不想我。'"瑞安指出,严格地说她母亲小时候曾被抛弃过。母亲三岁时,外祖父就抛弃了她,7 岁时外祖母去世了,可能死于自杀。

在青春期和成年早期,瑞安与家庭的心理分离障碍混合了父亲独占、跋扈的行为方式。她说,父亲不赞成她搬离家庭、走向独立,并因此惩罚她。

瑞安就分离问题开展的斗争有时渗入了她的临床工作。她指出,作为一个个案工作者,她很难让孩子跟父母分开,以接受收养家庭的照顾。后来,作为一个社会工作学生,她在儿童保护服务机构工作。"我整体倾向于让孩子呆在家里,与父母在一起。严格地说,我的工作本应该冒险让孩子们离开家。"瑞安为一个年轻女人建立了特别强烈的亲子关系。这个女人曾一度把她的孩子扔在门前的台阶上。"我只是决定付出我所能付出的一切去帮她",她和那个女人二十多年来一直保持联系。

瑞安在一家免费心理诊所工作时还会接收街头游荡者,尽管诊所对每天接待的当事人有名额限制。"我发现自己不能放弃这些人,或者得不断地为他们提供心理治疗……我不想干预他们,我只想为他们提供心理服务。"

访谈材料包括大量补充说明材料,这些材料表明,瑞安为避免分离付出了很多努力。玛莎三年前去世,享年 96 岁。瑞安至今仍将她的骨灰保存在卧室里。她解释,"我是她生命里唯一还在人世的人。她原本让我将她火葬,然后把她的骨灰撒播在密歇根湖里,但我很不情愿让她离开我。"谈到她终止精神分析治疗,她说,"这有点类似于,'我认为人们本应该想走'……(笑)……可我真的不想走,但是到该离开的时候了。"

权力需求和控制需求 瑞安将他的父亲描述为"十足的支配者……有时,有人称他为仁慈的暴君。"他坚持认为,事情必须按照他的方式去做。"我父亲将音乐驱逐出我们家,以免让他伤感。他认为音乐'改变心情'。"她曾经为了从父亲的羽翼下解放自我,遭遇了重重困难,现在她宣布,"我永远不会再受一个男人的控制了。"

瑞安选择做私人医生的原因之一就是不会有老板。她表示,她的确喜欢这种自己控制一切的状态。然而,作为心理治疗师,她觉得她得警惕自己的权力对当事人的影响,所以她不会滥用它们。她开玩笑,"虽然它们很美妙,但是我必须能够说'是时候结束了'。"

亲密关系 瑞安说她之所以成为心理治疗师,原因在于,她发现作为一个社会工作者,这份工作最大的回报是塑造"一种非常有趣的与他人的人际关系……有趣的是,你能遇到形形色色的人,若不是这份职业,你根本无缘认识他们,然后投入这些深刻、很有意义的人际关系"。

瑞安描述了她的前夫:他非常自恋,与他人亲密的能力极为有限——像极了她母亲。心理治疗环境似乎为她提供了一种获得亲密的途径,她的私人生活常常缺乏这份亲密。

救援幻想和弥补需求 瑞安的人生经历和她幻想的生活充满了救援和拯救的主题。当她18个月大时,母亲离开她去工作,"她把我移交给一个名为玛莎的女人。我认为,是玛莎拯救了我的生活。"她对父亲的描述是,"他是我的英雄,我的救世主,把我从我母亲那儿拯救出来。"

瑞安的母亲似乎用给她自己造成创伤的记忆碎片逗弄她女儿,然后一脸迷惑的女儿非得打破砂锅问到底,一定要把这些碎片拼起来。"我母亲使我头脑中充斥着有关她的各种恐怖的童年故事。但是她只给你一些图片或者基本原理,之后就变得歇斯底里,朝你发脾气——如果你提问的话——却把真实的故事隐藏起来。"除了情感障碍,她母亲还有身体疾病。"我母亲有慢性哮喘。偶尔,我们不得不把她从旅行回来的飞机上抬回家。"

瑞安试图向母亲伸出援手，为母亲付出，但通常被她母亲断然拒绝。"她就是那种你送给她的每一份礼物都要返还给你的人……我母亲真的拒绝我对她的爱，拒绝我让她过得舒适的尝试。她总是误解这些。"这些经历使瑞安逐渐有了一种深深的负罪感，她觉得自己不能缓解母亲的痛苦，这是自己的错。"我曾经开玩笑说，有一盏巨大的写着'罪'字的霓虹灯在我的胸前闪烁！……我有一个深深的、从未停止的念头，那就是对我母亲来说，我无论做多少都不够。因此，我极为慷慨，都不知道自己有什么底线。我想这一切都缘于负罪感。"

瑞安生完她女儿后陷入了抑郁。她梦到她钟情的中学时代的男朋友会回来将她从不幸的婚姻中拯救出来。

在入行之初，瑞安抱定决心要救助那些对此迫切需要的或遭遇危险的人。她说，在儿童保护服务机构工作期间，"我在我的当事人当中划分优先级，推测准确实能获得救助。"她甚至毕业后还在继续做这份工作。

瑞安在一段令人不满的婚姻期间参加了心理治疗师的培训。"我没有任何招数能够治愈我的丈夫。"相反，她把治愈和救援的努力都投注在心理治疗的当事人身上。她说，"有个来访者让我陷入最回归、最受虐的状态，"就是和这个来访者在一起，她"实在太有意识地"试图拯救——她的母亲。

瑞安最喜欢的当事人是"18 到 25 岁的孩子，因为我认为，自己一直试图回到这个年龄，拯救那时的我。我对这个年龄段的年轻人投入**很多**——我能真切地记得那种感觉。这就像回到那个时候，在这些孩子犯重大错误之前拯救他们。"她还喜欢接待患有边缘型人格障碍的当事人，在某种程度上，他们大概像她的母亲。有人可能还要说，瑞安咨询的精神分析师认为她的第二个心理治疗师在救**她**，一定意义上，将她从一个破坏性心理治疗中救出来，让她接受精神分析治疗。

瑞安终生都与一种深度的破坏感作斗争，她母亲巨大的攻击性很明显被内化,被替代性地表达和投射。通过心理治疗实践,瑞安试图弥补破坏他人的感觉。"在某种意义上,我绝对**得**消除这个想法,即,我是个具有潜在破坏性的母亲。我认为这也很可能是我想成为心理治疗师的一个重要因素。"还有一点也很有趣:她认为,她的孩子们长大后会成为富有创造性的人,这一点很重要(事实的确如此)。同样地,这可能有助于解除她内在的危害他人的感觉。最后,瑞安认为她父亲怀有强烈的弥补需求,这种需求在她女儿身上可能内化了。"这涉及一个大家族的历史。在我父亲这个大家族里,历代的男人们都以某种方式伤害女人,抛弃女人和孩子。而我父亲,我认为,他是他们家族中试图弥补这种伤害的人。正因为如此,收养了一个孩子,收留了一些未婚母亲。"偶尔,瑞安都想收养一个当事人。

访谈期间,瑞安提到一个非常有趣的点,这一点我们将在下一章进行深入探讨。她评价,她的精神分析学"部分地带走"了她实施心理治疗的需求。"我并不希望被剥夺职业,但我真的觉得,精神分析如果深刻地带走了这种**需求**,那么最后,我就真的不太清楚该做什么。我继续做心理治疗工作,就是因为我喜欢做,不想彻底地重新开始,虽然这很可能是我进入创意写作学校的原因。"她总结道,"我现在从事这一行是因为我擅长这一行,因为我发现这一行从理智和情感的角度来说都是有趣的,因为发展和磨练临床技能可能是一个创造性的过程。有时,让人深感满意的是,我的工作构成了当事人成长和发展的一部分。"

第二位治疗师:雅各布斯医生(Dr. Jacobs)

雅各布斯医生是一位精神病医生,精神分析师。他现在在多家医疗机构从事心理药理学、心理治疗和精神分析工作。大学期间,他最初对心理学领域感兴趣,考虑成为一名临床心理医生。在一节变态心理学课上,授课老师——这是雅各布斯钦佩的一位非常有名的心理学家——病倒了，于是本校的一位精神病学家来代课。这位新老师是一个非常有活力的人，他讲述的精神病学让人听起来非常有趣。雅各布斯抱着玩玩看的想法进了医学院，于是决定当一名精神病医生。精神病学领域最让他感兴趣的是心理治疗实践。尽管雅各布斯指出，他决心要"理解是什么决定了人们的行为方式，"他那时仍然基本没有意识到其他潜在的动机。"回想起来，我不免惊讶于对自己的动机了解得**如此之少**，甚至很少考虑这一点。它就这么发生了。由于我对理解他人的兴趣日益浓厚，我似乎没有太多反省自己的职业决定，我没想过它与我的生活有何关系。它就在那里，未经太多思量，我纵身跳进了这一领域。"

雅各布斯医生还提到他对商业领域的兴趣，仅限于挣钱方面，他想象自己经营着一家公司。他过去经常怀疑他也许能返回学校，再拿一个工商管理学硕士学位。"我仍然幻想这些，成为某一机构的负责人，经营医院或精神病院。总而言之，不管怎样，我不知道究竟还有什么工作是我愿意从事的。"

心理障碍

雅各布斯刚在精神病科住院实习不久就接受了首次心理治疗。他指出，他接受治疗与其说是出于培训的意图，还不如说出于个人的原因。他表现出的症状是焦虑。他在一个精神分析师那里接受一周两次的心理治疗，大概一年后，他改为接受精神分析。这一分析持续了将近三年，引起了他接受精神分析培训的兴趣。这意味着他要改行去做精神分析师，然而，为他进行精神分析的医生不是经过专业培训的精神分析师。那时，雅各布斯仍然表现出一定的焦虑症状，还有轻度抑郁，因为"他怀疑自己的人生方向，还有前一次心理治疗激起的问题，特别是有关我父母的事情。"

家庭成员 "我认为我父亲有些自恋倾向；我母亲，虽然她从未明确地说过，很可能患有焦虑障碍和轻微的反恐怖症。如果什么东西导致了她焦虑发作，她就出去，**甚至更离谱**。她咬紧牙关面对焦虑发作，但绝不向任何人承认她不舒服。"雅各布斯医生补充道,"在这个大家庭里,有很多发疯的人。我确定,我投身于精神病学与此也有一定的关系。"

与本能有关的动机

间接性满足　在谈到临床情境所能产生的情感时,雅各布斯医生陈述,"我当然有这样的来访者,在某个时刻,我觉得,'我希望我在别的场合邂逅这个人,因为我想做他们的朋友……或者想和那个女人搞外遇。'确实有那么一两次,我内心泛起了强烈的性欲,就像这样,'在某种程度上,我是不是将要失控,然后发生性关系了?'我总是发现,只要坐下来和她畅谈一段时间,几个月后,我就想问我自己,'我怎么会对这个人有那种想法呢? 我现在甚至觉得她毫无**魅力**可言,而我居然曾经觉得,她是世界上最美的女人,'很明显,这期间发生了别的事情。"

雅各布斯医生还评论了心理治疗中窥阴癖方面的问题。"想知道别人的真实想法,这有点像躲在阁楼里看信,或者以某种刺激的方式听一个人讲述他梦幻般的人生。不仅仅是性欲方面的事,还有其他白日梦之类的事。有点像,'那里到底发生了什么?'"当被问到他是否有窥阴癖方面的不适感时,雅各布斯医生回答,"在这个意义上,我偶尔才能做到让自己听取其他事情。比如,与其他方面的话题相比,我更喜欢人们谈论性事,尽管这时,其他方面的问题可能对他们更重要。然而,那些来访者可能明白可以通过谈论他们的性幻想,避开痛苦的情感,因为他们不费力气就能知道我对此感兴趣或者觉得刺激。"

攻击行为　雅各布斯医生视其母亲为一个有攻击倾向的人,一个在争吵中总是胜出的人;而他父亲实际上就是"一个大软蛋"。他母亲"敢向挡在她路上的人扣动扳机,眼睛都不眨一下。你最好别惹**她**!"如果被惹恼了,"她就暴跳如雷,或者将他们一笔勾销。不过,她的字典里似乎没有饶恕这个东西。"他和他母亲"会爆发恐怖的争吵、尖叫、大喊、咒骂。她有时会冲我爆发,她好几次扔东西砸我。局势变得异常紧张。"

很明显,对于自己的攻击行为,雅各布斯医生感觉很舒适。他指出,他羡慕这样的人:无需过多考虑他人,就能得到自己想要的东西。他对这样的临床心理治疗师表示蔑视:他们怀有负罪感,优柔寡断而不自信。这些性格特质似乎在心理治疗师当中普遍存在。当被问到,他认为他相对的无负罪感是否影响他从事心理治疗的愿望时,雅各布斯医生回答,"这就是我任职于一家医疗机构的部分原因,而不是坐在家里会见大量的精神分析来访者。"

受虐倾向 就他的临床工作而言,雅各布斯医生提出,受虐倾向可能会导致"我承受一些我无法彻底摆脱的艰苦临床情境,这些影响延续了一年又一年"。有时,来访者不付费,而他继续为他们治疗,"因为我觉得我应该这么做,这仿佛是某种仁慈。"

未解决的恋母情结冲突 大量迹象表明,在孩提时代,雅各布斯有一个非典型的恋母情结环境。他和他母亲仍然维持联盟,一致反抗他父亲。"我母亲是一个强大的盟友,在某种程度上,我和她站在一条战线上,贬低我父亲,我父亲成了一个无影响力、无能力的人。"他父母之间几乎没有感情。雅各布斯一直觉得,在母亲眼里,父亲在很多方面都一无是处。哪怕是工作,他父亲在这方面投注了最多的时间和精力,却仍然让她母亲觉得有些脆弱和消极。在母亲短暂外出工作期间,发生了这样的故事,"她走进了一家大公司的门,当别人给她提供一个秘书职位时,她说,'您一定是在开玩笑吧'。不足一两个月的时间,她再次成了办公室经理,面试了两到三百个秘书岗位的应聘者。"另一方面,"虽然我父亲是成功的,但是他相当消极,很可能没有尽全力,因为他从不关心自己。很多人因为我父亲所付出的努力而发财——但他没有——因为这些人只是承诺,'好了,你把这干好了,将来我给你部分股权,'或者别的,我父亲从未得到任何书面承诺,从来都没有。"

当被问及他与父亲的关系,雅各布斯医生回答,"我和我父亲之间交流不多。我不太佩服他,除了他拥有的某些方面的才华。我认为,我想看到自己成为一家之主,一旦他开始出差,我**必须做到**成为家里的男人。然后,我母亲和我成了一对,他被排除在外。在我们交流的话题中,他还是被排斥。我母亲会说,'**好啦**,你肯定能比你父亲做得更好。'很可能这不是真的。或者,当然不是真的,**大部分**情况下不是真的,因为那会儿我只是一个 10 岁或者 11 岁的小男孩。但我当然爱听这话,而且还信以为真,仿佛没有我父亲,我和母亲也能干得不错。"因此,雅各布斯医生似乎成了**恋母情结的胜利者**,有效地征服了他父亲。直到遇到第一个精神分析师,雅各布斯才能彻底地认同父亲角色。

与自我发展有关的动机

自恋需求　雅各布斯医生陈述,在他的同事中,最普遍的无意识动机是"那些向他们求助的人的崇敬感。想被来访者理想化,因为你让他们感觉更好,因为想成为好父母的移情作用"。

在他母亲眼里,雅各布斯"终究是完美的。我不会出错——我可以做任何我想做的事。仿佛就像一切都围着我旋转。我父亲还会为此抱怨。我母亲总是按照**我**喜欢的口味做晚餐。我所听说的我的成长故事是:我母亲一发现她自己怀孕了,她的世界就戛然而止。她必须平静,她必须焦急地等待,她必须做有益的事情,因为在某种程度上,这样可能会生下一个乖孩子。"

回顾他进入这一领域的无意识动机,雅各布斯医生强调了一个强烈的需求,就是让自己与众不同。"作为独生子,我从小就非常在乎自己是否特别。而医学常常被犹太父母视为——独生子女应该从事的——**唯一的**最有价值的职业。在他们的朋友圈里,所有男性从事这样或者那样的职业,但是医生似乎是最受尊敬、最有威望的职业。"尽管他觉得自己和父亲的关系在很多方面都很疏远,但是雅各布斯最早的记忆都是以此为中心,即"期待为爸爸做点什么"。例如,"他在屋外,粉刷房子,而我则期待和他一起粉刷。或者,他在洗车。他会看到我干得也很漂亮,或者以某种方式**为**他做了点什么。"

雅各布斯医生认为自己在这方面继承了父亲的自恋倾向:"专注于**看来**或**就是**不同一般的东西,或者只能接受自己做到最好。"他谈到自己有时想要兄弟姐妹,"这似乎很美好,因为我自己能拥有一切。"

雅各布斯医生提到,回忆过往,他很满意他自己没有成为一个神经科医生或内科医生,或者其他曾经感兴趣的职业。"事实上,这些职业似乎十分无聊。我是说,大部分内科医生并没有处理过那些秘传的让人着迷的病例,就像 *New England Journal of Medicine* 报道的病例,对待来访者的态度很冷淡之类的,听起来让人一点兴趣都没有。"

夸大的自我理想 哪怕是在这样一个大家庭里,雅各布斯仍然扮演着"独特的孩子"的角色。作为最小的孙子,他最受祖父这个大家长的宠爱,而且是唯一愿意和祖父玩耍的孩子。"我应该付出很多,做很多,这样才能让每一个人因为我的成就而幸福。"

在无意识方面,对雅各布斯医生来说,成为一名精神分析师可以接近一个类似于侦探的幻想。小时候,他喜欢**汤姆·斯威夫特**(Tom Swift)的冒险科幻作品。"一想到通过闲坐着考虑某些事情就可以帮助他人走出困局,从而哗众或获得名声……拯救人类,差不多就这样。名侦探福尔摩斯的形象就是坐在椅子上思考和解决问题。"

这个名侦探福尔摩斯的幻想承载了伟大的目标(即,拯救人类)和全知的愿望。雅各布斯医生还曾经对物理和化学感兴趣,"但是我的职业似乎在某种程度上比解一个方程式或者推测如何产生某种新物质更复杂。我还没发现比这更复杂的事:**瞬间**理解不同层次的思维和头脑,试图理解某些发展的概念、家庭背景、当前的问题、心理动力学、自体心理学和生物化学。"由于体会到精神分析实践的局限性,雅各布斯拓展了住院护理工作,他和那些同时患有身体疾病和神经功能缺陷的来访者一起工作。"我发现自己开始重新学习这一切,以便我能试着理解**一切**。"他觉得"有时候,谜题是没有谜底的",这让人沮丧。"或者,你可以解开谜题,知道问题是什么,可是,不管你怎么跟别人解释这些问题,问题还在那里,你**终究**什么也没有改变。"

雅各布斯医生对他第一个精神分析师的强烈认同感,在他做出参加精神分析培训这个决定上,起到了非常重要的作用。他对这个医生的理想化可以被看成他自己的自我理想的一个投射。"他的办公室在他家里,所以我看见他的房子,瞥见他的家人,那是一个如此完美的小家庭。每个人肯定都一直非常幸福，彼此深爱。他的人生肯定非常美妙。"雅各布斯对他的精神分析师的这种态度契合了他小时候对家庭医生的想象，这似乎也是被他母亲理想化的医生形象。"他还是这个家的朋友，我不认识他的妻子和孩子们，他们看起来始终是一个如此美妙、如此幸福的家庭。"

父母的自恋 雅各布斯医生认为，他父亲在经济方面的成功有时是父亲自恋的决定因素。"他最感兴趣的是，任职的公司给他没有上限的费用账户——以至于他欧洲之旅的巨额账单都可以报销——而不考虑自己在这家公司的职业发展。其实，职工优先认股权的价值远超过了每年一张 5 万美金的美国运通卡。"这个家庭还有一个永久的笑料，就是"如果我们准备外出，我们要等候的人就是我**父亲**，因为他需要花更长的时间来打扮，而且他很在乎自己的外表，每件事情都必须井然有序。"

雅各布斯医生还发现母亲有自恋倾向：她非常在意自己的外在形象；她若想做什么事，就会坚持到底，不管其他任何人的感受或想法。

母亲认同 他认为自己一直以来都和母亲更亲近。和父亲相比，他和母亲有更多相似的性格特质和相同的兴趣爱好。"我认为我更像我母亲。我发愤图强，这一点和我母亲一样。我总想做点事情，总想做出点成就。我还有点冷淡，有点城府。"

雅各布斯认同他的第一个精神分析师，他的描述是，他"非常热情，有点母性，完全不同于我以前心目中的男人形象。我从不怀疑父亲对我的爱和需要，但是我父亲明显不能表达深厚的情感，在很多方面让我觉得非常疏远。父亲出去工作，然后回家，闲坐在那里，看会儿电视，然后睡觉，对什么都不会太投入。"

雅各布斯医生若感到他母亲无法掩饰情绪，就会焦虑发作。

与客体关系有关的动机

与依赖有关的冲突 雅各布斯所认同的母亲是一个非常积极，对文化非常感兴趣的人，当然还非常独立。"我想，她肯定认为自己能走出家庭，然后闯出一番事业……她上大学，拿到她自己的学位，等等……她似乎被迫离家,然后找一个将要发横财的人嫁了。"

假定雅各布斯的母亲傲慢、扰人,他父亲非常疏远,那么他的依赖需求就不可能得到适当的满足。他与父亲之间的这种疏远程度在下面的这段评论中可见一斑:"我父亲去年过世了。从外表看来,我几乎没有什么反应。我偶尔会难过,但是让我伤心的是,我除了真的想念他,其他任何感触也没有。"

有一件事让人印象深刻:在雅各布斯的成长道路上,似乎没有足够的机会当一个孩子。"我父母在家举办很多聚会,处理大量的事情,而我是家里唯一的孩子。我几乎成了这个家的主人,围着每一个人转,为他们递送酒水饮料。"

雅各布斯似乎可能通过反向形成来应付未解决的依赖需求,也就是说,他通过扭转局面——照料他人,来处理未解决的依赖需求。他从临床工作中获得的一个重要的满足感实际上就是满足自己的被需要感。

与分离有关的冲突　雅各布斯医生指出,作为一个孩子,"我不大喜欢孤单,愿意和我母亲在一起度过大量的时光。我所记得的场景就是房子里就我们孤零零的两个人。即使我必须学习,我都会拿起我的书,在厨房的椅子上学习,而我母亲在一旁做饭,我不想孤单一人在自己房间里。"在青春期,他一直厌恶孤单。"我对女孩的感情非常投入,和女朋友的关系非常紧密,我一次只谈一个女朋友,从不脚踏两只船,每段恋爱关系间的间隔时间也很短暂。我总是不得不迅速地找另一个新女友。"

雅各布斯大约 10 岁的时候,他的父亲换了一份工作。"他放弃一份稳定的工作——每天晚上六点就能回到家,周一工作到周五——换了一份新工作,从此每天工作到很晚,经常出差,有时一出差就五六天回不了家。"

至于他母亲,雅各布斯医生陈述,"我觉得她有些令人窒息,所以我在青春期围绕分离和独立的问题,与她陷入了可怕的战争。我觉得她试图让我离家近点,不想让我走,不想让我长大或从家里搬出去。当我申请大学时,其中任何一所大学若离家超过 50 英里,她就会变得非常不安。我母亲为此事度过了一段可怕的日子:她唯一的孩子试图离开安乐窝,我要动身前往大学——离家 60 英里,这个距离是一个公平妥协的方案,刚好可以让我**住校**生活——这对她来说太激进了。在一些次要方面——比如,留长发,同一条牛仔裤穿一年,参加偏左派的活动——都让我父母抓狂。"

雅各布斯刚离开家开始住院实习,很快就遭遇了焦虑发作。"我结婚了,从家里搬出来……离家好几百英里,开始有些焦虑。说焦虑发作可能有点夸张,但是我的情绪有些波动……心跳加速,感觉我想从我所在的地方逃出去,所以我觉得你可能会把它称为轻微的焦虑发作。我觉得它有时会干扰我做事情。"尽管他住在医学院,离家远了,但是这没有触发焦虑问题。"我认为,我的焦虑发作与此有关:我永久地完成了学业,结婚,搬家,然后真的做回了我自己。这种分离感远比单纯地动身前往大学要强烈得多。"

雅各布斯与第一位精神分析师的分离困难似乎在某种程度上妨碍了他后来的精神分析培训。他报告自己对精神分析培训不满意,"首先,我觉得有些失望,有点生气,还在某些方面被误解,我结束精神分析培训两年后,才重新点燃工作热情。……回想起来,我认为我有些分裂了;我对此有些愤怒:学院想让我终止和第一个老师的分析,我认为我与新的精神分析师的第一次会谈就印象不好,因为我一直以为,'我还想见到 P 教授',因为从他那儿能感受到贴心的支持,我对他很依恋。"回顾往事,雅各布斯医生认为整个经历——包括移情——都非常有益。"这让我看到了我怀有的理想化倾向和贬低倾向,似乎再现了我与父母在一起的情形。"

关于终止当事人的心理治疗,他说,"我觉得这很难。作为心理治疗师或精神分析师,我的一个问题是对烦恼放手……在终止阶段,我犯过的最大错误是说了一些我很可能不该说的话。我说这些话就是受我自己意愿的驱使,我不想考虑从此以后再也见不到这个人——在某些方面,我对这个人已经产生了依恋……这个幻想不是说我想做他最好的朋友,而是我偶尔想听他们倾诉、邂逅他们,或者减少见面的频率,但绝不至于真的终止。"他担心,他的不情愿终止可能会让来访者割舍掉一个真正的终止所带来的伤感。

对权力和控制的需求 雅各布斯医生指出,心理治疗来访者处于弱势,很脆弱。"作为一个男人,你与一些非常有魅力的年轻女人一起工作,她们所处的地位很低,你几乎可以说服她们去做任何事,在与她们的人际关系中,你可能会陷入权力和控制的问题……可是,这十分不妥。"当被问到他作为一个临床心理治疗师,如何处理这些典型问题时,他陈述,"好吧,我得说这是一个我意识到的主题,我已经尽自己最大努力试着改变自己——**不要**试图控制别人。随着时间的推移,我逐渐接受了这一点:我的确**不知道**什么对别人是最好的,让他们变得更像我对他们来说未必是一件好事。他们需要走他们自己的路。"

雅各布斯医生解释道,面对自己对某些来访者的性幻想,他意识到了他的权力和控制需求。"在某个时刻,当我认为我将要失控,让自己惹上麻烦时,这有点让人心烦意乱。但现在我更清楚的是,那根本就不是那么回事儿。我不应该封闭这些幻想,反而应该让它出现,然后思考为什么我会在某一时间对某一特定的来访者产生这种特殊的幻想,这对于正在进行的心理治疗工作又意味着什么。"

我们要求他阐明这些性幻想是如何反映权力和控制的冲突,他回复,"好的,打个比方说,在与配偶的性关系中,我们必须互动,而不是仅仅要求满足自己单方面的需求,不在意另一方喜欢或者不喜欢。所以,这些性幻想中的权力和控制需求更像这种情况:一个人想和一个妓女发生性关系,你可能会这么说,'这就是我想要的,'不必担心是否能取悦她。"

有人可能要说,雅各布斯医生从他父亲那儿学到了大量的自我控制。"和我父亲在一起,我总觉得我必须假装很坚强,很强大,不哭泣,不表露情感。"通过他的精神分析和精神分析培训,他希望自己更像他的第一个精神分析师,"能够感知更多,意识到内心世界正发生什么事情。"讽刺的是,精神分析师这个角色可能在某些方面强化了他的控制倾向,抑制了他的情感和自发性。雅各布斯医生还指出,他从家庭继承的对情感的坚忍表现可能会歪曲他对当事人的反应。"我不得不常常提醒我自己,这真的不行,因为我自己的一部分对别人作出反应,造成别人身体上的痛苦,或者我家里发生的某些事情会导致我对他们说,'闭嘴!给我坚强点,从这儿出去,然后把这事**做**了'。"

亲密关系 作为一个孩子,雅各布斯医生那时"是一个害羞、安静的孩子,在投入某些事情之前,犹豫再三。"他大体上对需要理智的东西感兴趣,比如爱读科学和自然方面的书籍,爱玩化学实验装置,喜欢去博物馆和天文馆。"这些事情我都可以自己去做,因为我必须度过大量孤独的时间。"尽管他有一些朋友,但他常常觉得"自己有点像这样一个在外玩耍的孩子,他将鼻子贴在草地上,搜索并期待加入一群孩子,但是又不知道如何加入……我对附近邻居家的孩子表现出几分友好,但是我觉得他们好像对另一个孩子更友善,而我在这个团体中似乎是一个多余的人。"

雅各布斯医生认为自己在上班时间有些发愤努力。他基本上做的都是私人行医,"我所有的同事都摇头,他们不能理解我是怎么做到的——我连续好几天都坐在自己的办公室里,一天持续工作 12 到 14 个小时,会见 15 个来访者——每五十分钟见一个来访者——连啃一个三明治的时间都没有,我居然还能一直干这个,没完没了。"他总结道,"我有点工作狂,如果我不工作,我不知道我还能干什么。"这一点,他像他父亲,他一直羡慕父亲工作上的成功。父亲的工作很少与人打交道,不过,他认为父亲在亲密关系方面能力有限。"他有和他同龄的八十来岁的朋友,他和这些老朋友三四岁的时候就认识了。他们一直保持联络,然而我怀疑他们就情感问题或任何有实际意义的事情是否交流过只言片语。"

尽管他与母亲的关系本质上十分积极,但雅各布斯陈述,"我认为,我有强迫症,总有点排斥全身心地将自己的情感投入**到任何人身上**……而且不得不一直考虑是否留有逃出这种亲密关系的选择余地。"他最亲密的朋友是女人。"为了真正接近男人,我度过了一段十分艰难的时间——我认为在情感上靠近男人太让人提心吊胆了。"

因此,可能无意识地影响雅各布斯职业选择的一个重要动机是巨大的亲密需求和与他人的情感卷入需求。在意识层面上,他喜欢解决复杂谜题,接受智力挑战。然而,他不经意间感觉到心理治疗实践也许能让他开放那些曾经相对被忽视的区域——人际关系和情感领域。当被问到心理治疗工作与他早期的期望有什么不同,他回复,"这比我期待的更加个人化,情感上更痛苦。这份工作**一直**包括大量的个人工作。它唤起我自己生活中痛苦的事,有时候我很不情愿想起这些。我没有彻底地想清楚这件事:每次我和别人谈论他们去世的父母——不管我以前谈过多少次——都会再次让我想起死去的父亲。"他原以为心理治疗是一个纯粹依赖智商的职业,结果猛然醒悟——"你猜怎么着?我也有情感!"另一方面,他的工作为他提供了"让人感觉安全的"相对亲密的接触。

救援幻想和弥补需求　总的来说,雅各布斯医生认为,负罪感对他的生活影响不大,或者对他的职业选择影响不大。至于弥补愿望,这似乎不明显,他承认偶尔会怀有救援幻想。"有时候,我认为成为一个心理治疗师就是要救别人,但我从事这个职业似乎与这个关系更大——渴望自己与众不同。尤其是和女来访者在一起时,我有让她们感觉更舒服的幻想,或者幻想着拯救他们,有时甚至幻想和她们结婚。我有一个理想化的需求——改变她们的生活,让她们永远感激我。"这些救援幻想严格地说,可能源于他童年时作为恋母情结胜利者的经历。

 ## 第三位治疗师:汤姆(Tom)

汤姆是一名临床心理学专业的男性博士研究生。他陈述,他最初对心理学感兴趣出于以下原因:他父亲从事这个行业,他发现大学本科的心理学课程很有趣,一个他敬佩的老师影响了他,另外他一直对一些哲学问题感兴趣,比如,"活着意味着什么?"随着研究不断深入，他意识到自己想要一份与人打交道的工作，于是决定研究临床心理学。"将心理学应用于人们的生活是我唯一能想象的、有意义的职业选择。"

汤姆小时候想当一名律师，青春期想当一名飞行员；他后来考虑过这些领域，比如，社会学、哲学和宗教学，但最后决定不留在学术界。当被问到除了心理学，他现在认为可能让他满意的行业是什么时，他提到了演员、导演和飞行员。

心理障碍

汤姆刚二十出头就首次接受了他自己的心理治疗。表现的问题包括抑郁和家庭冲突。从那时起，他接受了第二次治疗，出现的心理问题包括焦虑、惊恐发作和抑郁。

家庭成员　他的母亲从汤姆进入青春期开始，患有多年的癌症恐惧症。

与本能有关的动机

反攻击的反向形成　汤姆家反对和压抑愤怒，家里很少有争吵。"为了成为一个幸福的大家庭，大家承受着巨大的压力。"如果愤怒爆发，总是以父母争吵或他兄弟发脾气的方式爆发。汤姆"总是一个好男孩，一个老好人。不想做任何惹毛别人的事情。"在青春期，汤姆非常害怕母亲去世，他回想起来，认为这"很可能是一种表达愤怒的方式。"

未解决的恋母情结冲突　汤姆的母亲是家里的中心人物，任何事情都得围着她转。他的父亲非常疏远，被边缘化。汤姆一直和母亲最亲密。如果父母发生争执，他和母亲站在一边。他让母亲感到舒服，照顾母亲，认为父亲冷漠而残酷。他陈述说，"我很可能有一个糟糕的恋母阶段，因为我从不喜欢女孩。"

与自体发展有关的动机

自恋需求　汤姆把这一动机归咎于别人。这种"自恋满足感在帮助别人,使他们感觉舒服的过程中实现。觉得自己在别人的生活里很重要。"同样地,汤姆从心理治疗实践中获得的有意识的满足感包括"自恋满足——如果我和来访者会谈良好,我也会自我感觉良好。"

父母的自恋 从汤姆的描述中,我们能推断出他母亲的自恋。他母亲曾经利用她儿子在情感上照顾她,满足她的需求。

夸大的自我理想 尽管他是家里最小的成员,"假使出现某些问题,我将是那个分析问题,让每个人平静下来的人。我始终保持平静、冷淡和镇静。"汤姆理想化了他的第一个心理治疗师,只记得对他抱有的积极情感。"在我看来,他是全能的。我觉得他知道一切,只是不想告诉我而已……"

"后来,我把他当成了一个典范。"汤姆进一步将这个治疗师的角色理想化,他报告自己发现心理治疗实践比他预期的更加困难,有时更加烦人,更不让人满意。"我理想中的心理治疗工作应该总是那么精彩、充满活力……感觉自己在帮助别人。"

在访谈材料中,汤姆对母亲强烈的认同感可能是与本能有关的动机。

与客体关系有关的动机

与依赖有关的冲突 汤姆年幼时曾经生过一场大病。刚两岁的时候,他得了严重的哮喘,差点夭折。他在医院住院两周,躺在氧气帐里,医生通过静脉注射的方式给他喂食。"我常常想搞清楚,这次大病的经历和濒死的经历……是否就是我获得大量同情心的源泉。"

汤姆变成了一个亲职化的孩子,照顾年长家庭成员的需求。"我姐姐青春期很叛逆,在姐姐和母亲的战斗中,我成了**我母亲的**密友和传话员。我扮演着一个中间人的角色。在这个意义上,我似乎是家里的心理医生,尤其对我母亲如此——我在情感上呵护她。"

与分离有关的冲突 当被问到他母亲对他独立的动机有何反应时,他率直地回答,"她仇视我的这种动机。我母亲和父亲都试图阻止我追求独立。"汤姆的父亲有一次离家出差一两个礼拜,他母亲因为这种分离变得非常心烦。十二岁时,汤姆第一次出去参加露营,突然病倒,于是回家。整个青春期,他和他母亲的关系一直很亲密,"从没有经历任何叛逆期。我现在似乎正在经历这个叛逆期。我摆脱了她,建立一个分离的自我,**会**发脾气,不只是在那里一个劲儿地满足她所有的需求。"汤姆结婚后,他父母变得特别"黏人",试图继续把他当成"家里的孩子"。他父亲开玩笑地说,"我们将尽我们所能管住你,孩子。"

汤姆从没彻底地与他的第一个心理治疗师终止治疗。他离开后,又回去治疗过两次,即便治疗已经完成。"所以,终止通常并不痛苦。我认为对于终止,我从未处理太多。"

对权力和控制的需求　汤姆描述自己有一种无力感,这可能与自己是最小的孩子有关。"后来,我对我哥哥很生气,因为他总是揍我,我觉得很无助。"当被问到,作为心理治疗师,他认为最令人沮丧的事是什么,汤姆回答,"缺乏控制,不知道我究竟在干什么。该死的,我不知道会谈时出了什么事,或者,见鬼了,我不知道怎么回答。"

亲密关系　汤姆从心理治疗实践中获得的一种有意识的满足感就是心理治疗工作带来了"人际满足感——假如我的确很深入地和一个人联系和交流的话。"汤姆认为其他心理治疗师也涉及这个无意识的动机——受控制的亲密关系。"这是一种安全的、被控制的亲密方式,这一点似乎很可能对那些有亲密障碍的人具有吸引力。你可以获得亲密,而且控制它——亲密,但你不要当真或把它发展成长期的亲密关系。所以,你可以拥有这些亲密的接触,但可能在世上没有一个朋友。"

救援幻想和弥补需求　汤姆典型地承担了他们家救援者和救世主的角色,特别是对他母亲来说,汤姆将她从"冷漠、残酷的"父亲那里拯救出来。汤姆因愤怒和攻击引发了强烈的负罪感,而这种救援愿望可能源于弥补需求。

汤姆做过一个梦,他觉得自己的这个梦与访谈的问题有关。他将这个梦报告如下:

孩提时代,我在我家的后院里。一群鸽子从我头顶飞过,在我头顶上方拉屎。我用双手护着头,但是鸽子屎雨点似地掉在我头上。我不得不走进屋子洗个澡,但是居然停水了。我母亲和我姐姐就在那里——她们根本不在乎,诸如此类的。我也许很尴尬。我感觉湿乎乎的,很糟糕,但我没有沮丧。我并不太在意我满身的鸽子屎。

汤姆觉得这个梦境表现了他作为一个中间人的感觉——调停他母亲和姐姐之间的冲突。回想起来,他觉得她们在他的头上"倾倒情感垃圾",而他乐意担当这个垃圾桶。这个类似于受难者的姿态表明了一种受虐倾向。这种倾向在访谈资料中可以清晰地辨识出来,这可能引起了他对心理治疗师这个职业的兴趣。

 ## 第四位治疗师:安妮(Anne)

安妮是一名临床心理学专业的女博士研究生。她对这个专业感兴趣,是因为她在大学时修了一门课程;她一直反省自己,小时候就喜欢心理学方面的电影。她陈述,她决定做一名心理治疗师是受到自己的心理治疗师的影响。她认为,她的治疗师是这个行业的一个模范。她觉得,她个人的心理治疗鼓舞她重返学校,追求这个职业目标。"我在针对我自己的心理治疗中获益良多。我认为我想成为别人心理治疗过程中的一部分。"

安妮最初是一名教师,还做过房地产经纪人和饭店经理。倘若她不是一名心理治疗师,她想从事法律方面的工作。

心理障碍

安妮由于抑郁、低自尊和婚姻问题接受了心理治疗。"最初,我拼命地试图解决我自己的事情——为了弄明白我是怎样变成现在这个样子的。这激起了我对别人思维模式和行为动力学的兴趣。"当我们要求她指出她同事们怀有的最常见的一个无意识动机时,她回答,"渴望解决他们自己的问题。"

家庭成员　安妮陈述,她们家所有的家庭成员,除了她三个姊妹中的一个,都有抑郁倾向。

与本能有关的动机

反攻击的反向形成　"在我父母面前,你真的不能发表意见,你当然不能朝他们发怒,或者根本不能生气。但我母亲是一个大吼大叫的高音喇叭。我记得她那些不间断的尖叫声,以至于我没法尖叫。"

未解决的恋父情结冲突　在整个孩提时代,安妮与父亲更亲近,对父亲也更认同。她还认为与母亲相比,她自己在"举止、本质和很多的习惯"上更像父亲。然而,并不清楚这种对父亲的认同是否影响了她的职业选择。

与自体发展有关的动机

自恋需求　"我对自己非常严苛,甚至还是一个孩子的时候就这样。重要的是我一直觉得自己愚蠢。"安妮五岁那年,她们举家从欧洲移民到美国。在此之前,她曾经是"明星",三岁就开始阅读,早熟等等。搬家之后,她有语言障碍,学业落后。

安妮出现了自尊心低的问题。"我父母都认为,赞美他们的孩子会让孩子自以为是,所以我很少得到积极肯定。"在青春期,安妮开始觉得自己长得丑,她的自尊进一步被贬低。谈到她的社交经历,她开玩笑说,"我有一些男朋友,他们总是让我感到惊奇。"

父母的自恋　在大量的陈述中,能推断出她母亲的自恋,比如,"回忆往事,我认为我很像我母亲,自恋给我母亲带来了重重困难——我认为,很大程度上,她在我身上看到了她自己。"她外祖母在家里是一个有影响力的人物,外祖母去世后,安妮和母亲的关系改善了很多。这时,安妮意识到,母亲的很多行为都曾经试图满足她自己的母亲——外祖母的期望。安妮觉得,母亲不停地试图取悦她的母亲,后来改为取悦她丈夫。母亲和父亲的关系几乎类似于母亲和外祖母的关系。

夸大的自我理想 "我觉得,我从来没有满足过我母亲的期望。我的意思是,'没有任何东西能让她满意。'"安妮是姐妹四个中的长女,她觉得她不得不成为她三个妹妹的榜样。"我扮演了'乖孩子'的角色,直到十九二十岁才进入叛逆期。"

安妮陈述说,她最初将她的心理治疗师极度理想化,还认为他是"自切片面包出现以来最好的造物。"她还认为他"极好——尽管我现在知道他并不是不可能出错的人。"

与客体关系有关的动机

与依赖有关的冲突 安妮在小时候感受过很多的剥夺感。家里食物短缺,常常没有足够的牛奶,导致安妮的乳牙发黑。安妮有一个很重要的动机,就是意识到她必须照顾别人。安妮成了她另外两个妹妹的"第二个妈妈"。"我用我期待的母亲对待我的方式去对待她们。我给她们买东西,带她们出去玩,给她们很多爱——基本上,无条件地积极关注。"安妮最初是一个为年轻人治疗慢性心理疾病的心理治疗师。"我就像他们的母亲。(我离开后)觉得自己似乎抛弃了他们。"现在,每当她与一个当事人终止治疗时,她还会有类似感觉。

在安妮二十岁出头时,她母亲还要求她必须获得许可才可以外出。母亲控制她的银行账户,每周给她定额的零花钱。安妮陈述,她现在仍然难以管好自己的收支。在婚姻中,"在夫妻关系中,他(丈夫)成了父亲,我成了小女孩。"

与分离有关的冲突 十九岁那年,安妮开始叛逆,与她母亲的冲突剧增。"这对我们双方都很难。我试图主张我的独立,而她不喜欢。"安妮 24 岁时搬进了她自己的公寓。"这就像世界末日来了! 他们说'你恨你的家人',我说,'是的,这就是我搬去五个街区外的公寓住的原因。'"

当被问到,她在接受心理治疗过程中发现了什么无意识的动机导致她成为心理治疗师时,她的回答是,"我觉得我很可能发现了某些与依恋有关的东西——情感联结。比如,我觉得自己抛弃了那些当事人。这可能包括我自己对被人抛弃的恐惧感的一种投射。"

　　对权力和控制的需求　安妮强调,她母亲需要维持对她的控制,这暗示了她在这方面的无力感。

　　安妮从心理治疗工作中获得的另一种满足感是"看到别人的改变。影响者能够进入别人的生活,即一个人能对另一个人的生活产生影响。"她补充说,这方面也令人恐惧。"你不会喜欢这种全能的感觉。"享受权力也是安妮在接受心理治疗时意识到的一个无意识动机。

 # 第五位治疗师：克雷默医生(Dr. Kramer)

　　克雷默医生是一位私人临床心理医生。他陈述,最初就是他的父亲鼓舞了他对心理学领域的兴趣。他记得,那时他还是一个小男孩,父亲和他讲述了一个精神崩溃的朋友的故事。他父亲因为自己不能提供更多帮助而表达了遗憾之情,并且说他希望自己能成为一个精神分析师。在克雷默上小学时,他父亲在夜校修读心理学课程,这进一步激起了克雷默的兴趣。在中学时,克雷默被人取了一个绰号"弗洛伊德"。大学期间,他开始打算当一名核物理学家,直到大学二年级,他一度陷入抑郁状态。一个倾向于精神分析疗法的心理治疗师为他进行了为期三年半的心理治疗。他对这个心理治疗师有强烈的认同感。克雷默记得,第一次见面,他环顾了一下心理治疗师的办公室,然后问道,"您花了多少年的时间才获得您现在的位置?"克雷默医生现在相信他无意识地完成了他父亲隐藏的愿望——成为一名精神分析师。在那时,他认为他是叛逆的,因为他父亲公开要求他进入家族企业。

心理障碍

　　十九岁那年,克雷默变得抑郁,学习上注意力不足。回想起来,他认为这牵涉到分离问题，是因为他离开家住引发的。后来，克雷默进入研究院攻读硕士学位，遇到了一位擅长婚姻问题的家庭心理治疗师。最终，他决定研究精神分析学，觉得他需要"一些更集中的、更回归的东西。"他评价，"这是一个疯狂的领域。你不得不日复一日地倾听别人的疯狂事和傻事，忍受他们的悲惨经历。我认为你不得不陷入一种病态——借助这种病态，你才能坚持下去——否则，你无法承受这一切。"

克雷默医生强调，通过解决自己的情感障碍，他获得了作为一个精通的心理治疗师应具备的很多品质：心理洞察力，情感敏感性，对当事人病状的容忍能力和心理治疗过程中的乐观主义。

家庭成员　据克雷默医生陈述，他的母亲应被诊断为偏执型人格障碍，他的父亲应被诊断为分裂型人格障碍，他姐姐有"明显的受限制的神经症。"

与本能有关的动机

与攻击有关的冲突　作为一个孩子，克雷默不被允许表达任何愤怒。"愤怒威胁生命且危险。我父亲会指着他的心脏说，'你是要杀了我吧。'"另一方面，他成了其他家庭成员发泄怒火的靶子。"我是全家人都可以发泄怒火的对象，但没有因此崩溃。我的内心足够强大，可以应对每个人的愤怒……这很可能是我能够应付边界性父母，而且还浑身是劲的原因。我获得的这一切来自我的家庭。这是一种变成资源的病态，明显对仇恨具有容忍能力。"

克雷默医生描述，他自己承担了"家里的一个避雷针的功能。当他们觉得要发疯的时候，他们把消极情感倾泻到我身上。"他详细阐述，"我是家里的替罪羊——但我是一只**救世主式**的替罪羊。我被钉死在十字架上，可是当新的危机出现时，我就再次复活，又成为他们抱怨和倾倒心理垃圾的对象……他们倾倒，然后在你身上看到了他们自己，又不得不杀了你，因为他们无法忍受他们看到的自我。所以，当一名心理治疗师的确是一个强迫性的重复。这就像电影《猎鹿人》(*The Deer*

Hunter)当中的克里斯托弗·沃肯(Christopher Walken)回到过去,接着玩俄罗斯轮盘赌——这就是我所做的。试图驾驭被杀害的巨大恐惧感。".

克雷默在家中所承担的角色可能表明了早期的受虐倾向。克雷默医生认为,这提供了一种手段,使他能够掌控自己对被他人攻击"杀死"的恐惧。在他的家庭和职业工作中,克雷默医生觉得他逐渐掌握了抵挡被别人攻击的能力,同时还不必自卫或者反驳。这必然包括他对自己的攻击行为的恐惧感。

攻击冲动明显表现在青春期希望父母死去的愿望中,还表现在他接受精神分析之前的一段评论中,"就亲子关系而言,我有时给予的回馈是,这表面上看是养育,但却击倒被养育的人。言下之意是'你背叛了我,现在你该付出代价了。'"

未解决的恋母情结冲突　由于家中的冲突如此激烈,所以恋母情结冲突的彻底解决是困难的。克雷默医生陈述,他母亲有时是一个"冷漠的,让人拒绝的泼妇,"而且"你可以和她争吵,但她让男人感觉自己极其窝囊。"此外,在恋母阶段,从对母亲的认同转为对父亲的认同,这对克雷默来说是困难的。他陈述道,五岁之前,他认同他的母亲,"之后我在父亲的身上**寻找**认同,但这是不可能的事,因为我父亲是如此专注他自己的事情。"

克雷默医生陈述,在他自己的精神分析中,他必须解决的一个原发冲突是与父亲之间的竞争。父亲从没上过大学,鼓励他把职业目标限定为理发师或商人。"我父亲不希望我干得比他好。"同时,父亲会在他儿子坚持自我的时候,假装心脏病发作。"我主要是害怕我因为在任何方面成功而害死了我父亲。"通过认同自己为一个脆弱的人,克雷默医生以此防御因为想打败父亲而引起的负罪感。后来,由于凡事难以坚持和实现,导致了大学的学业问题,问题不断累积,最终克雷默接受了心理治疗。克雷默医生只能追求他当一名心理治疗师的兴趣,这是他父亲的一个终生梦想。通过他对自己的第一个心理治疗师的认同,他形成了一个新的自我理想。

与自体发展有关的动机

自恋需求 当被问到,克雷默医生认为在他的同事中,最普遍的无意识动机是什么,他的回答是,心理治疗实践是一种解决自己问题的安全途径,"没有自恋创伤的风险"。他陈述,这些心理治疗师,包括他自己,最后面对一个"巨大的勒索——他们觉得自己被父母理想化,然后遭遇消极移情"。克雷默医生进入这一行时怀着幻想的期望,"我的自尊缺陷被理想化的父母滋养着,我的解释会有一种魔力,我会拥有救世主似的力量。非常宏伟的想法,尽管我那时**绝不会**承认这些。现在,我非常务实。"

父母的自恋 克雷默医生陈述,他被父母利用来满足他们的自恋需求。"所以现在我获得了一个自恋移情作用,这不是什么大事——这是我习惯做的事!"

夸大的自我理想 还是一个小男孩的时候,克雷默把父亲理想化为一个"超人"。他早期夸大的自我理想体现在他的陈述角色中,他认为自己是"救世主似的替罪羊……被钉死在十字架上,然后再次复活。"

克雷默医生指出,作为一个孩子,他最喜欢的电视节目是《崩溃点》(The Breaking Point)和《最后一刻》(Eleventh Hour)。在这两个电视节目中,"主人公是心理治疗师,是救世主似的人物。"克雷默医生现在明白,他当时"正追随一个源于自我理想的剧本,无意识地首先认同我(理想化的)父亲,接着认同这些电视节目中的主人公,然后认同我的第一个心理治疗师。"

与客体关系有关的动机

与分离有关的冲突 克雷默医生陈述,他的父母都认为他的独立是胁迫、叛逆的。他指出,他的父亲和母亲都曾经被他们自己的父亲或者母亲抛弃过。"当我开始上学时,我母亲因为分离而有过一段艰难的时光。她变得更加疏远……提一下她的过分溺爱——我从未得到她的允许加入童子军!"到了青春期,这种冲突升级。"随着分离和个体化的深化,敌意也在不断积累,因为她经历过这种背叛(她感觉他父亲背叛了她)。这就是我大学期间陷入抑郁的原因——我怀着这种**可怕的**负罪感离开了我母亲。"

克雷默的父亲也认为任何倾向于独立的迹象——哪怕是一个不同的观点——都是叛逆的,背叛的。父亲的这种态度在克雷默的青春期明显加强了,"我错误地认同父亲的这种态度,对我来说是一种伤害——所以当来访者和**我**分离时,我希望他们一切都好,而且不再紧紧抓着他们不放。"作为一个孩子,他因为父母的共情失败而幻想破灭,他"无法感觉也感觉不到悲伤。我会因为**动物**而感受到悲伤——如果一只宠物死了,我会伤心欲绝……(后来)为了女朋友,如果我不得不面对分手,我会生病(比如,单核细胞增多症)。"克雷默医生结婚后,他"无意识地在心理动力学方面被一个很像他母亲的女人吸引",现在他把这归咎于自己对与母亲分离的恐惧。

克雷默医生还回想起自己曾经艰难地与他的第一个心理治疗师分离。"我记得这种真正的悲伤——我失去了这个世界上我最好的朋友。"

对权力和控制的需求　在克雷默心目中,他的第一个心理治疗师的形象是全能的。从这里我们能看出他对权力和控制的需求。他说,例如,"我的解释会有魔力,我将拥有救世主般的力量。"

亲密关系　小时候,他对亲密愿望非常失望。"我放弃了(父母)双方,进入我自己的理念世界,将精力集中于人际间的一些抽象的东西。"对亲密的渴望在他的第一次婚姻中也没有得到全面满足。在心理治疗实践中,克雷默医生发现"亲密关系是相互实现的——虽然充满了愤怒和不信任,就像其他任何的人际关系——但大体上让人愉悦。否则,我早就对此不再热衷。"

救援幻想和弥补需求　救援幻想和弥补需求可能都是克雷默医生愿意担任家里的避雷针和替罪羊的潜在因素。"当他们感觉要疯狂的时候,他们把一切消极情感倾泻于我。我装扮成了一个心理治疗师。我几乎要疯了——但是没有。"

第六位治疗师：朱莉(Julie)

朱莉是一名临床心理学专业的女博士研究生。刚十来岁的时候，她就对心理学产生了兴趣。她母亲是一位知名精神分析师。家里有大量的精神分析学领域文献——没有电视机——所以，她读了很多这方面的书。她的这个兴趣受到了她父母的支持。他们非常聪明，欣赏弗洛伊德的著作，都从事精神分析工作。十七岁那年，朱莉决定成为一个精神分析师。让她进一步下定决心的是：她的老师们认为，精神分析学晦涩难懂的，难以接受。

心理障碍

朱莉在父母的压力下进入一所极具竞争性的大学。她发现自己变得"绝望地不幸福"，开始喝酒，然后"到处和人发生糟糕的性关系"。她"非常抑郁，而且无意识地表现出来"。她父亲建议朱莉获取帮助。朱莉的反应是非常生气，有轻生的念头，但很快就接受了精神分析治疗。

家庭成员　朱莉认为她母亲有着歇斯底里人格，而她父亲则是逃避型人格，会有爆发性愤怒反应。

与本能有关的动机

窥阴癖　朱莉认为，她的同事们最常见的无意识动机之一就是窥阴癖。她觉得，在心理治疗实践中，最有意思的是"发现的感觉"。她陈述，"精神分析学与某些暴露的未知的东西有关。小时候，我绝望地想要知道发生了什么——我父亲消失了，然后六个月后又出现了，门砰地关上，有人在哭泣，等等。"她回忆，"我母亲过去常常带着我去她开展精神分析工作的地方，我不得不呆在候诊室里。我想知道那些门后正在发生什么事。恋父情结的东西，你知道的。我看见她走出房间，刚哭过，我想知道，'那个她帮助的人到底怎么了？'"

朱莉的母亲可能通过不恰当的方式向她女儿倾吐，无意中激起了女儿的窥阴癖。"她曾向我倾诉一些事情，我甚至不想听她谈她与我父亲的关系——夫妻生活那些事。"

十五岁时，朱莉决定，她要做一个间谍，甚至跑去美国国务院咨询。后来她想成为一名模特，现在她认为这个欲望可能源于裸露癖和窥视癖倾向。

未解决的恋母情结冲突　朱莉谈到了她对父亲强烈而持久的认同，并指出她对研究经济非常感兴趣，这是她父亲涉足的领域。做一名心理治疗师是一种她认为她可能超越他的途径。"我父亲是一位著名的经济学家——他是一个天才。但是他不能处理情感。事情总是这样的……凡是我能做的事，他都做得比我好。而处理情感是我比他做得好的事。"

朱莉常常感觉自己处于父母的围堵中，导致她无法彻底解决恋父情结问题。"我母亲信任我，将我置于一个尴尬的处境。我感觉自己被撕碎了，这一切是如此粗暴。我那时想，'我能说什么？我说什么都战胜不了他们。'"仇恨常常出现，也可能是一个干扰因素。朱莉描述，她父母的关系是"暴风骤雨。他们都是火爆脾气……争吵时大喊大叫，摔门，诸如此类。"偶尔还伴有身体暴力。六岁时，在恋父情结阶段，朱莉的父亲有了外遇，离家出走了六个月。

朱莉父亲的极端占有欲使她难以爱上别的男人。"在性方面，他对我有强烈的占有欲。在我婚礼那天，他对我丈夫一句话都不说……他伤心，因为他女儿结婚了——他不再是我生活中的头号男人——所以他生气。"

与自体发展有关的动机

自恋需求/父母自恋　朱莉的母亲有明显的自恋倾向。朱莉陈述，对于母亲，难以征得她的同意，也难以对抗她。"倘若你提出一个不同的观点，她会表示个人的不屑。"在许多方面，母亲指望朱莉满足自己的需求，却难以识别和回应女儿的需求。当朱莉去接受精神分析治疗时，她母亲告诉她,"我知道你在那儿说我坏话。"最近几年,"她试图抓住我,似乎要说,'回来! 我需要你确认我的自体感。'"

父亲的自恋倾向明显表现在他执着的嫉妒态度上。"他对我,他的女儿,有强烈的占有欲。"

夸大的自我理想 "作为独生女,我觉得我不得不成为我母亲的一切。"朱莉说她母亲非常缺乏安全感,而且"在某些方面,对于女人能做什么,我就像一个模范。我真的鼓励她走出去,开创她自己的职业生涯……某种程度上,我是我父母的母亲,你知道。"

与客体关系有关的动机

与依赖有关的冲突 年幼时,朱莉想成为一名兽医。她养了很多宠物,"可能因为我是独生女,而且相当孤独。"在她们家的很多奇闻秩事里,普遍传达了一种情感剥夺感。

朱莉非常清楚她母亲的依赖需求。她陈述,当她还是一个小婴儿的时候,事情对她母亲来说更容易些。"无论怎样,她描绘了一幅美好的前景。这是因为她非常需要我。她是一个非常脆弱的人。因此,我越是依赖她,对她来说越好。随着我越来越成为一个独立的人,这就越发地困难了……随着我的成长成熟,我清楚地意识到她非常需要我。一年前,她总是不停地给我打电话——事情很可怕,她需要依靠我。"

朱莉最近做了一个梦。在梦里,她父亲显得很老很虚弱。她担心她父母"生病,然后依赖我。这很可怕,真的很可怕。"

与分离有关的冲突 六岁那年,朱莉和父亲分离,因为父亲离家长达半年。对朱莉来说,分离通常非常困难,她对父母有关分离的焦虑也非常敏感。谈到她母亲,朱莉也说,"如果我试图保持距离,她就会很受伤,并把它当成反叛。"当朱莉订婚时,"她说,'什么? 你怎么可以做这事!'她似乎认为我在征求她的许可。"

回顾往事,朱莉认为她大学期间的抑郁大体上是"因为离开家的原因,尽管那时我不会承认这一点。我那时一直认为,我非常独立和成熟。"朱莉知道她自己曾经否认损失,就像她搬到大学去住的时候。"如果我太在意他们的反应,我就很难解救我自己。"

当被问到她终止接受心理治疗时的感受,朱莉回复,"可怕。(笑。)我之所以笑,是因为我似乎没有被**毁掉**……我的喉咙被卡住,什么也说不上来。我没有做好终止治疗的心理准备。这就像被强行扔进这个冷漠的现实世界。"

救援幻想和弥补需求　朱莉坚持认为,她的同事普遍怀有的一个无意识动机包括"弥补愿望。"她似乎怀有救援和"修补"内在和外在客体的强烈需求。坐在母亲的精神分析师的办公室外面,朱莉记得当时自己在想,"我想帮助我母亲,想处于那个救援者的位置。"回到家,她沉思,"如果我能只让事情好转——说正确的话,那一切都会好了。当然,这与我成为心理治疗师有关系。"谈到她心理治疗工作中获得的满足感,朱莉陈述,"如果你真的帮到了某些人,他们重新站起来了——那会让人难以置信地兴奋。"

在她接受访谈的当晚,朱莉做了一个梦,她认为这个梦与访谈材料有关:

在我们旧金山的老房子里(我两到九岁期间住在那里),我和一群人在一起,其中包括一个女人。这个女人留着污秽的长发,散发出臭味。大门上的两把锁可以很轻易地撬开。我环顾四周,看见一把椅子,椅子很可能被一把挂锁锁着。突然,一架直升飞机飞到头顶上方,开始用机关枪扫射。大家都趴在地上,试图避难。我从一个地方躲到另一个地方,试图进入地下室,最终我成功钻进了地下室。在地下室里有很多我认识的人,包括我丈夫,我的老朋友凯蒂(Katie),昨晚,我睡觉前还给她打过电话。每个人都被这架直升飞机吓坏了。飞机不停地轰炸房子,甚至开始扔炸弹。有一个小女孩,大概2岁,看起来很害怕,我用双手搂着她。然后,我抱着她冲向地下室中用混凝土加固的部分。凯蒂就在那里,看到她没有受伤,我松了一口气。炸弹在我们的周围爆炸,我们知道如果被直接击中,我们都会遇害。但是突然间,嘈杂声停了,直升飞机飞走了。我丈夫和我高兴地在地下室跳起了舞。

朱莉觉得这个梦与她的童年明显有关。她评论，"我觉得那挺机关枪就像我母亲，炸弹像我父亲。我救下的两岁小女孩就是我自己。而这个梦的结尾也许表达了这种情感，通过结婚，我摆脱了父母的束缚。"这个梦似乎阐明了朱莉在她战场般的家庭环境中感受到的强烈恐惧感和危险感。她的救援幻想和弥补需求非常明显。

 # 第七位治疗师：格拉泽医生（Dr. Glaser）

格拉泽医生是位受聘于一家门诊诊所的临床心理医生。尽管她最初的愿望是学医，但她缺乏学术的先决条件；在接受职业咨询后，她决定攻读心理学。她和残疾人一起做义工，"有一种强烈的做善事的愿望"。除了医学，格拉泽医生还想过当教师或作家，她在学校的时候非常喜欢表演。如果她不是一名心理治疗师，她认为自己会很乐意成为一名中学教师。

心理障碍

格拉泽医生第一次接受心理治疗，是因为她"感觉十分空虚。"她陈述，"回想起来，我认为我有非常严重的自恋型人格障碍，而且我很抑郁。"

格拉泽医生表示对自己情感问题的顽固性很失望。"我对'结束'这个词有一个巨大的隐喻——你解决一些问题，就这么简单！但实际情况不是这样。我的问题一直跟着我，它们又回来了。"她并不期望她的工作可以提高她对自己问题的意识。"我没预料到别人的问题可能会如此的痛苦，因为他们的问题培育出了我自己的问题。我原以为这只不过是一个智力劳动的过程。"

家庭成员　格拉泽医生的父亲酗酒，而且有暴力倾向。她母亲"终生都严重抑郁。"格拉泽医生最近回想起早期的令人恐惧的记忆,"比如这一幕,我母亲手里拿着刀,然后我开始想,我母亲可能有点精神病。"她有一个弟弟,进出各个精神病院。他是个酒鬼,离婚三次,而且"没有工作或者人际方面的能力"。

与本能有关的动机

窥阴癖　格拉泽医生指出,在她的同事中,最普遍的无意识动机是好奇心。"我们必须清楚别人是怎样生活的。这真的是窥阴癖。我们获得许可,可以暴露,可以询问,还可以阐明一些非常隐秘和亲密的细节。"

裸露癖　小学时,格拉泽医生喜欢参加班级的表演节目,喜欢朗诵诗歌,喜欢做"其他与表演有关的事"。当问到她刚才话语中用到的"暴露"一词可能表现了裸露癖倾向,她解释,"我将自己暴露于别人的亲密细节中。我积极地寻求这一点。"

与攻击有关的冲突　作为一个孩子,格拉泽医生认为自己非常倔强。"我脾气坏,难以调节愤怒。"她被迫面对家庭暴力。"我父亲喝醉后令人厌恶,还有暴力倾向。至少在我脑海中,我母亲保护我们免受他的暴力伤害。至少,这是她所说的。"格拉泽医生有时也参与争吵和打架,而且"比谁都嗓门大"。她还认为自己满足了她母亲的受虐需求。"我为我母亲遭受更多痛苦提供了一个机会,她喜欢受苦。我做了很多她反对的事,她利用这些事情来显示我有多么忘恩负义。"

格拉泽医生仍然对她父母的愤怒抱有大量记忆。她半开玩笑说,"我很高兴他们都去世了,要不,我可能会杀了他们。"

至于治疗技术,格拉泽医生陈述,"我解释得太快,时间也掌握得不好,"这可能反应了她对当事人的无意识攻击。

未解决的恋父情结冲突　作为一个小女孩,格拉泽医生与她父亲关系密切。她描述父亲是一个"非常英俊、仪表堂堂的男人"。在她的恋父阶段,格拉泽医生的弟弟出生了,她和父亲的关系因此受到严重破坏。"直到六岁那年——我那老鼠似的弟弟出现之前——我还是小公主。我父亲非常为我自豪。我有一头可爱的卷发,长得非常漂亮。然而我弟弟一出现,我就落入了二流,这毁了这个美好的大大的恋父情结。"

当她进入青春期,第二性征成熟,父亲开始严密地保护她。父亲和弟弟明显难以放弃他们的恋母情结幻想。"他成了我的盟友,我的保护者。我被禁止独自去跳舞,而且由我父亲陪着。这真有些挑逗。他喜欢我的美丽。我们跳舞,当然,在舞池里,没有十六或十七岁的男孩可以和我父亲相提并论。所以……我想我恋爱了。"

与自体发展有关的动机

自恋需求　作为一个小女孩,格拉泽医生沐浴在父母的赞赏之中,她弟弟的出生代表了一次强烈的自恋伤害。"我被严重地赶下了台,对此耿耿于怀。我一直非常嫉妒他,作为一个成年人,我很高兴他一事无成。"

那一天,是她与她的第一个心理治疗师的最后一次会谈。她得知,她的心理治疗师因心脏病发作进了医院。全能感被触发了。"这是多大的力量!我离开我的治疗师,然后他就心脏病发作……我的幻想是,我的离开对他来说是一个打击,差点要了他的命。"

作为一个心理治疗师,格拉泽医生最初觉得她是"无敌的"。她在心理治疗工作中获得的一个满足感就是"成为天才",她发现她难以"抑制我自己,任由这种满足感发挥作用"。

父母自恋　无论是小时候还是成年后,格拉泽医生的父母对她的回应都是他们自己的自恋延伸。"我是一个成功的孩子,被人羡慕。我上大学,搬到城里,结婚——这一切反映了家庭的健康和成功。当我拿到一个新学位时,我的父母就会大肆吹嘘。他们竟然把这事登报。这总是让我非常生气,因为我觉得,我虽然比他们成功,但是他们会把这当成他们自己的成功。"

同一性扩散　格拉泽医生回想起,就在她开始自己的心理治疗之前,她坐在学校的自助食堂里,感觉抑郁。"我记得有一个朋友经过,问我在干什么。我说，'我不知道，所有的碎片都撒在地板上。'这是一种真正的分裂感，就像没有什么能让我保持完整。"

与客体关系有关的动机

与依赖有关的冲突　格拉泽医生指出，"小时候，我对母亲非常依赖。她不愿意我和别的孩子一起玩耍。她害怕我会生病，弄脏——对我来说，这很有可能发生。所以，我总是缠着她。"

下面的这个小插曲阐明了她小时候感受到的剥夺感："我记得正要去看儿童剧《白雪公主》，当我回到家的时候，有人已经来过，拿走了我的安抚奶嘴。于是我大哭……整个事情就是一场骗局，以至于我回家的时候，他们会说'你不能再吃安抚奶嘴了。'"

在青春期，她"是一个意料之中的触发器，突然就变得非常独立。"然而，这意味着引发大量的负罪感。"在我们家，独立是不被鼓励的。这意味着你要离开他们。所以，当你搬走的时候——我就这么干了，这等于在彼此间安置了整个大陆——为此你得付出沉重的负罪感。"

成年后，格拉泽医生的独立需求依然强烈。她曾经一度嫁给了一个这样的男人，"他像极了我母亲。他也不希望我独立。为了完成我的计划，我极度需要他。我们两个人都非常依赖对方。"

与分离有关的冲突　分离障碍引发了她在学术和职业追求方面的矛盾。"当我拿到奖学金时，我哭了又哭。这个成功意味着我将离开他们。我要去东海岸，但不久可以返回，我感到无比内疚。你怎么可以离开你的父母，进入一个大世界？"

格拉泽医生觉得对母亲的死负有责任："倘若我陪伴在母亲身边，她会更容易面对父亲的过世。"同样地，在幻想层面，她觉得自己是有责任的——当她听闻她的心理治疗师心脏病发作时，她以为这是由于她终止心理治疗而造成的。

对权力和控制的需求　关于她对心理治疗的兴趣以及她从心理治疗工作中获得的满足感，格拉泽医生陈述，"我喜欢修复东西，将混乱的局面安排得井井有条……如果我提出的建议奏效，我就太高兴了；倘若行不通,我会为此抓狂——著名的'扑通一声的干预',你听到它掉在地板上,安静地消亡。"

她最初的临床工作经历被证明是令人沮丧的。"面对他们的不幸,我感觉很无能……我因大声尖叫而失声。我非常沮丧——别人不按我说的去做。"她后来详细阐述,"好吧,我是一个行善事的实干家。人们过着如此糟糕的生活。我认为我知道答案,如果我告诉他们,他们会过得更好。我认为我是一个非常傲慢的年轻女人,误解了帮助别人的方式。我有一套真正的推土机技术——只要往里一推,感谢上帝,你就感觉好了。我就是觉得自己所向披靡。精通心理学——是一种伟大的力量。我认为我在做一次强大的旅行,一旦受挫折,我就会非常沮丧。"

当被问到她发现在心理治疗实践中,最大的困难是什么,格拉泽医生回复,"抑制我自己。给当事人应有的自主,这也是一切改变发生的必要条件。我倾向于控制、掌管,所以我非常擅长危机处理。日复一日的辛勤工作是最困难的,这是他们的工作,不是我的,这很重要。"

亲密关系　与亲密有关的冲突很明显。"当我靠近别人,"她陈述说,"我担心失去我自己。我害怕他们会吞噬我,然后我会死去。我父母是极具毁灭性的人——他们从不放过我。"

格拉泽医生从事了几年的行政工作后,转行临床心理治疗工作,部分原因在于她"非常孤独。感觉失去了某些东西——与他人接触的充实感。"

弥补需求　格拉泽医生的评论表现了强烈的弥补需求。例如,她说,"哦,我觉得非常内疚。我不是一个乖女儿……一个乖女儿应该留在家乡,就在同一个街区。她做秘书,早早地结婚,有好几个孩子。因此,我母亲过世的时候,我感觉非常糟糕。我若是个好女儿,她也许那会儿就不会死。如果我住在附近,我母亲就会更容易面对我父亲的离世,就不会这么空虚。"

她谈到,这个问题有点像她与她的心理治疗师终止治疗时出现的问题。"噢,这可怕,可怕极了。这以一个大爆炸结束。我去和他做最后一次会谈,我买了一束花。但是他的办公室关了。我得知,他前天晚上心脏病发作,尽管结果证明不是心脏病发作。我最后一次见他是在医院里,这勾起了我的伤心事,我觉得我对母亲的死负有责任。我见到他时,他还带着监护仪,脉搏变得越来越慢。因此,我真的害怕我的毁灭性。"

格拉泽医生有关她从心理治疗实践中获得的满足感的评论还体现了明显的弥补需求。"我喜欢修复东西,或者至少给人们工具以便修复破碎、让人苦恼或曲解的东西。"

第八位治疗师:卢卡斯医生(Dr. Lucas)

卢卡斯医生是一位大学临床心理医生。他陈述,他对心理学最初的有意识的兴趣萌发于服兵役期间,那时他在一家精神病院当护士。卢卡斯医生处理那些有战争疲劳症的士兵,"开始对人们的奇怪行为着迷,在一个人的身上居然会有这样的变化,这让人印象深刻"。他对心理学的兴趣源于一位精神病医生的指导,这位精神病医生是他的良师益友,还说服他进入精神分析学领域。这很快唤醒了"所有的情感、恐惧和好奇,它们在服役过程中被激起,然后又被埋葬。"

卢卡斯医生回忆,在他的童年生长环境中,"总有一些人围绕着一个可爱但'疯狂'的人——很可能是间歇性精神分裂症"。他记得自己小时候就想了解他们。"后来,我投身于心理学,因为我从未满足我对这些疯狂的人的好奇心,我作为一个年轻人开始和他们接触,还做了一年半的精神病患者的护士。"

卢卡斯医生还很想当一名记者;他一度考虑过学医,特别是精神病学。目前,如果他不是一名心理医生,他觉得自己可能喜欢当作家、电视评论员或历史学家。

心理障碍

在二十几岁时,卢卡斯医生有过轻度恐惧症,但经过短暂的心理治疗就消失了。卢卡斯医生还陈述,他进入这个行业的一个无意识动机是"害怕疯狂",这是他在他自己的精神分析中发现的。多年来,他感觉到"正常和非正常之间的边界确实是模糊的"。

家庭成员 "没什么严重的病理学症状——顶多就是边界症状。我母亲是一个苛求、自恋的人。我父亲很可能对自己的事太消极。"

与本能有关的动机

与攻击有关的冲突 作为一个孩子,卢卡斯医生遭遇过很多公然的家庭冲突,他因此有典型的退缩表现。"每个人都对别人大喊大叫。如果情绪过于激动,通常会有人离开。但是我记得,好几次,一辆警车出现,带走了我父母……我通常远离这些事端,除非直接影响到了我。我从不敢参与他们的打斗。我几乎,你能明白,都躲在桌子下面。"

由于他父亲基本被动,因此,卢卡斯医生缺乏一个良好的男性攻击行为榜样。她母亲做所有的决定。"我父亲的职能就是维持家庭生计。其他的都掌控在我母亲的手里。"如果他们发生争吵,"通常是我母亲在大喊大叫,我父亲基本上只是听着"。卢卡斯医生八岁或九岁时,他父亲"几乎从我的生活中消失了"。

与自体发展有关的动机

自恋需求 卢卡斯医生早期有关心理治疗实践的期望表现了全能驱动力。"我曾经认为心理治疗工作非常神秘且富有魔力。我还认为人们比他们真实的表现更疯狂,他们可以被更迅速地治愈。"

卢卡斯医生从治疗工作中获得的一种满足感是"去感受这一点——对来访者来说我很重要"。他自己的自尊感很大程度上介入了心理治疗的过程。当被问到,他认为心理治疗实践中最大的困难是什么,他描述,"当我不能建立连接或者即便建立了连接但毫无助益时,我常常感到无能,能力不足。治疗没有进展时,我可能感觉很消极。"

夸大的自我理想 作为一个男孩,卢卡斯在他家处于一个特殊的位置,但他必须不断证明他的价值。母亲称他为她的**金色的凯旋**,把他当做"宇宙的中心"。卢卡斯陈述,"她**的确**把大量的注意力聚焦在我身上,但有一个明确的契约——我**收获成功**……我是成功者,而且被认为是最聪明的。这其中有一定的尊敬和欣赏,但还有大量的嫉妒。对我母亲来说,对我最期待的不是别的,是只接受最好的。如果我带回家九十九个优,一个良,她就会因为这一个良而对我大喊大叫。"

父母的自恋 格拉泽医生描述,他母亲是一个"非常自恋的人。当我还是个孩子的时候,她基本上是一位让人窒息、抗拒的母亲,我永远无法实现她的期望"。成年后,他和母亲的关系很温和,"因为我再也不必取悦她"。

母亲认同 卢卡斯医生在整个童年时代和母亲最亲密。和父亲相比,他更倾向于认同母亲。"在很多方面,我更像我母亲,我自恋,渴望被喜欢,完全不像父亲那样消极或有包容力。"

与客体关系有关的动机

与依赖有关的冲突 三岁前,卢卡斯医生感染过多种传染病,大约住院六个月。

卢卡斯医生指出,"被需要的愿望"是他同事们最常见的无意识动机。至于他自己在心理治疗实践中获得的满足感,他陈述,"这的确是我喜欢的——而且我认为这部分源于被人需要的感觉——看到来访者病情好转"。谈到这些动机可能会导致的潜在困难,他说,"我认为和其他精神分析师相比,我在反移情方面遇到的困难更多。我倾向于在情感上与来访者有更多牵连"。

与分离有关的冲突 早期母亲对分离和个体化的阻碍能从下面的评论中推断出来:"在针对我的精神分析中,我重建起这段经历……由于让我这个孩子的离开,母亲度过了一段艰难的时间。她是一个让人感到非常窒息的人。但是,在青春期,做我想做的事情对我来说真的很重要。为了我所有的意图和目的,我从家里搬了出来。"

至于父亲对他的自立的反应,卢卡斯医生陈述,"他毫不关心"。作为一个青少年,卢卡斯医生"非常迅速地解放自己——虽然不是心理上的解放。我很少和家里联系，十七岁就参军了。之后，我很少和母亲联络，避免在家呆着"。

作为一个心理治疗师，卢卡斯医生和当事人终止时"有困难"。为了处理这些困难，他"几乎建立了一个系统——一个有些严格的终止方式"，通过这种方式，逐步终止当事人的来访。他评论，"但是，矛盾的是，一旦我有规律地终止会见来访者，我就真的把他们从我头脑中清除了。也许这就是我所知道的将他们从头脑中摆脱的唯一的方式，如果我知道还会回来的话"。卢卡斯医生陈述，他常常打电话给几年不见的来访者，他认为这是他自己反移情的一部分。

救援幻想和弥补需求　对母亲的负罪感可能反映了弥补需求。这种需求在心理治疗实践中得以满足。卢卡斯医生陈述，"我因为自己对待母亲的方式感到内疚——我将自己和她一刀两断，离开她，然后做一些至少在某种程度上是叛逆的事情。"

救援幻想可能对卢卡斯医生选择临床心理学专业起了一定的作用。这与他父亲的一个实际缺陷有直接的关系。

第九位治疗师：穆尔医生（Dr. Moore）

穆尔医生是一位私人精神病医生。在大学期间，他主修生物学，辅修英语和哲学。在医学院，穆尔医生发现，精神病学老师是最受欢迎的。他喜欢"他们并不是太偏向医学"。除了精神病学，他还考虑过病理学和内科。不考虑前者是因为他不想做研究，接着也对后者失去了兴趣。穆尔医生发现精神病学为他的各种兴趣提供了一场"美妙的婚礼"。此外，在他执业的头十年间，他反复渴望重返病理学。在精神病学领域，穆尔医生觉得心理治疗"比生物学的东西更有趣"。

心理障碍

穆尔医生认为，他的同事们最常见的无意识动机是"解决他们自己的问题"的愿望,他认为自己也有这个动机。

在医学院的第一年里,穆尔医生的强迫症和中度抑郁发作。他感觉自己的暴脾气威胁到了他的婚姻。回顾往事,他认为自己"遗传了我父亲的自恋——重复了他的病态心理"。

家庭成员　当被问到这个问题,"你的原生家庭由哪些人构成?"穆尔医生回复得不动声色,"很可能是斯特林堡(Strindberg)"。穆尔医生描述,他母亲非常自恋,他父亲有明显的虐待狂倾向。他早期的记忆中有这么一段,那时,他五岁或者六岁,成为"唯一哭着从露营地回家的孩子。"他陈述,他的家庭是"我所见过的最糟糕的家庭之一。这就是我不能做家庭治疗的原因——这太令人恐惧了。我会从座位下面挖个洞逃走的"。

与本能有关的动机

与攻击有关的冲突　在青春期,穆尔医生"满腔仇恨",还"将这种仇恨升华到当职业杀手的想法"。这偶尔成了一个强迫观念。"我想当一名黑手党杀手——如果我可以努力实现这个愿望的话,我应该会是个私人杀手。我只是不知道如何在不被杀死的情况下拿到报酬……这是一个幻想,但我一直在盘算。"

在家里,他感觉自己受到父亲火爆脾气的冲击。"我是一个拳击沙袋,被我父亲虐待的沙袋。"当问到他经历的因父母过世而引起的恐惧感,他回复,"这种感觉很少。事实上,我还曾想庆祝一下"。作为一个成年人,他依然得与他自己发作的愤怒作斗争。

在青春期,穆尔医生还曾强烈地渴望自杀。即便是成年后,他"发现这个轻生的念头依然确定,有一天我会杀了我自己"。

反攻击的反向形成　通过反向形成,穆尔医生的某些愤怒和攻击得以回避,表现为对伤害别人的恐惧。在解释他对作为医学专业的病理学的兴趣时,穆尔医生陈述,"尸体已死,因此不可能再被伤害或受损。我极不适应引发痛苦这件事。杀是一回事,引发痛苦是另一回事……和死尸在一起,我总觉得很舒适,因为你不可能伤害他们,他们的内心又是如此美丽。这可以解释我为什么对心理结构感兴趣"。

穆尔医生还学会利用他的幽默感来扩散攻击性,在某一时刻他想成为一个独自表演的喜剧演员。谈到他的一个富有幽默感的舅舅,他指出,"这一点,我像他。他是我父母的谈判代表。他用幽默感阻止我父母杀害彼此——我也是这么做的"。

未解决的恋母情结冲突 穆尔家的家庭氛围不可能让他彻底解决恋母情结问题,因为他父亲"嗜虐、残酷、暴力、爆粗口,服从母亲时又表现出奇怪的受虐倾向",而他母亲看上去是一个"贪婪且势不可当的泼妇"。穆尔医生将他早期与父亲的互动比作一场马术比赛。"你带着她(母亲)的头巾参加比赛,杀了你父亲、姐妹或者她的任何敌人。然而,四十年后,你意识到这是一个不可能的任务,于是她将你发送到战场去对抗你的朋友。"

在他二十几岁的时候,负罪感和对成功的恐惧影响了穆尔医生的学术进步。他陈述,通过精神分析学,他能解决自己很大一部分的阉割焦虑。

作为一个心理治疗师,穆尔医生认为自己有"一种反英雄作为",也许反映了他持久具有的恋母情结问题。

与自体发展有关的动机

自恋需求/父母自恋 穆尔医生指出,他家注重外表,他觉得为了维持这个虚伪的外表家人不惜一切代价。"房子里面很可怕。但每个人只看他们的外在自我,他们保护自己的形象,让人觉得有能力,负责任。这纯粹是欺骗。因此后来,我对这些存在主义的概念比如,'不守信用'和'背叛自我'产生了兴趣。"

穆尔医生认为,他父母都不成熟,自私自利。他母亲的表现就是一幅自恋的临摹。"她很神经质,自我中心,总是以夸张的自杀为要挟。我没法告诉你她与我的关系如何,因为她真的从来就与我无关……我的同情心被年复一年地消磨。她不卑鄙,只是极端自恋。"

与其他受访的心理治疗师的母亲不同,穆尔医生的母亲明显没有阻止他获得自立的意图。"我母亲支持我自立,因为她对我不感兴趣……她不反对是因为她不和我在一起。她不想出现在我的生活里。她若是偶尔希望我和她在一起,那就是她需要朝我倾倒心理垃圾。"

夸大的自我理想　"我被任命为问题解决者和救世主。我得看我母亲的脸色。"

与客体关系有关的动机

与依赖有关的冲突　穆尔医生描述,他的童年经历传达了一种强烈的情感剥夺感。例如,谈到他母亲,穆尔医生陈述,"她从来就不是一位母亲。她是他的妻子——这很清楚。但是我没感觉到她有多少母性……我对她的记忆很少。我没有压抑自己——他们只是**不存在!**"他后来陈述,"我不是一个孩子;我是一个成年人……我要么赡养她,要么离开家。我是家长。当她年纪大了的时候,她实际上就要叫我'爹地'。你可能要说,这是因为她老了,但这就是我得面对的情形。"

穆尔医生的父亲小时候被他的亲生父亲遗弃了。据穆尔医生说,他父亲把自己的遭遇转化成怒火,投射在他儿子身上。当穆尔医生试图自立时,"我父亲告诉我,如果我没有独立,就会很糟糕,因为他不会为此承担任何代价。"在中学的最后一年,父亲心脏病发作,家庭支离破碎。

与分离有关的冲突　穆尔医生认为,心理治疗师在与当事人终止治疗时,遇到的最大难题在于,"心理治疗师在他们的原生家庭中总是担任着父母的角色。他们与终止作斗争,因为他们永远离不开他们的**父母。**"至于他自己在这方面的问题,他陈述,"对我来说,终止一直是心理治疗工作中最艰难的部分——对我而言**不可能**办到。我不知道结果会如何,这必定与边界障碍有关……当我离开我妻子——对我而言也意味着,我的母亲——终止变得容易而自然。我可以和人们说再见,因为我不需要他们。我发现你可以离开,可以和某人终止关系"。

对权力和控制的需求　穆尔医生的一个评论传达了他孩提时代的脆弱感和无力感。谈到他母亲,他陈述,"她不是打扰性的,而是**侵略**

性的。"

亲密关系　谈到他成为心理治疗师的最初动机,穆尔医生陈述,这个职业提供"一个格式,在这个格式里,你可以以一种安全的方式获得一定数量的人际情感亲密"。

穆尔医生与他的父母少有亲密,他还陈述他的婚姻成了"我孩提时代亲密关系的替代品"。当然,他父母的婚姻不能提供亲密关系的恰当榜样。穆尔医生描述他们的关系"如同暴风骤雨,暴力,施虐与受虐——这是'五十五年的战争'!"。

穆尔医生毫不夸张地预想他的职业活动是一个"救援工作"。"我喜欢帮助人们找到他们自己,因为大多数围绕他们的影响是倾向于毁灭的,而且难对他们产生积极影响。有时,我认为,浪漫地说,我是在行为方面是那种反英雄式的主角,将人们从他们自掘的坟墓中拯救出来。我觉得我在实施救援工作,拯救尸体。仿佛我是阻止他们、以免他们被他们自己永久埋葬的最后机会。"

穆尔医生明确地将这些动机与他在原生家庭中的典型生活角色联系起来。"我帮助人们,使他们内心更舒适——更少焦虑,更少伤害。这关系到我孩提时代的'使命'——帮助拯救我母亲,她被当作是我父亲的受害者——尽管我后来很快知道,事实恰恰相反。因此,我认为,在一定程度上,我的动机是拯救我母亲彻底失败的一个反应。你可以说,我生来就是一个心理治疗师,尽管最初的二十年没有报酬(笑)。"这也说明救援幻想与弥补需求之间的关系是如此密切。

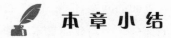

本 章 小 结

由于该研究在方法论上的薄弱性,任何总结都必须被当成一种试验性总结。样本的规模很小,而且我们没有尝试去确认这个问题——这些样本是否能代表整个心理治疗行业。此外,这些自愿接受这项调查研究的心理治疗师是否与那些选择不接受调研的心理治疗师有什么不同,这也无从得知。最后,这项研究几乎与之前提到的所有研究一样,没有任何对照群体可以就同样的主题与这项研究进行对比。

虽然存在以上这些限制,不过,访谈结果似乎与很多研究文献一致。访谈材料为下面这个一般性假设提供了补充支持:下面的这个重要决定因素激起人们从事心理治疗工作的欲望——试图解决个人心理冲突。此外,有迹象表明,本章几乎包括了文献资料中提到过的所有的特定无意识动机,这些动机多多少少都呈现在这个小小的心理治疗师抽样样本中。最后,研究结果显示,若把这些无意识动机放在每个心理治疗师早期的成长环境和家庭动力学环境中,我们对这些动机的理解会更为透彻。

第八章

结论和进一步反思

本书概括了可能影响人们决定成为一名心理治疗师的各种无意识动机。对相关文献资料的回顾揭示了一个广泛的共识：尽管这是一门基础学科，但是选择这个职业的一个主要决定因素包括人们解决自身情感问题的愿望。那些选择从事这个职业的人典型表现出明显的个人心理冲突。然而这些心理冲突若是得以适当理解和掌控，这些障碍最终就有可能使治疗师更有效地帮助他们的当事人。那些遭遇和忍受过情感伤害和创伤的人似乎在承受中提升了理解和共情他人的能力。

心理健康从业人员有些不情愿承认和探索他们从临床环境中获得的满足感。然而，对心理治疗过程的更全面的理解要求考量参与双方的心理动力学。心理治疗师的动机和收益可以与当事人出现的问题联系起来。就是这最初驱使双方参加心理治疗互动。

心理治疗师的动机占据了一个有利位置，它们与主要的精神分析模型相对应：驱力理论，自体心理学和客体关系理论[1]。这些模型之间明显有很多重叠部分。不过，它们提供了一种系统处理复杂问题的方法。在下文简短的总结中，大量的引用可以在前文中找到出处，因此不再赘述。

首先，这些动机与本能目标有关，包括性本能和攻击本能这两个基本本能。性内驱力既可以表现为窥阴癖和裸露癖这两种倾向，还可以直接表现为性满足。在极端情况下，如果后者，即性满足，彻底丧失了

---

[1] 作为第四个理论框架的自我心理学的各方面内容已纳入这些探讨。

升华能力，就可能会达到顶点，表现为心理治疗师和当事人之间实际发生的性关系。心理治疗师的攻击内驱力包括虐待倾向和受虐倾向。通过反向形成，虐待冲动往往被转化为一种治愈和养育渴望。如果这种欲望特别强烈，就可能导致一种过分热心地治愈和救援当事人的需求。虐待冲动还可能或多或少表达于治疗关系中，表现为有意识或无意识地试图剥夺、挫败、吓唬、侮辱、惩罚、拒绝或放弃当事人，或者阻碍他们的治疗进展。受虐倾向还会影响职业选择，执业者可能为此付出高昂的情感代价。心理治疗师为了帮助他们的当事人面对痛苦的现实，某些虐待倾向可能是必要的；而一定程度的受虐倾向可以让心理治疗师通过制造他们工作中可忍受的沉重打击来实现心理治疗。

心理治疗要求具备以下能力：直觉、移情能力、养育能力、被动和其他在我们的文化中被视为相对女性化的人格特质。成为心理治疗师的男性可能就是个没有完全解决儿时的恋母情结冲突的人。对有些男性来说，心理治疗师这个角色似乎代表了一种持续的母性认同，一种处理无意识焦虑方式，以及一种处理因为攻击和性冲动而引发的负罪感的方式。对于女性临床心理治疗师来说，她们的恋父情结建立在与性别认同有关的冲突之上。心理治疗实践可以为她们提供一个融合男性和女性倾向的途径。

第二类动机包括萌生于早期自我发展的心理动机。强烈的自恋需求和魔术般的全知和全能愿望可以激发成为心理治疗师的渴望。当事人移情到治疗师身上的爱和钦佩，以及心理治疗师的权威和控制地位能够提供有效的自恋满足。心理治疗师能够利用当事人作为映射和理想化的自我客体。

倘若父母过度自恋，孩子可能背负一些不现实的过高期望和抱负。这些孩子发展出了膨胀的自我理想，可能被这样一个职业吸引：这个职业容许他们幻想完美、全能和夸大。被自恋投注的孩子发展出一种察觉他人无意识需求的细腻的敏感性，心理治疗实践有赖于这种必要的共情能力。强烈的母亲认同和相对扩散的自我认同还可能增进共情能力的发展。有证据表明，这些因素都相当普遍地存在于心理治疗师这个群体中。

第三类动机包括与客体关系有关的动机。这些动机源于与情感关联性有关的冲突。有强烈依赖需求的心理治疗师可能与他们的当事人形成依赖关系，或者可能通过为当事人提供他们自己渴望的照顾和养育，间接地满足这些需求。心理治疗师若是与爱的客体有心理分离方面的冲突，就可能从临床工作中持续获得处理这些共生和分化问题的机会。其他的心理治疗师若有与亲密有关的冲突，就可能认为心理治疗情境以一种独特的受控制且没有威胁的方式为他们提供了人际间的接触。

出于对权力和控制他人的渴望，人们也可能决定成为一位心理治疗师。心理治疗师若曾经被他们的父母过度支配，就可能通过支配和控制他们的当事人来补偿他们的无力感。其他心理治疗师倘若滥用心理治疗情境以重建他们自己的病史，就可能无意识地把他们的当事人逼疯。心理治疗师的无意识救援幻想通常与一位抑郁的母亲有关。这可能会激起治疗师帮助那些痛苦的人的欲望。最后，针对爱的客体的与攻击有关的强烈的无意识负罪感可能会引发弥补需求。在这里，治愈他人表现了一种象征性的修复和赎罪尝试。

弗洛伊德试图为此辩护，他将精神分析学理论应用于对天才（比如列奥纳多·达·芬奇）的人格理解。他于1910年写道，"没有任何人像他一样，如此伟大，以至于被迫屈从于法律。法律以均等的力量统治着正常活动和病态行为。"对于心理治疗师的心理机能，我们也可以采用同样的评论。通过意识到他们的无意识动机，心理治疗师可以克服潜在的障碍，甚至将这些障碍转变成心理治疗的有利条件。正如弗洛伊德（1910年）另外的陈述，"我们注意到，没有精神分析师能够比他自己的情结和内部抵抗走得更远。"在第七章的访谈材料中，呈现了一个鼓舞人心的方面：受访的心理治疗师已认识到了以前没有意识到的动机。

总而言之，决定成为一名心理治疗师，这肯定是诸多因素相互作用的结果。在对心理治疗工作的渴望中，每一个心理治疗师都表现了一个独特的潜在动力组合。某些决定因素是健康的，有助于心理治疗过程，而其他的决定因素则是神经质的（或精神病态的），对治疗过程构成潜在的破坏性。这些动机和人格模式似乎深深植根于心理治疗师的心理发展历程和原生家庭的心理动力。

 ## 自我认知不足的危险

下面这个假设也许太过轻易：倘若心理治疗没有益处，尽管如此，它仍是良性的（Meares & Hobson，1977）。第二章引用的文献资料指出，很多人进入这个行业，他们自身就有中度乃至重度的情感障碍，而这些障碍实际可能在很大程度上促成了他们的职业选择。通过个人心理治疗，很多人明显能够恰当地理解和解决他们自己的冲突。然而，依照逻辑，其他人就没这么幸运了。

相当比例的普通心理治疗来访者在心理治疗过程中不能取得实质性进步——倘若心理治疗师是来访者，成功率为什么就明显提高？事实上，有关培训期的个人心理治疗实证文献资料表明，15％到40％的培训生报告了不满意或负面的效果，这个数字明显高于对普通心理治疗来访者的对比评估（Macaskill，1988）。在一项研究中，心理治疗师为心理治疗方向的培训生实施心理治疗，他们一致认为，这些学生的心理学知识倾向于提高他们的心理对抗，从而阻碍而不是促进心理治疗（Kaslow & Friedman，1984）。总的来说，我们只能总结：很多心理治疗师仍然对他们自己的心理机能认识不足。

正如哈默（1972 年）所说，如果心理治疗师公然保卫他们自己的负面部分，包括他们实践心理治疗的动机，那么，这种感觉迟钝和无意识就会倾向于延续到他们与当事人的关系当中。倘若这一切发生，心理治疗的进程就会受阻，乃至倒退。的确，在有关心理治疗师对治疗结果的调节水平的调查研究中，费希尔和格林伯格（1977 年）发现，下面这个观点获得了持续的支撑：心理治疗师的心理障碍是反心理治疗的，还对当事人构成潜在伤害。如果我们考虑到这一点——心理治疗实践和精神分析工作可能会使某些心理治疗师的情感冲突进一步恶化，那么这种潜在的伤害将被进一步扩大（Freudenberger & Robbins, 1979；Wheelis, 1959）。

梅德（1989年）提出，对于某些人来说，职业培训提供了一种**避免**个人问题的途径："这个受伤的医生本该先医好他自己，结果就是变得更好，然而他们可能采取封闭伤口的做法，最终目的是保护自己，那他的伤口将永远得不到治愈。"梅德指出，通过培训，这些人可能获得了一个防御技术的军械库，还将变相的批评和责备合理化，使他们与潜在的冲突隔离。

心理治疗师若不能接受他们自己的自恋和夸张，就不能将当事人推荐给其他更合适的心理治疗师。他们以一个答案应对很多问题，并且相信，他们自己招牌的心理治疗方法是为每一个进入这个办公室的当事人度身而设的。如果治疗师发现并理解了自己的治疗动机，他们就会更少根据自身需要选择治疗技术和模型，而更多从当事人利益角度出发。

 ## 心理治疗师的职业倦怠

倘若心理治疗师的动机未经探索，心理治疗师和当事人将会面临潜在的危险。潜在的风险之一是，心理治疗师可能会冒着巨大的职业倦怠风险。**职业倦怠**这个词指的是体力和情感的耗竭，工作表现下降，态度冷淡，这一切都是因为过度的职务苛求和压力造成的。弗洛伊登伯格（Freudenberger, 1974）被广泛地认为是第一个将这个毒品文化术语运用于心理健康职业领域的人。

盖伊（1987年）在一本研究这个论题的著作中，提出了与职业倦怠症有关的大量症状。情感方面症状包括：焦虑、抑郁和沮丧、孤独、恐惧、情感枯竭、无助感、愤怒及易怒、内疚和自我怀疑，还有对当事人关心度下降,漠不关心,渴望从当事人和同事那里撤退。认知方面的症状可能包括一些态度方面的问题,容忍力差、顽固、保守、防御、玩世不恭、悲观、人格解体、厌倦、全能、怀疑,甚至公然地偏执。行为方面的症状包括工作效率下降,注意力分散,没有目标,还有攻击或争吵行为。作为职业倦怠症的症状,作者还提出成瘾行为、冒险行为以及容易造成事故的行为不断攀升。身体方面的症状可能包括疲劳、筋疲力尽、睡眠障碍、肌肉紧张,对疾病的抵抗力下降。还可能发生头痛、腰疼、高血压、哮喘、过敏、体重增加以及肠胃问题。人际冲突,交际能力受损,社交离群,这些都是患有职业倦怠症的心理治疗师表现出来的常见症状。

针对心理治疗师职业倦怠症发生率的研究在心理学领域很少见。研究结果显示,发生率的范围从大约 6％(Farber,1985)到多于 32％(Wood et al.,1985),尽管后面这个数据包括这些心理治疗师——他们遭遇的职业倦怠或**抑郁**的严重程度,足以影响他们的工作表现。有关心理治疗师对职业不满的研究也很稀少,而且在方法论上存在疑问。然而,研究结果相对一致的,必须引起我们足够的警戒。例如,凯利和同事们(1978 年)发现,在此行业工作 25 年后,46％的被调查者表现出对职业的不满,这些被调查者指出,假如他们的人生可以重新开始,他们再也不会进入这个行业。普罗查斯卡和诺克罗斯(Prochaska & Norcross,1983)及沃尔费什和同事(Walfish et al.,1985)开展的研究,实际上都得出了对职业不满的同样比率。此外,越来越多的研究表明,临床心理治疗实践对医生产生了负面的影响,具体表现为过度焦虑,中度抑郁,与家庭成员的情感卷入不足(Bermak,1977;Cray & Cray,1977;Farber,1983;Loonay et al.,1980)。

哪些因素导致了临床心理治疗师对职业的不满和职业倦怠?心理学方面的文献资料已经就此提出了大量的决定因素。例如,法伯(1983年)提出,倘若临床工作的持续压力和对临床工作的反感压倒了心理治疗师的个人自愿,就会导致治疗师对职业不满和倦怠。埃德维奇(Edelwich,1980)提出建议,那些从事助人行业的人特别容易倦怠,原因如下:一开始高度热情和渴望,缺乏技能考量标准,低收入,性别歧视(针对女性),财政和制度支持不足,资源利用率低,高度的公共可见性伴随着公众的误解和怀疑。罗斯克(Roeske,1986)指出,职业要求与个人满足需求之间的冲突是不可避免的。同样地,一项研究揭示,大多数受访心理治疗师把他们的职业倦怠症归咎于"心理治疗关系所要求的非交互的注意力,单向的给与和责任"(Farber & Heifetz,1982)。

有些职业态度本身就创造了一种氛围,很可能引发职业倦怠。贾菲(D. T. Jaffe,1986)谈到这些职业态度:

> 首先,心理健康行业从业人员被灌输了这样的思想:他/她的需求在健康工作中没有容身之地;一个有能力的从业者应该学会抑制所有需求,除非这个抽象的需求对治疗有益。其次,从业者的情感也被认为与治疗无关,倘若情感出现,则被认为是疗效的表现……即使是同事间的情感分享和个人需要表示也是种禁忌。受期望的却是愤世嫉俗的超然态度……医生情感棺材的最后一颗钉子是对同事的不关心,对任职的医疗机构的无兴趣,社会支持的不足,缺乏对这些压力的核实。

与传统的萨满巫师不同,人们期待今天的心理治疗师在心理上保持坚强、健康、坚忍;那些明显抑郁或焦虑的心理治疗师容易被同事认为有些差劲或脆弱(Gilbert et al. ,1989)。心理治疗师这个职业看似不协调,其职业宗旨在于帮助人们接受和承认他们的情感和需求,却常常不能容忍甚至不承认对这个职业的从业者的这些人文关怀。

造成职业倦怠的很多因素源于这个职业的本质和文化环境,个人从业者的心理状态也发挥作用。的确,前面几章中所探讨的很多无意识动机,倘若没有加以检验或限制,则可能引发职业倦怠症。例如,倘若心理治疗师利用临床环境间接或直接地获取性满足,他就可能遭遇内疚和低自尊(若这种性冲动十分恰当地付诸行动的话),同时使当事人失去自我感。如果对受虐倾向和反攻击的反向形成不加约束,那么它们可能会使从业者过分扩张,耗尽精力,从而使心理治疗工作变得更加苛求和繁重（超出了这个工作原本的需求）。另一方面，攻击冲动的过度**表达**还可能逐渐使人产生内疚感，制造对抗性氛围，对参与心理治疗过程的双方造成伤害。

下面谈到的是与自体发展有关的动机。如果心理治疗师将他们的个人或职业自尊建立在当事人的钦佩、感激之上，那么心理治疗的进程会很容易遭遇频繁而激烈的情绪波动。心理治疗当事人（或其他人）作为镜映和理想化的自我客体，可能会遭受反复的失望。通过心理治疗师这个角色，执业者实现一个夸大的自我理想的渴望始终相随：他们永远不能明智，不能钟情，不能足够强大，一个完美自我的错觉将会持续地被负面的移情和临床技术的实际限制所玷污。简而言之，内化父母的不现实的高期望永远不能被成功满足，这将导致一场西西弗斯式的徒劳斗争*。假使这种高期望未经分析，就只能以抑郁或者自欺告终。过度的同一性扩散还可能导致职业倦怠。只有自我边界的必要放松是**局部**且**短暂**的，共情作用才能运用于心理治疗。心理治疗师如果过于认同他们的当事人，他们对当事人的心理治疗疗效将会受影响，还有可能被他们每天遭受的情感痛苦所压倒，从而导致切西克（Chessick，1978）所称为的"完全苦闷的灵魂"。

为了完善这个简短的概述，让我们接下来考虑与客体关系有关的动机。心理治疗师若有反依赖的反向形成，又受到为别人付出的需求的驱使，就会倾向于为他们的当事人做太多，对他们自己的需求照料得不够。此外，他们可能使当事人依赖他们，从而危害治疗进展，导致成功治愈率不高。同样地，心理治疗师若有过度的分离焦虑，就可能无意识地妨碍当事人的成长和个体化。为了实现最终的分离，他们的当事人可能被迫以一种生硬或敌对的方式终止治疗，使心理治疗工作中一个困难的方面（即治疗终止）变得更加痛苦，也许还加剧了心理治疗师的分离恐惧。

---

* 西西弗斯是希腊神话人物，因触怒众神，被罚将巨石推到山顶，但石块总是来到山顶便滚下山去。遂以"西西弗斯式"（sisy plean）喻永无尽头又徒劳无功之事。——译者注

心理治疗执业医生若有严重的权利和控制问题，就可能会难以耐心地对待和接受当事人，或者难以从当事人的角度考虑问题。这样的心理治疗师由于不能强迫当事人彻底顺从，可能会因此变得更加沮丧，充满忿恨。如果社交孤立或笨拙的人想通过这个职业来追求亲密关系，也可能会感到失望或不快乐。临床情境只提供一种单方面的亲密，而他们长期处于这种单向的亲密关系中，这可能会进一步降低他们与家人和朋友亲密的能力。最后，心理治疗师若怀有未被分析的救援幻想和弥补需求，有可能会觉得他们对当事人的帮助永远都不够。面对临床工作的残酷现实，他们的治疗热忱可能会被消磨，转化为玩世不恭和绝望。而这些来访者的心理问题将持续或者恶化，使得他们的医生感到无尽的内疚和自责。

只消列举这一长串的治疗风险和导致职业倦怠的心理动力，几乎就足以引起一定程度的犬儒主义和绝望。不过，我们对此有预防措施，可以明显地减少这些风险和临床实践所附带的负面影响。本章接下来将针对这些问题提出各种保护措施。

 ## 培训生的选拔

斯托尔(Storr，1980)对这些被心理治疗工作吸引的个人作出如下评论：

> 我曾经和一个修道院的负责人有过交谈。"每一个来我们这里的人，"他说，"都是出于一个错误的理由。"大体上，人们从事心理治疗这个职业也同样出于错误的理由。有时，这是可行的——我们说服那些出于自己的个人原因，没有选择心理治疗师这个职业的人加入这个行业；但是，大部分情况下，我们不得不容忍我们所能获得的，即，我们自己。

这似乎明显是一个选拔程序,以无意识为基础,确定谁进入这个领域。正如布根塔尔(1964年)所指出的,这个事实既不能笼统地说好,也不能笼统地说不好。它只能被接受和运用。

　　尽管培训计划的申请人数不易控制,但这给了招生委员会从申请者中筛选培训生的机会。针对这些未来的心理治疗师,全面探讨他们可取或不可取的人格特质已超出本书的研究范围。至于可接受的病态心理范围,那些被个人问题压倒,或者完全没有意识到自己有任何问题的人不适合从事临床心理治疗。但是阿克曼(Ackerman,1949)提出警告,不是每一个经历过痛苦,能认同别人的情感痛苦的人都会成为一个有疗效的心理治疗师。这些人格特质必须与下列特征相结合:控制这种认同的能力;从自己的痛苦中学习,从而走向心理成熟;综合愉悦和痛苦的人生经历的能力。为了调查这些问题,同时充分了解申请者的动机,大样本的访谈明显是必需的。对于选拔过程,心理测验可能非常重要;然而,心理测验会导致有效性问题和公平问题,对申请者来说,这可能过分干涉个人隐私。

　　当然,招生委员会可能会犯错。这些错误并非无法挽回,应该尽可能迅速而巧妙地解决。这对学生来说当然不公平:他们接受了几年的培训,然后被告知不适合临床实践。另一方面,如果让这些学生拿到学位,成为心理治疗师,这是不道德、不负责任的。最后一点,未来的培训生应全面了解与心理治疗领域的培训和实践有关的潜在风险。

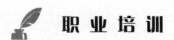

职 业 培 训

　　大部分培训计划在心理学理论和临床技能传授方面做得很出色。然而,在心理治疗工作中更个人化和主观方面的教育往往十分缺乏。正如巴希(Basch,1980)所宣称的:

　　　　我们唯一的工具就是我们的性格;我们假装自己着手一项任

务时，不会做出人类通常会有的反应。这项任务体现了很多，诸如我们的希望、恐惧、愿望、抱负。这项任务的目的在于促进性格的发展，使之发展成一个有效的工具，而这个性格发展过程比原本想象的更困难。

培训计划很少鼓励学生公开他们作为培训生和新手医生的情感斗争。很多培训计划建议甚至要求学生参加个人治疗。这当然是培训的一个重要部分，但不能提供培训生一个与同龄人和同事分享并收获支持的机会。通过限制学生在自己的个人心理治疗中自我表露，我们保持了一种职业文化——在这种职业文化中，医生不能自由地暴露他们的弱点、怀疑和情感。在互助小组中，学生能宣泄情感，分享经历。这样的互助小组能促使培训过程的人性化。

课程和课堂讨论倾向于关注这些领域，比如，临床理论和技术，诊断，心理病理学，职业道德，等等。教员很少提出与执业医师的需求和动机有关的论题，或者与临床工作中的满足和沮丧有关的话题。这种疏忽似乎是这个职业"奉献"、"无私"的立场被制度化而导致的结果。尽管这可能是出于最好的意图，但毫无疑问的是，这会造成伤害——伤害培训生，最终会伤害向他们寻求帮助的当事人。

接受移情和反移情的观念对培训生来说很重要。哪怕执业医生以行为、认知和生物学为导向，仍需要意识到移情和反移情现象可能会塑造和扭曲他们与当事人的相互作用。临床讨论会也应当包括对心理治疗失败案例的真诚探讨。正如皮菲林（Pfifferling,1986）所指出的，学生能得益于全体成员揭露的临床失误的意愿，从而塑造个人和职业上的谦逊。

培训关系适当地提及医患性关系问题也很重要。心理健康从业人员不再能避免这个痛苦的话题，就像乱伦家庭隐瞒他们不可告人的可耻的秘密那样掩饰这个问题。学生这一点做得很好——他们熟悉爱泼斯坦和西蒙（1990 年）的"剥削指标"，这是一份自我评估问卷，用做心理治疗中的一个边界违规预警指标。不幸的是，公开的调查研究仍证明心理学教育或个人心理治疗有效地减少了性虐待来访者的发生率。事实上,波普(1990 年)引用了好几项研究的结果——预防措施与性虐待倾向之间呈正相关。然而,知情的执业医生更可能处处留意这个问题,支持针对这种行为入罪化的立法(美国的好几个州已经立法通过),或者禁止施暴者继续从事临床治疗。

凯利(1973 年)在一篇题为《自杀与精神病学教育》(Suicide and Psychiatric Education)的文章中,就精神病住院医生的崩溃和自杀问题提出了大量建议。作为已经提到的某些措施的补充,他提议:就自杀念头和其他应激反应问题,必须进行及时而清晰的讨论;培训期间,需要定期评估情感状态;参加一个强化个人小组;选择性地分配紧张的临床工作任务;迅速转诊治疗,最好不要给培训生增加经济负担;"预先探讨私人医生的巨大需求和相对独立性"。

最后,这也是有益的:邀请在职者(他们曾经遭遇并克服了职业倦怠症)为培训生讲述职业倦怠问题。倘若临床心理治疗师处于临床实践的紧张状态,那么他的同事和任职机构通常对他的反应就是恐惧和厌恶,而不是提供支持和理解,以免造成进一步的伤害。在早期培训中,让学生熟悉职业倦怠问题可能有助改变这种职业态度。

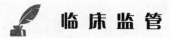

临 床 监 管

监管者处在一个极具影响力的地位:他们深刻影响了他们的培训生对临床实践的看法。比传授知识更重要的是传达对心理治疗的态度。监管者是否创造了这样一种氛围,在这种氛围中,培训生觉得足够安全,以至于能够探索和暴露他们的动机、情感、焦虑和弱点? 监管者是否表达了对服从和完美的期望,是否鼓励学生做一个积极的学习者,是否鼓励学生坦白地对困难和错误进行探究,从而因此受益? 监管者是否承认心理治疗师也有需求,是否帮助被监管者确定哪些需求是可以接受的,而另一些则可能对心理过程不利? 外显或隐蔽的态度,最终都会影响被监管者所形成的职业态度。

监管者可以塑造一种学习心理治疗相互作用的方法,这种方法重视而不是忽视心理治疗师的主观反应。里德(Reid,1977)描述了一些关键问题,这些问题是心理治疗师在处理反移情问题时需要面对的:

> 我和这个人在一起时,我内心怀有怎样的情感? 当事人的所作所为是否正在激发这些情感? 倘若我对这个人释放我最冲动的反应,又会怎样? 这个人是否像我生活中的某个人? 与这个人在一起,我发觉自己担当了何种角色?

监管者应该鼓励学生讨论那些不舒适或者"禁忌"的情感,还应当在合适的时机提出性冲动和性剥削问题(Averill et al.,1989)。培训生应当知道,他们既不能治疗他们非常厌恶的当事人,也不能处理他们过度喜欢的当事人(Cooper,1986)。

还有一点也很重要——培训生应了解他们作为助人者的倾向意图,并学会如何补偿他们的倾向。例如,吉尔伯特和他的同事们(1989年)区分了两个类型的心理治疗师:**协助者**和**调整者**。协助者聚焦于来访者的幸福感和内在生活,倾向于顿悟和探索,强调与来访者"在一起"。相反,调整者则集中于症状和解决问题,倾向于教育、调整,强调为来访者"做什么"。作者坚持认为,这两种类型都是有效的,只有当心理治疗师过于坚持某一类型,才会出现问题。

> 极端的协助者会使来访者承担"污染"风险,因而不能保持一个有益的治疗距离。他们可能难以设立限制,容易过度认同来访者。而极端的调整者与来访者的接触不够,很可能无法为来访者提供一个足够信任的环境。在一个足够信任的环境中,重度害羞的来访者可以表达,然后解决他们的情感。

监管者可以帮助他们的学生识别情感变化,然后做出任何必要的调节。

所有好的心理治疗都是这样,有效的监管创造一个包容的环境。在这个环境中,培训生能够承认他们的自恋伤害,逐渐建立更加安全、现实的自我形象。正如雷奇(1983年)所陈述的,"职业教育要求一种童心的丧失,善良的放弃。我们并没有我们看上去的那么好;但是,当我们发现自己并没有我们所感觉的那么坏时,宽恕就降临了。"倘若新手心理治疗师遭遇负面移情、对抗、充满敌意或冷漠的来访者,来访者拒绝他们必须提供的一切,那么一定程度的抑郁和自恋受损是不可避免的。通过提供一个这样的环境监管者可以促进培训生的成长和技能掌握。在此环境中,培训生能够哀悼他们理想化的职业期望的损失。

布莱特曼(1984－1985年)主张,如果监管者不承认自己的夸大,认为自己全知或者对一切都确定,那么这个培训过程可能会被瓦解。的确,**监管者**无意识的议程安排本身就是一个非常重要,却被广泛忽略的主题。莱恩斯(1979年)指出,缺乏监管过程中有关监管者反移情和心理病理学表达的文献资料。泰特尔邦(1990年)也指出,很多监管者不愿超越心理治疗师的学习问题,也不愿考虑他们自己的教学问题和情感需求。

从一个更基本的层面上来说,培训计划必须重新评估它所提供的监管方式。临床监管模仿了传统的学徒制。就好比一个年轻画家与一位大师结盟,因此,作为新手的心理治疗师试图从一个更有经验的临床医生那里学习手艺。可是,你可能想知道,心理治疗培训生的学徒生涯容易受到各种条件的制约,他们必须与之抗争。那么学绘画的学生所接纳的教导方式是否与心理治疗培训生的学徒制一样,也受到同样条件的约束?他可能连大师的作品都没见过,也可能没展示过他自己的作品。所有的年轻画家能做的就是描述那些半成品。例如,他可能会说,"所以,我在这个湖的边缘加了一些靛青色,然后用深蓝色提亮它。"听了这话,大师可能会回复:"深蓝色?你需要的是绿松石蓝!"在这样的条件下,你几乎不会对此感到奇怪:很多有志气的画家采用依序号涂色,甚至"荒野写生"。

简言之,必须实施新的监管方法,这样学生才能更可靠地展示他们的工作和对监管方式的看法。家庭治疗师在这方面已经走在了前面，广泛使用了诸如角色扮演，录音和视频拍摄，单向镜和现场监管等技术。团体监管可能也有价值，特别是当承担的风险上升时。我们经常太过怯懦，面对来访者的直率探索和情感诚信而退却。在培训早期，如果学生学会如何理想地利用监管方法，可能对未来的工作有所帮助。

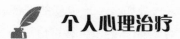 ## 个人心理治疗

尽管人们对此存在分歧——监管者应该在何处为监管和心理治疗划清界线，但一致公认该界线的必要性。临床心理治疗师若想对自己的心理动力学进行深入延伸的探索，监管不是一个合适的位置。为了让培训生充分处理他们的个人障碍和心理实践的动机，加入心理治疗对他们而言很重要。个人心理治疗能让培训生认同和接受他们的"自我恐惧"（Reik，1948）和自我理想。这可以帮助培训生培养更富灵活性的性格，提高他们容忍矛盾和不确定的能力，改善作为一个有疗效的心理治疗师所应具备的所有必要属性。此外，罗思（1987 年）指出，个人心理治疗加强了心理治疗师的这一坚定信仰：个人心理治疗提供了"一个深邃的信念和希望，在努力为这个信念和希望奋斗的过程中，充满了持续的不确定性、怀疑和自我反省"。

个人心理治疗能提高心理治疗师的职业机能，这个观点并没有获得严格的实证研究的支持。现存的个人心理治疗的治疗结果是不确定的（Greenberg Staller，1981）。然而，针对心理治疗师的调查研究持续发现，研究结果大都报告，心理治疗师从他们的个人治疗中获得了大量的个人和职业帮助（Buckley et al.，1981；Norcross & Prochaska，1986；Norcross et al.，1988；Shapiro，1976）。一些个案报告也提供了进一步的支持，比如，费尔顿（Felton，1986）文章中的下面这段话，"心理治疗师是一个无止尽的来访者"。她展示了一个接受培训和监管的分析医生的案例。这位分析医生在她人生的两个关键时刻寻求心理治

疗：在她培训期间，由于职业与婚姻无法协调，产生冲突，她接受了第一次个人心理治疗；在事业上经历了几年的成功后，她的自我分析不能解决她的头痛、抑郁、失眠和性功能障碍，于是，她接受了第二次个人心理治疗。作者写道：

> 她这时意识到，自己之所以变得抑郁，部分原因在于她对来访者过分关心、过度认同。她发现一种痛苦的感觉——这是由于她无法满足自己将来访者从痛苦中解救出来的强烈而武断的愿望。正式的个人治疗使她能够明确自己的特点和冲突。她更清楚地意识到，自己的童年和幻想的生活是如何影响她成为心理治疗师和教师的动机。

因此，对于这位心理治疗师来说，个人心理治疗有助于减少她自己的无意识冲突，促进她与当事人的治疗工作。

前面已经提到，大部分心理治疗和精神分析领域的培训计划要求或强烈地鼓励培训生参加他们自己的治疗。讽刺的是，这个条件倘若被成功地执行，可能会缓和培训生对心理治疗的内在需求。尼尔森（1954 年）提出，成为精神分析师的愿望实际上会在精神分析培训期间形成一种**抵抗**。他解释，"如果我们能够彻底分析这个愿望，那么这会不会终止进一步的培训？……我们主张，彻底精神分析的结果必然造就一个精神分析师，这样会不会过于大胆？难道事实不是正好与此相反吗？"

心理治疗师倘若全面地解决那些点燃兴趣的无意识冲突，会不会失去实践心理治疗的兴趣？瑟尔斯（1966 年）坚持认为，意识到这种无意识的心理动力不一定会消耗他们的动力。例如，他提出，试图摆脱自己对全能的抗争是没有意义的。"还不如说，我们必须更加直率地意识到我们对全能的抗争，这种抗争一生都'无法解决'，也的确成了我们最珍贵的力量之源。"

萌生新动机的可能性也必须谨记在心。惠特克和马龙（1953 年）

提出，心理治疗师与当事人和同事的职业经历改变了他们最初的动机，发展出新的动机，还促进了心理治疗的实践。他们陈述："不管是什么需求引起了当一名心理治疗师的决定，成为心理治疗师的发展过程超越了这些需求。"

✒ 寻找平衡点

很多作者提出，临床实践的要求和限制使心理治疗师不得不在他们的生活中实现某种平衡。很少有人适合把所有的工作时间用于进行心理治疗。大部分心理治疗师（以及他们的当事人）将受益于一个更加多样化的工作模式，可能包括其他职业活动，如教学和监管、写作、研究、咨询、行政或其他形式的临床实践，比如，生物治疗、生物反馈疗法和心理测验。

瓦利恩特和同事们（Vaillant et al.，1972）敏锐地指出，"照料别人而非照料自己，是一种极佳的适应状态——但只有自我也得到照料时才具有可行性"。这可能是一种相当基本的陈述——心理治疗师需要适当关注他们的个人生活。然而，大量的证据表明，很多心理治疗师持续地忽视了这个自明之理。心理治疗师工作的这些特点，如少身体活动，相对被动和情感剥夺，必须通过外出活动得以抵消。重要的是，在日常个人生活中，心理治疗师享受了合理程度的亲密关系，否则，他们很可能通过临床情境不恰当地寻求它。用克雷格的话来说（1971 年），"重要的是参与，欢乐和悲伤，失望和惊喜，这些情感在相爱的人之间来回流动"。没有时间，这不应该成为忽视私人生活的一个可接受的借口。就内科医生的婚姻问题，加伯德和门宁格（1988 年）写道：

> 工作需求是一个方便的文饰作用。内科医生通过超长的工作时间否认依赖；根除他们担心别人可能怀疑的一切攻击或破坏行为迹象；赢得同事、来访者和社区无条件的爱和认可；维持彻底的

控制；征服对死亡的恐惧。对婚姻造成严重破坏的不是工作需求，而是内科医生的强迫性格。

投入某些形式的创造性活动对补充精神和预防职业倦怠来说，也可能是一个至关重要的因素。提及传统的治愈者，隆美尔（1967 年）写道："一次又一次地，萨满巫师必须通过一个创造性行动，使自己从抑郁中解脱出来。通过行动，他必须以一种综合方式，一种神秘的心理活动，黏合他精神中被瓦解的各个元素，使之成为一个统一体。"参加下面这些爱好活动，如音乐、诗歌、舞蹈、绘画、摄影、木工和雕刻，可以帮助心理治疗师保持身心健康和谐。

我们不能忘记，实践心理治疗本身就是一种富有创造力的活动。从业者可以借此努力成长和改变自己。门宁格是少数几个提出并非所有的成为一名医生的动机都源于一些负面、冲突起因的精神分析学作家之一。他写道：

假设积极只是对消极的一种反应，这是我们精神病学专业的谬论。在人类的精神中，积极的动机不是源于恐惧、内疚和仇恨，而是源于生活，源于爱……治愈超越了修复，超越了非破坏，它是创造。

从一个平衡的视角来说，积极和消极，建设和破坏，都应该被承认。

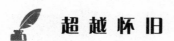 **超越怀旧**

心理治疗师的心理状态是一个内涵丰富又引人注目的主题，对心理治疗过程也充满意义。然而，这个主题的探索不是一项单纯依靠智力的事业。实际上，它包括一个非常痛苦而恼人的短暂内省。大部分心理治疗师为了满足他人的需求，会进行高度情感投入。作为结果，人

们以不同的方式发现并要求他们承认，他们的心理治疗工作服务于自己的需求和幕后动机，这可能会对治疗师的自恋造成伤害。这些调查不仅使人们对心理治疗师职业活动的方式和动机产生了怀疑，还向其人格和世界观的核心方面提出了挑战。

心理治疗过程常常使当事人屈从于大量的痛苦和苦恼。随着当事人的保护需求不断下降，他们成功地摆脱了受人珍爱的错觉、谎言和自欺。长期以来，心理治疗师认识到，他们的当事人通过多种方式抵制这个改变的过程。不幸的是，心理治疗师以何种方式排除当事人的这些抵制方式却常被忽视或否认。这些观念，如客观、中立和移情可以使临床心理治疗师避开这种不适——心理治疗关系中因为相互卷入和情感投入所导致的固有的不适。

弗洛伊德的类比——他把精神分析师比喻成黑屏、镜子或外科医生，为那些刚开始学习知识和领会心理现象的初学者提供了有益的指导。今天看来，这些类比似乎古怪而天真。倘若心理治疗师偶尔渴望回到过去，回到那个医生直接专注于当事人，医生的动机被广泛忽视的时代，这也许是可以原谅的。心理治疗的单人模式，在临床上和概念上，很久以前就已销声匿迹。不论好坏，反移情概念的引入最终打开了潘多拉的盒子，不可挽回地改变了精神分析理论和精神分析技术的面貌。

除了怀旧，那些选择从事心理治疗行业的人现在不能不探索自己治疗他人的动机。我们对当事人的开场白——"是什么让你来到这里？"——必须也问问自己。诚然，这并不容易。这就是为什么心理治疗师的角色仍然是一项使命，而不只是一个职业。

后　记

　　尽管最近有大量著作和论文把心理治疗师当做"一个人"来处理，过去的十五年里，人们依然很少关注心理治疗师的动机。下面我将简短地回顾此间一些最显著的贡献。

　　瑞潘（Reppen，1998）出版了一本名为《我为何要当心理治疗师》（*Why I Became a Psychotherapist*）的著作，书中收集了一些知名临床心理治疗师的自传性短文。尽管很多作者没有探讨源于个人经历的动机，但是他们披露的心理动力学与前面总结的观点完全一致。例如，莫里斯·伊格尔（Morris Eagle，1998）描述，他自己曾经是一个亲职化的孩子，成了安抚他易焦虑的母亲的专家。同样地，安德烈·海纳尔（André Haynal，1998）指出，他在父母不和谐的婚姻中充当了调解者的角色，在他十岁那年，父母的这段婚姻结束，而他陷入了抑郁。迈克尔·艾根（Michael Eigen，1998）（他的兄弟被一辆卡车撞死）写道："我母亲永远不会彻底恢复过来，我得说，我很内疚自己当时没有盯紧他。我怀疑自己成为精神分析师某种程度上是为了让我兄弟活过来。"同样地，至于我自己进入这一领域的原因——《死亡率的暗示》（*Intimation of Mortality*）——我的这本书集中探讨了好几个常见的动机（Sussman，1995）。

　　有关心理治疗师动机的最新数据来自欧林斯基和罗纳斯戴德（Orlinsky ＆ Ronnestad，2005）就心理治疗师的职业问题开展的一项广泛的国际性研究。在一份问卷调查中有这样一个问题："你觉得，在多大程度上，你成为心理治疗师是受到了探索和解决你的个人问题这个动机的影响?"在 3577 名回复者中,有将近一半(48%)的人回答"很大程度上"或"极大程度上";只有 18% 的人回复"轻微地"或"完全没有"。因此,在这个广泛的多样化样本中,大部分心理治疗师均意识到他们的职业选择至少部分地源于个人痛苦的经历。

大部分关于心理治疗师的研究,其最大的方法论上的弱点在于缺乏可比较的群体。因此,最近的好几项研究在其研究规划中都考虑到了这点,这是值得注意的。

富赛尔和邦尼(Fussell & Bonney, 1990)发现,与物理学家相比,在心理治疗师这个群体中,有一个相当明显的相似之处,就是双方都有过苦难的童年。另外,心理治疗师更有可能遭遇父母缺失,还觉得自己对家庭成员的情感健康负有责任。

类似地,埃利奥特和盖伊(Elliot & Guy, 1993)报告,与其他行业的职业女性相比,心理健康行业的女性从业者明显遭受了更多的心理痛苦、创伤,以及原生家庭的人际冲突。作者提出假设,受创伤的童年经历可能会导致这些从业者过早地承担某些家庭责任,从而诱发她们对助人行业的兴趣。

就心理痛苦和"医科生综合征"问题,哈迪和卡尔霍恩(Hardy & Calhoun, 1997)对变态心理学专业的学生进行了调查。与那些打算选择其他领域的学生相比,这些学生对他们的心理健康表现出更多的担心。同样地,尤科维克(Jurkovic)和赛申斯(Sessions)(Murray, 1995)报告,与工程系的学生相比,心理学专业的学生在孩提时代更有可能觉得自己有责任解决家庭问题,让每一个家庭成员都快乐。他们还更有可能成为家庭成员和朋友的密友。

对反移情作用的实证研究尽管还处于初期阶段,但是已经发现了一些有趣的数据(Rosenberger & Hayes, 2002)。例如,威廉斯等(Williams et al., 1997)报告,心理治疗师的反移情反应通常是由于当事人触动了心理治疗师自己的未解决的问题而引起的。

于是出现了这些问题:期望心理治疗师全面地意识到他们的盲点,并有意识地控制所有的无意识欲望,这现实吗(Bernstein, 1999)?

布伦纳(1985年)提醒我们,"这一点……很重要,记住,童年时期激发的衍生物将终生相随。它们永远不会消失。它们所引起的冲突也会终生相伴"。因此,任何个人心理治疗、自我精神分析或者监管都不能确保我们的无意识冲突不会进入治疗过程。

这些无意识的冲突确实进入了治疗过程。现在,更富于戏剧性的是,心理治疗师可以随意自发地相互影响。格林伯格(2001年)从相关文献中节选了好几个常见的临床的小插曲:

塞缪尔·格尔森(Samuel Gerson,1996)向一位来访者坦白,他向她撒谎了,然后征求她的配合,谅解他这么做是有原因的;乔迪·戴维斯(Jodie Davies,1994)供认了她对来访者的性欲;伊曼纽尔·根特(Emanuel Ghent,1995)承认,他的来访者感冒了,于是他把毛毯递给这位女性来访者;约翰·弗雷德里克森(John Frederickson,1990)面对他的来访者,大声尖叫"闭嘴!"

倘若这些非常规干预的最终结果碰巧是积极的,我们才会选择报告出来。于是,我们想到,很多没被报道的情况,其结果就没这么幸运了。

因此,如何保护我们的当事人免受我们可能造成的无意识的伤害?这个关键问题的答案既令人惊奇又(回想起来)显而易见。为了达到这个目的,首先,我们必须谈到两个最前沿的技术问题——改善治疗关系的互动和开放度:心理治疗师的自我表露和扮演。

心理治疗师的自我表露问题在最近几年里已经引起了大量关注。这个问题涉及心理治疗师无意中传达给当事人的持续被疏忽的大量信息,或者心理治疗师故意或有意识地决定向当事人披露的特定内容。这些内容可能包括个人信息,反移情的情感,幻想,或心理治疗师的任何与当事人有关的想法或反应。

针对这种有意识的自我表露,有评论指出,这可能构成了心理治疗的边界违规(Gabbard & Lester,1995),还引发了一种侵入性的临床疗法,这种疗法可能会对当事人造成负担和拘束(Burke,1992;Mitchell,

1997；Carnochan，2000）。

尽管承受了这些风险，但是大多数精神分析师目前似乎意识到了这些明智的自我表露的潜在好处（Richman，2006）。马洛塔（1991年，1999年）强烈拥护这种自我表露。刚开始向当事人透露情感反应时，她的透露方式是如此保守，也为这项技术的应用提供了一个明确参考。对于那些强调自我披露的危险的人，她回复说，"倘若心理治疗师抑制这种自我表露，而不是直率地如实暴露它，则会造成更大的伤害[1]。"

欧文·雷尼克（Owen Renik，1999）提倡一种全面的自我表露意愿，并把这种意愿称为"明牌（扑克游戏中，在牌局开始前就亮出所有的牌——译者注）"。"我一直乐意，"他指出，"提出我自己的看法——特别是我所经历的临床事件，还包括我参与的临床事件——这明显对来访者有效。"雷尼克坚持认为，通过将心理治疗师从一个高台上拉下来，他的方法促进了交流，加强了当事人与去理想化的心理治疗师之间的合作。

雷尼克指出，因为在一定程度上，心理治疗师的干预总是取决于无意识动机，因此，完全的坦率是不可能的。正如他所说的："不管一个精神分析师多么努力地亮出他的牌，总有某些牌被暗扣着——精神分析师没法知道被扣着的是哪张，或者被扣了多少张。"然而，通过展示一种开放的态度，可以创造一种氛围，在这种氛围中，心理治疗师易犯错误的观点和行为可以被开放地讨论。在这个过程中，当事人能提供宝贵的建议，指出心理治疗师没有意识到的各个方面。

下面我们回到我们的第二个技术问题。对于心理治疗，扮演被认为是不可避免的，常常也起到了关键作用（Ehrenberg，1992；Stark，1999）。美国精神病协会的扮演研讨会（1992年）总结，扮演"是由来访者和精神分析师无意识的精神力所激发的，**一种共同创建的相互作用**（Chused，1997）。"马洛塔（1998年）指出，扮演常常包括强烈的情感相

---

　　[1] 马洛塔重复了费伦齐（1933年）的评论，"来访者对他们的精神分析师头脑中酝酿的思想和情感，显示出一种显著的、几乎富有洞察力的认知。在这方面，欺骗一个来访者似乎不太可能，倘若有人试图这么做，只会导致不良后果。"

互刺激和情感失控的感觉。作者接着陈述,在行为上,它可能表现为"一场激烈的争论,一次施虐受虐狂的交流,一个自发性的拥抱或者其他身体姿态,一次缩短或延长的会谈,一次收费的失败,一次意料之外的泪崩,或是一个沉默的回避。"

扮演通常源于早期的亲子动力学。例如,戴维斯和弗劳利(Davies & Frawley,1994)通过接待儿童性虐待的成年幸存者,确定了心理治疗师与当事人之间促发的四个关系模型:(1)视而不见,不参与(不虐待)的父母对被忽视的孩子;(2)虐待狂对无助、被激怒的受害者;(3)被理想化、全能的救援者对名副其实的孩子;(4)诱惑者对被诱惑者。

作者陈述:"对心理治疗师和来访者来说,把自己与施虐者和受害者联系起来都是令人不安、烦扰的,但是只有通过扮演、观察和最后的移情和反移情丛的解释,性虐待的幸存者才能将分离的自我和客体表征融入他的内心世界。"

处理扮演对那些最有禀赋的临床医生都可能是一个挑战。扮演的发生是不可预见的;它只能在事后被识别。扮演还可以激发强烈的情感,这种情感可能对心理治疗师和当事人来说都充满羞耻感。由于扮演源于双方的无意识力量,因此,整理出谁属于什么是一项难度很大的任务。

正如自我表露一样,扮演提供了一种走出窘况的途径——谋取当事人的帮助,把当事人当成合作者,共同检查这些意外的、充满情感的相互作用(Ghent,1992;Pizer,1992)。因此,若要保护当事人免受无意识的伤害,关键因素似乎在于我们的"求知愿望"(Frank,1997),在于我们在合作探索中把当事人当成顾问的意愿。

这与相对安全的、匿名的传统黑屏疗法明显相去甚远。但是,不仅当事人可能受益于心理治疗师(当然,心理治疗师将承受更大的情感脆弱性),临床心理治疗师倘若能够容忍情感表露,愿意接受当事人的挑战,就能营造一种"真正的互动"环境(Wosket,1999),这种互动的环境将同样治愈心理治疗师和当事人。

附　录

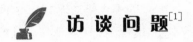

访谈问题[1]

职业选择

1. 什么时候,以何种方式,你首次对心理学或精神病学领域产生了兴趣?

   a. 是否有任何特定的人激发了这种兴趣?

   b. 是否有任何特殊经历激发了这种兴趣?

2. 什么时候,以何种方式,你首次决定要成为一名心理治疗师?

   a. 是否有任何特定的人影响了这个决定?

   b. 是否有任何特殊经历影响了这个决定?

3. 你记得,那时是出于什么原因,你想成为一名心理治疗师?

4. 回顾过去,你觉得你曾经的动机是什么?

5. 你认为在你的同事当中,最常见的动机是什么?

6. 你考虑过从事其他什么职业吗?

7. 你认为其他什么职业是令人满意的?

---

[1] 大约有一半的问题源自亨利和他的同事(Henry, Sirns, & Spray, 1971; 1973)。剩余部分由作者本人设计。

作为治疗师的经历

8. 作为心理治疗师,你有多长的从业经历?

9. 你认为你的理论取向有何特点?

10. 关于心理治疗,你认为最有趣的是什么?

11. 你从心理治疗中获得了哪些满足?

12. 关于心理治疗,你认为最困难的是什么?

13. 你对心理治疗的终止过程有何体会?

14. 心理治疗的现实与你在进入这个行业之前的预想有何不同?

作为来访者的经历

15. 什么时候,出于什么原因,你首次接受了你自己的心理治疗?

16. 你对治疗结果满意吗?

17. 你觉得你的心理治疗师怎么样?

18. 治疗终止时,感觉又如何?

19. 你现在是否依然认同你的心理治疗师?

20. 从以上这些方面,谈论后来的任何一次心理治疗。

21. 在个人心理治疗或自我精神分析中,你发现了哪些(作为心理治疗师的)无意识动机?

家庭背景

22. 你的原生家庭有哪些家庭成员?

23. 你父母的职业是什么?

24. 在家中,处于支配地位的人是你的父亲还是你的母亲?

25. 你认为,在你和你母亲/父亲的关系中,你是:

    a. 一个孩子?

    b. 一个青少年?

    c. 一个成年人?

26. 你走向独立时,你母亲/父亲对此反应如何?

27. 在你成长过程中,你父母的关系有何特点?

28. 你们家是如何处理情感问题的?

29. 你能很好地处理家里的争吵和紧张关系吗?

30. 在父母双方之中,你与哪一方更亲近?

31. 在父母双方之中,你更像哪一方?

32. 你会如何描述在童年、青春期和成年后等不同阶段,你和兄弟姊妹的关系?

33. 如果家庭瓦解,原因在于:

    a. 疾病或家庭成员的过世?

    b. 父母离异或分开?

34. 描述家庭成员的心理障碍。

35. 你认为你在家中扮演着一个或一些什么样的角色?

个人发展

36. 你最早的记忆是什么?

37. 你是否有任何与你最终的职业选择有关的童年记忆?

38. 那时你是个怎样的孩子?

39. 在童年时代,你和你的同性小伙伴关系怎样,与异性小伙伴关系又如何?

40. 那时你是个怎样的青少年?

41. 描述一下你青春期的人际关系。

42. 你的宗教背景怎样,现在的信仰是什么?

43. 随着你的成长,你对死亡的恐惧程度怎样?

44. 内疚感对你的生活产生了多大的影响?

目前的个人生活

45. 你目前处于婚姻中还是和某人有恋爱关系?

    a. 你怎样描述你的配偶/恋人?

    b. 你认为你们的关系怎样?

46. 如果你有孩子，谈一下你和他们的关系。

47. 描述一下你的社交生活，和目前你与朋友之间的关系的特点。

48. 描述一下你的兴趣和爱好。

参 考 文 献

Ackerman, N. W. (1949). The training of case workers in psychotherapy. *American Journal of Orthopsychiatry* 19:14–24.

Adler, C. (1972). Helplessness in the helpers. *British Journal of Medical Psychology* 45:315–326.

——. (1985). *Borderline Psychopathology and Its Treatment.* New York: Jason Aronson.

Apfel, R. J., and Simon, B. (1986). Sexualized therapy: Causes and consequences. In *Sexual Exploitation of Patients by Health Professionals*, ed. A. W. Burgess and C. R. Hartman, pp. 143–151. New York: Praeger.

Averill, S. C., Beale, D., Benfer, B., Collins, D. T., Kennedy, L., Meyers, J., Pope, D., Rosen, I., and Zoble, E. (1989). Preventing staff-patient sexual relationships. *Bulletin of the Menninger Clinic* 53:384–393.

Azorin, L. A. (1957). The analyst's personal equation. *American Journal of Psychoanalysis* 17:34–38.

Bader, M. J. (1996). Altruistic love in psychoanalysis: Opportunities and resistance. *Psychoanalytic Dialogues* 6(6):741–764.

Bandura, A., Lipner, D. H., and Miller, P. E. (1960). Psychotherapists' approach-avoidance reaction to patients' expressions of hostility. *Journal of Consulting Psychology* 24:1–8.

Barnes, M., and Berke, J. (1971). *Mary Barnes: Two Accounts of a Journey through Madness.* New York: Ballantine Books.

Basch, M. F. (1980). *Doing Psychotherapy.* New York: Basic Books.

Bates, C. M., and Brodsky, A. M. (1989). *Sex in the Therapy Hour: A Case of Professional Incest.* New York: Guilford.

Beattie, J. (1978). Observations on post-natal depression, and a suggestion for its prevention. *International Journal of Social Psychiatry* 24:247–249.

Berger, L. (1974). *From Instinct to Identity.* Englewood Cliffs, NJ: Prentice-Hall.

Bermak, C. E. (1977). Do psychiatrists have special emotional problems? *American Journal of Psychoanalysis* 37:141–146.

Bernstein, J. W. (1999). Countertransference: Our new royal road to the unconscious? *Psychoanalytic Dialogues* 9(3):275–298.

Bion, W. (1962). *Learning from Experience.* New York: Basic Books.

Blumenstein, H. (1986). Maintaining a family focus: Underlying issues and challenges. *Clinical Social Work Journal* 14:238–249.

Bollas, C. (1990). Regression in the countertransference. In *Master Clinicians on Treating the Regressed Patient,* ed. L. B. Boyer and P. Giovacchini, pp. 339–352. New York: Jason Aronson.

Borys, D. S., and Pope, K. S. (1989). Dual relationships between therapist and client: A national survey of psychologists, psychiatrists, and social workers. *Professional Psychology: Research and Practice* 20:283–293.

Boswell, J. (1791). *Life of Johnson.* New York: Doubleday, 1946.

Bouhoutsos, J., Holroyd, J., Lerman, H., Forer, B., and Greenberg, M. (1983). Sexual intimacy between psychotherapists and patients. *Professional Psychology* 14:185–196.

Bowen, M. (1976). Theory in the practice of psychotherapy. In *Family Therapy: Theory and Practice,* ed. P. J. Guerin, pp. 41–90. New York: Gardner Press.

Boxley, R., Drew, C. R., and Rangel, D. M. (1986). Clinical trainee impairment in APA approved internship programs. *Clinical Psychologist* 39:49–52.

Brenner, C. (1974). *An elementary textbook of psychoanalysis.* Rev. ed. New York: Anchor Books.

———. (1985). Countertransference as compromise formation. *Psychoanalytic Quarterly* 54:155–163.

Brightman, B. K. (1984–1985). Narcissistic issues in the training of the psychotherapist. *International Journal of Psychoanalytic Psychotherapy* 10:293–317.

Brodsky, A. M. (1989). Sex between patient and therapist: Psychology's data and response. In *Sexual Exploitation in Professional Relationships,* ed. G. O. Gabbard, pp. 35–37. Washington, DC: American Psychiatric Press.

Bucher, B., and Lovaas, O. I. (1968). Use of aversive stimulation in behavior modification. In *Miami Symposium on the Prediction of Behavior, 1967: Aversive Stimulation,* ed. M. R. Jones, pp. 77–145. Coral Gables, FL: University of Miami Press.

Buckley, P., Karasu, T. B., and Charles, E. (1981). Psychotherapists view their personal therapy. *Psychotherapy: Theory, Research and Practice* 18:299–305.

Bugental, J. (1964). The person who is the therapist. *Journal of Consulting Psychology* 28:272–277.

Buie, D. H. (1982–1983). The abandoned therapist. *International Journal of Psychoanalytic Psychotherapy* 9:227–231.

Burke, W. F. (1992). Countertransference disclosure and the asymmetry/mutuality dilemma. *Psychoanalytic Dialogues* 6:647–669.

Burnside, M. (1986). Fee practices of male and female therapists. In *The Last Taboo: Money as Symbol and Reality in Psychotherapy,* ed. D. Kruger, pp. 48–54. New York: Brunner/Mazel.

Burton, A. (1970). The adoration of the patient and its disillusionment. *American Journal of Psychoanalysis* 29:194–204.

———. (1972). *Twelve Therapists.* San Francisco: Jossey-Bass.

———. (1975). Therapist satisfaction. *American Journal of Psychoanalysis* 35:115–122.

Butler, S., and Zelen, S. L. (1977). Sexual intimacies between therapists and patients. *Psychotherapy: Theory, Research and Practice* 14:139–145.

Carey, A. (1977). Relationships of psychotherapists' personality and therapy methods. *Dissertation Abstracts International* 38:1392–1393.

Carnochan, P. G. M. (2000). *Looking for Ground: Countertransference and the Problem of Value in Psychoanalysis.* Hillsdale, NJ: Analytic Press.

Chaplin, J. (1989). Rhythm and blues. In *On Becoming a Psychotherapist,* ed. W. Dryden and L. Spurling, pp. 169–188. New York: Tavistock/Routledge.

Chessick, R. D. (1978). The sad soul of the psychiatrist. *Bulletin of the Menninger Clinic* 42:1–9.

Chodorow, N. (1978). *The Reproduction of Mothering: Psychoanalysis and the Sociology of Gender.* Berkeley, CA: University of California Press.

Christie, R., and Geis, F. L., eds. (1970). *Studies in Machiavellianism.* New York: Academic Press.

Chused, J. (1997). Discussion of "Observing-participation, mutual enactment, and the new classical models," by Irwin Hirsch, Ph.D. *Contemporary Psychoanalysis* 33:263–277.

Chwast, J. (1978). Personality and opportunity in psychotherapist's choice of theoretical orientation or practice. *Psychotherapy: Theory, Research and Practice* 15:375–381.

Claman, J. M. (1987). Mirror hunger in the psychodynamics of sexually abusing therapists. *American Journal of Psychoanalysis* 47:35–40.

Collins, D. T. (1989). Sexual involvement between psychiatric hospital staff and their patients. In *Sexual Exploitation in Professional Relationships,* ed. G. O. Gabbard, pp. 151–162. Washington, DC: American Psychiatric Press.

Condit, P. (1987). The analyst as parent. *Current Issues in Psychoanalytic Practice* 4:67–74.

Cooper, A. (1986). Some limitations on therapeutic effectiveness: The "burnout syndrome" in psychoanalysis. *Psychoanalytic Quarterly* 55:576–598.

Cooper, D. (1967). *Psychiatry and Anti-Psychiatry.* London: Tavistock Publications.

Cray, C., and Cray, M. (1977). Stresses and rewards within the psychiatrist's family. *American Journal of Psychoanalysis* 37:337–341.

Cunningham, S. (1985). Rollo May: The case for love, beauty and the humanities. *APA Monitor* 16:17.

D'Addario, L. (1977). *Sexual relations between female clients and male therapists.* Unpublished doctoral dissertation. Los Angeles: California School of Professional Psychology.

Dahlberg, C. C. (1970). Sexual contact between patient and therapist. *Contemporary Psychoanalysis* 6:107–124.

Darley, J. M., Glucksberg, S., and Kinchla, R. A. (1981). *Psychology.* Englewood Cliffs, NJ: Prentice-Hall.

Davies, J. M. (1994). Love in the afternoon: A relational reconsideration of desire and dread. *Psychoanalytic Dialogues* 4:153–170.

Davies, J. M., and Frawley, M. G. (1994). *Treating the Adult Survivor of Sexual Abuse: A Psychoanalytic Perspective.* New York: Basic Books.

Deutsch, C. J. (1984). Self-reported sources of stress among psychotherapists. *Professional Psychology: Research and Practice* 15:833–845.

———. (1985). A survey of therapists' personal problems and treatment. *Professional Psychology: Research and Practice* 16:305–315.

Donnay-Richelle, J. (1971). The personality of the psychiatrist and its importance in his choice of profession. *Feuillets Psychiatriques de Liege* 4:551–575.

Donnay-Richelle, J., Timsit, M., and Dongier, M. (1972). Study of the deep motivations of vocational choice in psychiatry candidates and students in psychology. *Acta Psychiatrica Belgica* 72:345–365.

Dryden, W., and Spurling, L., eds. (1989). *On Becoming a Psychotherapist.* London: Routledge.

Eagle, M. N. (1998). Becoming a psychologist-clinician. In *Why I Became a Psychotherapist,* ed. J. Reppen, pp. 67–76. Northvale, NJ: Jason Aronson.

Eagle, P. F., and Marcos, L. R. (1980). Factors in medical students' choice of psychiatry. *American Journal of Psychiatry* 137:423–427.

Eber, M., and Kunz, L. B. (1984). The desire to help others. *Bulletin of the Menninger Clinic* 48:125–140.

Edelwich, J. (1980). *Burn-Out: Stages of Disillusionment in the Helping Professions.* New York: Human Sciences Press.

Ehrenberg, D. B. (1992). *The Intimate Edge: Extending the Reach of Psychoanalytic Interaction.* New York: W. W. Norton.

Eidelberg, L. (1968). *Encyclopedia of Psychoanalysis.* New York: Free Press.

Eigen, M. (1998). Shivers. In *Why I Became a Psychotherapist,* ed. J. Reppen, pp. 77–88. Northvale, NJ: Jason Aronson.

Eisendorfer, A. (1959). The selection of candidates applying for psychoanalytic training. *Psychoanalytic Quarterly* 28:374–378.

Eissier, K. R. (1952). Remarks on the psychoanalysis of schizophrenics. In *Psychotherapy with Schizophrenics,* ed. E. B. Brody and F. C. Redlich, pp. 130–167. New York: International Universities Press.

Eliade, M. (1964). *Shamanism, Archaic Techniques of Ecstasy.* Princeton, NJ: Bollingen Series.

Elliot, G. P. (1974). Buried envy. *Harper's,* July, pp. 12, 14–18.

Elliott, D. M., and Guy, J. D. (1993). Mental health professionals versus non-mental-health professionals: Childhood trauma and adult functioning. *Professional Psychology: Research and Practice* 24:83–90.

Ellis, A. (1972). Psychotherapy without tears. In *Twelve Therapists,* ed. A. Burton, pp. 103–126. San Francisco: Jossey-Bass.

———. (1978). Personality characteristics of rational-emotive therapists and other kinds of therapists. *Psychotherapy: Theory, Research and Practice* 15:329–332.

English, F. (1977). What is a good therapist? *Transactional Analysis Journal* 7:149–155.

Ephross, P. H. (1983). Giving up martyrdom. *Public Welfare* 41:27–33.

Epstein, L. (1983). The therapeutic function of hate in the countertransference. In *Countertransference: The Therapist's Contribution to the Therapeutic Situation,* ed. L. Epstein and A. H. Ferner, pp. 213–234. New York: Jason Aronson.

Epstein, R. S., and Simon, R. I. (1990). The exploitation index: An early warning indicator of boundary violations in psychotherapy. *Bulletin of the Menninger Clinic* 54:450–465.

Farber, B. A. (1983). Dysfunctional aspects of the psychotherapeutic role. In *Stress and Burnout in the Human Service Professions,* ed. B. A. Farber, pp. 97–118. New York: Pergamon.

———. (1985). Clinical psychologists' perceptions of psychotherapeutic work. *Clini-*

232 心理治疗师的动机

cal Psychologist 38:10–13.

Farber, B. A., and Heifetz, L. J. (1981). The satisfactions and stresses of psychotherapeutic work: A factor analytic study. *Professional Psychology* 12:221–230.

——. (1982). The process and dimensions of burnout in psychotherapists. *Professional Psychology* 13:293–301.

Farber, L. H. (1966). *The Ways of the Will.* New York: Basic Books.

Feldman, M. J. (1955). The use of obscene words in the therapeutic relationship. *American Journal of Psychoanalysis* 15:45–48.

Feldman-Summers, S., and Jones, G. (1984). Psychological impacts of sexual contact between therapists or other health care practitioners and their clients. *Journal of Consulting and Clinical Psychology* 52:1054–1061.

Felton, J. R. (1986). The psychotherapist as the interminable patient. *Psychotherapy Patient* 3:101–110.

Fenichel, O. (1980). Theoretical implications of the didactic analysis. *Annals of Psychoanalysis* 8:21–34.

Ferenczi, S. (1932). *The Clinical Diary of Sándor Ferenczi,* ed. J. Dupont. Cambridge, MA: Harvard University Press, 1985.

——. (1988). *The Clinical Diary of Sándor Ferenczi,* trans. J. Dupont. Cambridge, MA: Harvard University Press.

Fieldsteel, N. D. (1989). Analysts' expressed attitudes toward dealing with death and illness. *Contemporary Psychoanalysis* 25:427–432.

Fine, R. (1983). *Psychoanalytic Psychology.* New York: Jason Aronson.

Finell, J. S. (1985). Narcissistic problems in analysts. *International Journal of Psycho-Analysis* 66:433–445.

Fisher, K. A. (1969). Motivation of the therapist. *Voices* 5:88–98.

Fisher, S., and Greenberg, R. P. (1987). *The Scientific Credibility of Freud's Theory and Therapy.* New York: Basic Books.

Ford, E. S. C. (1963). Being and becoming a psychotherapist: The search for identity. *American Journal of Psychotherapy* 17:472–482.

Frank, H., and Paris, J. (1987). Psychological factors in the choice of psychiatry as a career. *Canadian Journal of Psychiatry* 32:118–122.

Frank, K. A. (1997). The role of the analyst's inadvertent self-revelations. *Psychoanalytic Dialogues* 7:281–314.

Frederickson, J. (1990). Hate in the countertransference as an empathic position. *Contemporary Psychoanalysis* 26:479–496.

Freud, S. (1900). The Interpretation of Dreams. *Standard Edition* 4/5.

——. (1901). The psychopathology of everyday life. *Standard Edition* 6:1–296.

——. (1905a). Fragment of an analysis of a case of hysteria. *Standard Edition* 7:1–122.

——. (1905b). On psychotherapy. *Standard Edition* 7:257–268.

——. (1910a). Leonardo da Vinci and a memory of his childhood. *Standard Edition* 11:59–137.

——. (1910b). The future prospects of psychoanalytic therapy. *Standard Edition* 11:141–151.

——. (1912). Recommendations to physicians practicing psychoanalysis. *Standard Edition* 12:111–120.

——. (1914). On narcissism. *Standard Edition* 14:67–102.

——. (1918). Lines of advance in psychoanalytic therapy. *Standard Edition* 17:157–168.

——. (1920). Beyond the pleasure principle. *Standard Edition* 18:27–143.

——. (1924). The dissolution of the Oedipus complex. *Standard Edition* 21:223–243.

——. (1926). The question of lay analysis. *Standard Edition* 20:179–258.

——. (1930). Civilization and its discontents. *Standard Edition* 21:64–145.

——. (1933). New introductory lectures on psychoanalysis. *Standard Edition* 22:1–182.

——. (1937). Analysis terminable and interminable. *Standard Edition* 23:209–253.

——. (1938). An outline of psychoanalysis. *Standard Edition* 23:139–207.

Freudenberger, H. J. (1974). Staff burnout. *Journal of Social Issues* 30:159–165.

Freudenberger, H. J., and Robbins, A. (1979). The hazards of being a psychoanalyst. *Psychoanalytic Review* 66:275–296.

Fussell, F. W., and Bonney, W. C. (1990). A comparative study of childhood experiences of psychotherapists and physicists: Implications for clinical practice. *Psychotherapy* 27:505–512.

Gabbard, G. O., ed. (1989). *Sexual Exploitation in Professional Relationships.* Washington, DC: American Psychiatric Press.

——. (1991). The psychodynamics of sexual boundary violations. *Psychiatric Annals* 21:651–655.

Gabbard, G. O., and Lester, F. P. (1995). *Boundaries and Boundary Violations in Psychoanalysis.* Washington, DC: American Psychiatric Publishing.

Gabbard, G. O., and Menninger, R. W., eds (1988). *Medical Marriages.* Washington, DC: American Psychiatric Press.

Galinsky, M. D. (1962). Personality development and vocational choice of clinical psychologists and physicists. *Journal of Counseling Psychology* 9:299–305.

Garetz, F. K., Raths, O. N., and Morse, R. H. (1976). The disturbed and the disturbing psychiatric resident. *Archives of General Psychiatry* 33:446–447.

Garfinkel, P. E., and Waring, E. M. (1981). Personality, interests, and emotional disturbance in psychiatric residents. *American Journal of Psychiatry* 138:51–55.

Gartrell, N., Herman, J., Olarte, J., et al. (1986). Psychiatrist-patient sexual contact: Results of a national survey. *American Journal of Psychiatry* 143:1126–1131.

Gechtman, L. (1989). Sexual contact between social workers and their clients. In *Sexual Exploitation in Professional Relationships*, ed. G. O. Gabbard, pp. 27–38. Washington, DC: American Psychiatric Press.

Gechtman, L., and Bouhoutsos, J. C. (1985). *Social workers' attitudes and practices regarding erotic and nonerotic physical contact with their clients.* Paper presented at the annual conference of the California Society for Clinical Social Work, Universal City, CA, October.

Gerson, S. (1996). Neutrality, resistance, and self-disclosure in an intersubjective psychoanalysis. *Psychoanalytic Dialogues* 6:623–645.

Ghent, E. (1992). Paradox and process. *Psychoanalytic Dialogues* 2:135–159.

——. (1995). Interaction in the psychoanalytic situation. *Psychoanalytic Dialogues* 5:479–491.

Gilberg, A. L. (1977). Reflections on being a psychoanalyst. *American Journal of Psychoanalysis* 37:83–84.

Gilbert, P., Hughes, W., and Dryden, W. (1989). The therapist as a crucial variable in psychotherapy. In *On Becoming a Psychotherapist*, ed. W. Dryden and L. Spurling, pp. 3–13. London: Routledge.

Gill, M. M. (1982). *Analysis of Transference*. Vol. 1. New York: International Universities Press.

Gill, M. M., and Brenman, M. (1959). *Hypnosis and Related States*. New York: International Universities Press.

Gitelson, M. (1952). The emotional position of the analyst in the psychoanalytic situation. *International journal of Psycho-Analysis* 9:1–16.

———. (1973). *Psychoanalysis: Science and Profession*. New York: International Universities Press.

Glauber, I. P. (1953). A deterrent in the study and practice of medicine. *Psychoanalytic Quarterly* 22:381–412.

Glover, E. (1929). The psychology of the psychotherapist. *British Journal of Medical Psychology* 9:1–16.

Goldberg, C. (1986). *On Being a Psychotherapist: The Journey of the Healer*. New York: Gardner Press.

Greben, S. E. (1975). Some difficulties and satisfactions inherent in the practice of psychoanalysis. *International Journal of Psycho-Analysis* 56:427–434.

Greenacre, P. (1961). A critical digest of the literature on selection of candidates for psychoanalytic training. *Psychoanalytic Quarterly* 30:28–55.

Greenberg, J. (2001). The analyst's participation: A new look. *Journal of the American Psychoanalytic Association* 49(2):359–380.

Greenberg, J. R., and Mitchell, S. A. (1983). *Object Relations in Psychoanalytic Theory*. Cambridge, MA: Harvard University Press.

Greenberg, R. P., and Staller, J. (1981). Personal therapy for therapists. *American Journal of Psychiatry* 138:1467–1471.

Greenson, R. R. (1962). That "impossible" profession. *Journal of the American Psychoanalytic Association* 14:9–27.

———. (1967). *The Technique and Practice of Psychoanalysis*. New York: International Universities Press.

Greenwald, D. (1976). Personality characteristics of clinical psychology applicants and graduate students. *Dissertation Abstracts International* 37:3074–3075.

Greif, A. C. (1985). Masochism in the therapist. *Psychoanalytic Review* 72:491–501.

Grey, A. L. (1988). Work role and private self. *Contemporary Psychoanalysis* 24:484–497.

Groddeck, C. (1928). Some fundamental thoughts on psychotherapy. In *The Meaning of Illness*, vol. 2, ed. G. Groddeek, pp. 211–221. New York: International Universities Press, 1977.

Groesbeck, C. J., and Taylor, B. (1977). The psychiatrist as wounded physician. *American Journal of Psychoanalysis* 37:131–139.

Guggenbuhl-Craig, A. (1971). *Power in the Helping Professions*. Irving, TX: Spring Publications.

Guntrip, H. (1975). My experience of analysis with Fairbairn and Winnicott. *International Journal of Psycho-Analysis* 2:145–156.

Gutheil, T. G. (1989). Borderline personality disorder, boundary violations, and patient-therapist sex: medicolegal pitfalls. *American Journal of Psychiatry* 146:597–602.

Guy, J. D. (1987). *The Personal Life of the Psychotherapist*. New York: Wiley & Sons.

Guy, J. D., and Liaboe, G. P. (1985). Suicide among psychotherapists: review and discussion. *Professional Psychology: Research and Practice* 16:470–472.

Hafner, J. L., and Fakouri, M. E. (1984a). Early recollections and vocational choice. *Individual Psychology: Journal of Adlerian Theory, Research, and Practice* 40:54–60.

———. (1984b). Early recollections of individuals preparing for careers in clinical psychology, dentistry, and law. *Journal of Vocational Behavior* 24:236–241.

Hammer, M. (1972). *The Theory and Practice of Psychotherapy with Specific Disorders*. Springfield, IL: Charles C Thomas.

Hardy, M. S., and Calhoun, L. G. (1997). Psychological distress and the "medical student syndrome" in abnormal psychology students. *Teaching of Psychology* 24(3):192–193.

Harris, B. M. (1976). Recalled childhood experiences of effective child psychotherapists. *Dissertation Abstracts International* 36:3607.

Hawke, C. C. (1950). Castration and sex crimes. *American Journal of Mental Deficiency* 55:220–226.

Haynal, A. (1998). Meetings with humankind. In *Why I Became a Psychotherapist*, ed., J. Reppen, pp. 135–144. Northvale, NJ: Jason Aronson.

Heimann, P. (1950). Dynamics of transference interpretation. *International Journal of Psycho-Analysis* 37:303–310.

Henry, W. E. (1966). Some observations on the lives of healers. *Human Development* 9:47–56.

Henry, W. E., Sirns, J. H., and Spray, S. L. (1971). *The Fifth Profession: Becoming a Psychotherapist*. San Francisco: Jossey-Bass.

———. (1973). *Public and Private Lives of Psychotherapists*. San Francisco: Jossey-Bass.

Hiatt, H. (1965). The problem of termination of psychotherapy. *American Journal of Psychotherapy* 19:607–615.

Hinze, E. (1987). Transference and countertransference in the psychoanalytic treatment of older patients. *International Review of Psycho-Analysis* 14:465–474.

Holroyd, J. C., and Brodsky, A. M. (1977). Psychologists' attitudes and practices regarding erotic and nonerotic physical contact with patients. *American Psychologist* 32:843–849.

———. (1980). Does touching patients lead to sexual intercourse? *Professional Psychology* 11:807–811.

Holt, R. R., ed. (1971). *New Horizons for Psychotherapy*. New York: International Universities Press.

Holt, R. R., and Luborsky, L. (1958a). *Personality Patterns of Psychiatrists: A Study of Methods for Selecting Residents*. Vol. 1. New York: Basic Books.

———. (1958b). *Personality Patterns of Psychiatrists: A Study of Methods for Selecting Residents*. Vol. 2. New York: Basic Books.

Horner, A. J. (1990). From idealization to ideal—From attachment to identification: The female analyst and the female patient. *Journal of the American Academy of Psychoanalysis* 18:223–232.

Imber, R. R. (1990). The avoidance of countertransference awareness in a pregnant analyst. *Contemporary Psychoanalysis* 26:223–236.

Issacharoff, A. (1983). Barriers to knowing. In *Countertransference: The Therapist's Contribution to the Therapeutic Situation*, ed. L. Epstein and A. H. Feiner, pp. 27–44. New York: Jason Aronson.

Issacharoff, A., and Hunt, W. (1983). Beyond countertransference. In *Countertransference: The Therapist's Contribution to the Therapeutic Situation*, ed. L. Epstein and A. H. Feiner, pp. 147–168. New York: Jason Aronson.

Jaffe, D. S. (1986). Empathy, counteridentification, countertransference: A review with some personal perspectives on the "analytic instrument." *Psychoanalytic Quarterly* 55:215–243.

Jaffe, D. T. (1986). The inner strains of healing work: Therapy and self-renewal for health professionals. In *Heal Thyself: The Health of Health Care Professionals*, ed. C. D. Scott and J. Hawk, pp. 194–205. New York: Brunner/Mazel.

Jones, E. (1913). The God Complex. In *Essays in Applied Psychoanalysis* 2:244–265. London: Hogarth Press, 1951.

——. (1957). *The Life and Work of Sigmund Freud*. New York: Basic Books.

Jung, C. G. (1934). Civilization in transition: The state of psychotherapy today. In *Collected Works*, vol. 10, pp. 157–173. Princeton, NJ: Princeton University Press, 1964.

——. (1946). The psychology of the transference. In *Collected Works*, vol. 16, pp. 163–323. Princeton, NJ: Princeton University Press, 1966.

Kafka, H. (1989). Keeping the passion in a long-term analysis. *Contemporary Psychoanalysis* 25:283–309.

Kagan, J. (1984). Acquisition and significance of sex-typing and sex-role identity. In *Review of Child Development Research*, vol. 1, ed. M. L. Hoffman and I. W. Hoffman, pp. 137–168. New York: Russell Sage Foundation.

Kaplan, A. C. (1979). Toward an analysis of sex-role related issues in the therapeutic relationship. *Psychiatry* 42:112–120.

Kardener, S. H. (1974). Sex and the physician-patient relationship. *American Journal of Psychiatry* 131:1134–1136.

Kardener, S. H., Fuller, M., and Mensh, I. (1973). A survey of physicians' attitudes and practices regarding erotic and nonerotic physical contact with patients. *American Journal of Psychiatry* 130:1077–1081.

Kaslow, N. J., and Friedman, D. (1984). The interface of personal treatment and clinical training for psychotherapist trainees. In *Psychotherapy with Psychotherapists*, ed. F. W. Kaslow, pp. 33–57. New York: Haworth Press.

Kasper, A. M. (1959). The doctor and death. In *The Meaning of Death*, ed. H. Feifel, pp. 259–270. New York: McGraw-Hill.

Kauff, P. F. (1977). The termination process: Its relationship to the separation-individuation phase of development. *International Journal of Group Psychotherapy* 28:3–18.

Keller, U., and Schneider, R. (1976). Specific problems in the initial phase of psychoanalytic training. *Dynamische Psychiatrie* 9:12–39.

Kelly, E. L., and Fiske, D. W. (1950). The prediction of success in the VA training program in clinical psychology. *American Psychologist* 5:395–406.

Kelly, E. L., Goldberg, L. R., Fiske, D. W., and Kilkowski, J. M. (1978). Twenty-five years later: A follow-up study of graduate students in clinical psychology assessed in the VA selection research project. *American Psychologist* 33:746–755.

Kelly, W. A. (1973). Suicide and psychiatric education. *American Journal of Psychiatry* 130:463–468.

Kernberg, O. K. (1967). Borderline personality organization. *Journal of the American Psychoanalytic Association* 15:641–685.

——. (1975). *Borderline Conditions and Pathological Narcissism.* New York: Jason Aronson.

——. (1980). *Internal World and External Reality.* New York: Jason Aronson.

Khan, M. M. R. (1974). *The Privacy of the Self.* New York: International Universities Press.

Klauber, J. (1976). Some little-discussed elements of the psychoanalytic relationship and their therapeutic implications. *International Review of Psycho-Analysis* 3:283–290.

——. (1983). The identity of the psychoanalyst. In *The Identity of the Psychoanalyst,* ed. E. D. Joseph and D. Widlocher, pp. 41–50. New York: International Universities Press.

Klein, H. R. (1965). *Psychoanalysts in Training: Selection and Evaluation.* New York: Columbia College of Physicians and Surgeons.

Kohut, H. (1971). *The Analysis of the Self.* New York: International Universities Press.

——. (1977). *The Restoration of the Self.* New York: International Universities Press.

Kohut, H., and Wolf, E. S. (1978). The disorders of the self and their treatment. *International Journal of Psycho-Analysis* 59:413–425.

Kottler, J. A. (1986). *On Being a Therapist.* San Francisco: Jossey-Bass.

Kramer, E. (1987). The analyst's resolution of revenge resulting from the treatment of his parents. *Modern Psychoanalysis* 12:207–219.

Lackie, B. (1983). The families of origin of social workers. *Clinical Social Work Journal* 11:309–322.

——. (1984). Learned responsibility and order of birth: A study of 1,577 social workers. *Smith College Studies in Social Work* 54:117–138.

Laing, R. D. (1960). *The Divided Self.* London: Tavistock Publications.

Lampl-de Groot, J. (1954). Problems of psychoanalytic training. *International Journal of Psycho-Analysis* 35:184–187.

——. (1976). Personal experience with the psychoanalytic technique and theory during the last half century. *Psychoanalytic Study of the Child* 31:283–296. New Haven, CT: Yale University Press.

Langs, R. (1973). *The Technique of Psychoanalytic Psychotherapy.* Vol. 1. New York: Jason Aronson.

——. (1976). *The Bipersonal Field.* New York: Jason Aronson.

——. (1979). *The Supervisory Experience.* New York: Jason Aronson.

——. (1980). *Interactions: The Realm of Transference and Countertransference.* New York: Jason Aronson.

——. (1983). The interactional dimension of countertransference. In *Countertransference: The Therapist's Contribution to the Therapeutic Situation,* ed. L. Epstein and A. H. Feiner, pp. 71–104. New York: Jason Aronson.

Langs, R., and Searles, H. F. (1980). *Intrapsychic and Interpersonal Dimensions of Treatment: A Clinical Dialogue.* New York: Jason Aronson.

Laschet, U. (1973). Antiandrogen in the treatment of sex offenders: Mode of action and therapeutic outcome. In *Contemporary Sexual Behavior: Critical Issues in the 1970s,* ed. J. Zubin and J. Money, pp. 297–318. Baltimore: Johns Hopkins University Press.

Lester, E. P. (1990). Gender and identity issues in the analytic process. *International Journal of Psycho-Analysis* 71:435–444.

Levenson, E. (1983). *The Ambiguity of Change.* New York: Basic Books.

Levine, S. P., Barzansky, B., and Blumberg, P. (1983). Can psychiatrists be recruited in medical school? *Journal of Psychiatric Education* 7:240–248.

Levinson, H. L. (1977). Termination of psychotherapy: Some salient issues. *Social Casework* 58:480–489.

Levis, D. J., and Hare, N. (1977). A review of the theoretical rationale and empirical support for the extinction approach of implosive (flooding) therapy. In *Progress in Behavior Modification*, vol. 4, ed. M. Herson, R. M. Eisler, and P. M. Miller, pp. 300–376. New York: Academic Press.

Lewin, B. D. (1946). Counter-transference in the technique of medical practice. *Psychosomatic Medicine* 8:195–199.

Lewin, B. D., and Ross, H. (1960). *Psychoanalytic Education in the United States.* New York: W. W. Norton.

Lindner, H. (1978). Therapists and theories: I choose me. *Psychotherapy: Theory, Research, and Practice* 15:405–408.

Little, M. (1951). Countertransference and the patient's response to it. *International Journal of Psycho-Analysis* 32:32–40.

———. (1981). *Transference Neurosis and Transference Psychosis.* New York: Jason Aronson.

Lommel, A. (1967). *Shamanism: The Beginnings of Art.* New York: McGraw-Hill.

Looney, J. G., Harding, R. K., Bloteky, M. J., and Barnhart, F. D. (1980). Psychiatrists' transition from training to career: Stress and mastery. *American Journal of Psychiatry* 137:32–35.

Macaskill, N. D. (1988). Personal therapy in the training of the psychotherapist: Is it effective? *British Journal of Psychotherapy* 4:219–226.

Maeder, T. (1989). *Children of Psychiatrists and Other Psychotherapists.* New York: Harper & Row.

Mahler, M., Pine, F., and Bergman, A. (1975). *The Psychological Birth of the Human Infant.* New York: Basic Books.

Main, T. F. (1957). The ailment. *British Journal of Medical Psychology* 30:425–431.

Malcolm, J. (1981). *Psychoanalysis: The Impossible Profession.* New York: Alfred Knopf.

Maltsberger, J. T., and Buie, D. H. (1974). Countertransference hate in the treatment of suicidal patients. *Archives of General Psychiatry* 30:625–633.

Marks, M. J. (1978). Conscious/unconscious selection of the psychotherapist's theoretical orientation. *Psychotherapy: Theory, Research, and Practice* 15:354–358.

Marmor, J. (1953). The feeling of superiority: An occupational hazard in the practice of psychotherapy. *American Journal of Psychiatry* 110:370–376.

———. (1972). Sexual acting-out in psychotherapy. *American Journal of Psychoanalysis* 32:3–8.

———. (1976). Some psychodynamic aspects of the seduction of patients in psychotherapy. *American Journal of Psychoanalysis* 36:319–323.

Maroda, K. J. (1991). *The Power of Countertransference.* New York: Wiley & Sons.

———. (1998). *Enactment: When the patient's and analyst's pasts converge.* Psychoanalytic Psychology 15(4): 517–535.

———. (1999). *Seduction, Surrender, and Transformation: Emotional Engagement in the Analytic Process.* Hillsdale, NJ: Analytic Press.

———. (2005). Legitimate gratification of the analyst's needs. *Contemporary Psychoanalysis* 41:371–387.

Marsh, S. R. (1988). Antecedents to choice of a helping career: Social work vs. business majors. *Smith College Studies in Social Work* 58:85–100.

Marston, A. R. (1984). What makes therapists run? A model for analysis of motivational styles. *Psychotherapy* 21:456–459.

Martin, E. S., and Schurtman, R. (1985). Termination anxiety as it affects the therapist. *Psychotherapy* 22:92–96.

Masters, W. H., and Johnson, V. E. (1970). *Human Sexual Inadequacy.* Boston: Little, Brown.

McCartney, J. I. (1966). Overt transference. *Journal of Sex Research* 2:227–237.

McLaughlin, J. T. (1961). The analyst and the Hippocratic Oath. *Journal of the American Psychoanalytic Association* 9:106–123.

———. (1981). Transference, psychic reality, and countertransference. *Psychoanalytic Quarterly* 50:639–664.

McWilliams, N. (1987). The grandiose self and the interminable analysis. *Current Issues in Psychoanalytic Practice* 4:93–107.

Meares, R. A., and Hobson, R. F. (1977). The persecutory therapist. *British Journal of Medical Psychology* 50:349–359.

Meier, C. A. (1967). *Ancient Incubation and Modern Psychotherapy.* Evanston, IL: Northwestern University Press.

Menninger, K. (1957a). Psychological factors in the choice of medicine as a profession. *Bulletin of the Menninger Clinic* 21:51–58.

———. (1957b). Psychological factors in the choice of medicine as a profession, II. *Bulletin of the Menninger Clinic* 21:99–106.

Miller, A. (1981). *The Drama of the Gifted Child.* New York: Basic Books.

Milner, M. (1950). A note on the ending of an analysis. *International Journal of Psycho-Analysis* 31:191–193.

Milrod, D. (1982). The wished-for self image. *Psychoanalytic Study of the Child* 37:95–120. New Haven, CT: Yale University Press.

Mintz, E. (1969). Time-extended marathon groups. *Psychotherapy: Theory, Research, and Practice* 6:232–234.

Mitchell, S. (1997). To quibble. *Psychoanalytic Dialogues* 7:319–322.

Money-Kyrle, R. E. (1959). Normal countertransference and some of its deviations. *International Journal of Psycho-Analysis* 37:360–366.

Moore, A. C. (1982). Well-being and the woman psychiatrist. *Journal of Psychiatric Treatment and Evaluation* 4:437–439.

Moore, B. E., and Fine, B. D., eds. (1968). *A Glossary of Psychoanalytic Terms and Concepts.* 2nd ed. New York: American Psychoanalytic Association.

Morse, J. J., and Young, D. F. (1973). Personality development and task choices: A systems view. *Human Relations* 26:307–324.

Moyer, K. E. (1971). The physiology of aggression and the implications for aggression control. In *Control of Aggression and Violence: Cognitive and Physiological Factors,* ed. J. L. Singer, pp. 61–92. New York: Academic Press.

Mullan, H., and Sangiuliano, I. (1964). *The Therapist's Contribution to the Treatment Process.* Springfield, IL: Charles C Thomas.

Murray, B. (1995, August). Psychology students often "caretakers" at home. *American Psychological Association Monitor,* 40.

Nachman, B. (1960). Childhood experience and vocational choice in law, dentistry and social work. *Journal of Counseling Psychology* 7:243–250.

Namnum, A. (1980). Trends in the selection of candidates for psychoanalytic training. *Journal of the American Psychoanalytic Association* 28:419–438.

Natterson, J. (1991). *Beyond Countertransference.* Northvale, NJ: Jason Aronson.

Nemiah, J. C. (1961). *Foundations of Psychopathology.* New York: Oxford University Press.

Nielson, N. (1954). The dynamics of the training analysis. *International Journal of Psycho-Analysis* 35:247–249.

Norcross, J. C., and Prochaska, J. O. (1986). Psychotherapist heal thyself—I: The psychological distress and self-change of psychologists, counselors, and laypersons. *Psychotherapy* 23:102–114.

Norcross, J. C., Strausser-Kirtland, D., and Missar, D. C. (1988). The process and outcome of psychotherapists' personal treatment experiences. *Psychotherapy* 25:36–43.

Norwood, R. (1985). *Women Who Love Too Much.* New York: Simon and Schuster.

Nunberg, H. (1938). Psychological interrelations between physician and patient. *Psychoanalytic Review* 25:297–308.

Olinick, S. L. (1980). *The Psychotherapeutic Instrument.* New York: Jason Aronson.

Orlinsky, D. E., and Ronnestad, M. H. (2005). *How Psychotherapists Develop: A Study of Therapeutic Work and Professional Growth.* Washington, DC: American Psychological Association.

Pardell, S. S. (1950). Psychology of the hypnotist. *Psychiatric Quarterly* 24:483–491.

Pederson, F. A., and Bell, R. Q. (1970). Sex differences in preschool children without histories of complications of pregnancy and delivery. *Developmental Psychology* 3:10–15.

Perlman, G. (1972). Change in self and ideal self-concept congruence of beginning psychotherapists. *Journal of Clinical Psychology* 28:404–408.

Pfifferling, J. H. (1986). Cultural antecedents promoting professional impairment. In *Heal Thyself: The Health of Health Care Professionals*, ed. C. D. Scott and J. Hawk, pp. 3–18. New York: Brunner/Mazel.

Pizer, S. A. (1992). The negotiation of paradox in the analytic process. *Psychoanalytic Dialogues* 2:215–240.

Poal, P., and Weisz, J. R. (1989). Therapists' own childhood problems as predictors of their effectiveness in child psychotherapy. *Journal of Clinical Child Psychology* 18:202–205.

Pollak, O. (1976). *Human Behavior and the Helping Professions.* New York: Spectrum.

Pope, K. S. (1989). Therapist-patient sex syndrome: a guide for attorneys and subsequent therapists to assessing damage. In *Sexual Exploitation in Professional Relationships*, ed. G. O. Gabbard, pp. 39–55. Washington, DC: American Psychiatric Press.

———. (1990). Therapist-patient sex as sex abuse: Six scientific, professional, and practical dilemmas in addressing victimization and rehabilitation. *Professional Psychology: Research and Practice* 21:227–239.

Pope, K. S., Keith-Spiegel, P., and Tabachnick, B. C. (1986). Sexual attraction to clients: The human therapist and the (sometimes) inhuman training system. *American Psychologist* 41:147–158.

Pope, K. S., Levenson, H., and Schover, L. (1979). Sexual intimacy between patients and psychotherapists. *American Psychologist* 34:682–689.

Pope, K. S., Tabachnick, B. G., and Keith-Spiegel, P. (1987). Ethics of practice:

The beliefs and behaviors of psychologists as therapists. *American Psychologist* 42:993–1006.

Prochaska, J. O., and Norcross, J. C. (1983). Contemporary psychotherapists: A national survey of characteristics, practices, orientations, and attitudes. *Psychotherapy: Theory, Research, and Practice* 20:161–173.

Racker, R. (1953a). A contribution to the problem of countertransference. *International Journal of Psycho-Analysis* 34:313–324.

———. (1953b). The meaning and uses of countertransference. *Psychoanalytic Quarterly* 26:303–357.

———. (1958). Psychoanalytic technique and the analyst's unconscious masochism. *Psychoanalytic Quarterly* 27:555–562.

———. (1968). *Transference and Countertransference.* London: Hogarth Press.

Racusin, G. R., Abramowitz, S. I., and Winter, W. D. (1981). Becoming a therapist: Family dynamics and career choice. *Professional Psychology* 12:271–279.

Reich, G. V. (1984). The family of origin's influence on the professional activities of counselors and therapists. *Praxis der Kinderpsychologie und Kinderpsychiatrie* 33:61–69.

Reid, K. E. (1977). Nonrational dynamics of the client-worker interaction. *Social Casework* 58:600–606.

Reik, T. (1948). *Listening with the Third Ear.* New York: Farrar, Straus and Co.

Renik, O. (1999). Playing one's cards face up in analysis: An approach to the problem of self-disclosure. *Psychoanalytic Quarterly* 68:521–539.

Reppen, J., ed. (1998). *Why I Became a Psychotherapist.* Northvale, NJ: Jason Aronson.

Rich, C. L., and Pitts, F. N. (1980). Suicide by psychiatrists: a study of medical specialists among 18,730 consecutive physician deaths during a 5-year period, 1967–1972. *Journal of Clinical Psychiatry* 41:261–263.

Richman, S. (2006). When the analyst writes a memoir: Clinical implications of biographical disclosure. *Contemporary Psychoanalysis* 42(3):367–392.

Riemann, F. (1968). The personality structure of the analyst and its influence on the course of treatment. *American Journal of Psychoanalysis* 28:69–79.

Robertiello, R. C. (1986). *A Psychoanalyst's Quest.* New York: St. Martin's/Marek.

Roe, A. (1956). *The Psychology of Occupations.* New York: Wiley & Sons.

Roe, A., and Siegleman, M. (1964). *The Origins of Interests.* Washington, DC: American Personnel and Guidance Association.

Roeske, N. C. (1986). Risk factors: Predictable hazards of a health care career. In *Heal Thyself: The Health of Health Care Professionals,* ed. C. D. Scott and J. Hawk, pp. 56–70. New York: Brunner/Mazel.

Rogers, C. (1951). *Client-Centered Therapy.* Boston: Houghton Mifflin.

Rogow, A. A. (1970). *The Psychiatrists.* New York: G. P. Putnam's Sons.

Rosenbaum, M. (1963). Psychological effects on the child raised by an older sibling. *American Journal of Orthopsychiatry* 33:515–520.

Rosenberger, E. W. and Hayes, J. A. (2002). Therapist as subject: A review of the empirical countertransference literature. *Journal of Counseling and Development* 80(3):264–270.

Roth, S. (1987). *Psychotherapy: The Art of Wooing Nature.* Northvale, NJ: Jason Aronson.

Ruderman, E. B. (1986). Gender-related themes of women psychotherapists in their treatment of women patients: The creative and separative use of countertransference as a mutual growth experience. *Clinical Social Work Journal* 14:103–126.

Russell, A. T., Pasnau, R. O., and Taintor, Z. C. (1975). Emotional problems of residents in psychiatry. *American Journal of Psychiatry* 132:263–267.

Sachs, H. (1947). Observations of a training analyst. *Psychoanalytic Quarterly* 16:157–169.

Salzman, L. (1968). *The Obsessive Personality.* New York: Jason Aronson.

Saul, L. J. (1962). The erotic transference. *Psychoanalytic Quarterly* 31:54–61.

Schachtel, Z. (1986). The "impossible profession" considered from a gender perspective. In *Psychoanalysis and Women: Contemporary Reappraisals,* ed. J. L. Alpert, pp. 237–255. Hillsdale, NJ: Analytic Press.

Schafer, R. (1954). *Psychoanalytic Interpretation in Rorschach Testing.* New York: Grune & Stratton.

———. (1983). *The Analytic Attitude.* New York: Basic Books.

Schechter, N. (1978). Therapist typologies and their developmental and motivational correlates. *Dissertation Abstracts International* 39:3006.

Schwing, G. (1954). *A Way to the Soul of the Mentally Ill.* New York: International Universities Press.

Searles, H. F. (1959). The effort to drive the other person crazy: An element in the other aetiology and psychotherapy of schizophrenia. *British Journal of Medical Psychology* 32:1–18.

———. (1965). *Collected Papers on Schizophrenia.* New York: International Universities Press.

———. (1966). Feelings of guilt in the psychoanalyst. *Psychiatry* 29:319–323.

———. (1967). The "dedicated physician" in the field of psychotherapy and psychoanalysis. In *Countertransference and Related Subjects,* ed. R. F. Searles, pp. 71–88. New York: International Universities Press, 1979.

———. (1975). The patient as therapist to his analyst. In *Tactics and Techniques in Psychoanalytic Therapy, Vol. 2.* ed. P. L. Giovacchini, pp. 95–151. New York: Jason Aronson.

———. (1979). *Countertransference and Related Subjects.* New York: International Universities Press.

Segal, H. (1981). *The Work of Hanna Segal: A Kleinian Approach to Clinical Practice.* New York: Jason Aronson.

Segal, S. J. (1961). A psychoanalytic analysis of personality factors in vocational choice. *Journal of Counseling Psychology* 8:202–210.

Serban, C. (1981). Sexual activity in therapy: Legal and ethical issues. *American Journal of Psychotherapy* 35:76–85.

Shapiro, D. (1976). The analyst's own analysis. *Journal of the American Psychoanalytic Association* 24:5–42.

Shapiro, E. R. (1982–1983). The holding environment and family therapy with acting out adolescents. *International Journal of Psychoanalytic Psychotherapy* 9:227–231.

Shapiro, Y., and Gabbard, G.O. (1994). A reconsideration of altruism from an evolutionary and psychodynamic perspective. *Ethics and Behavior* 4(1):23–39.

Sharaf, M. R., and Levinson, D. J. (1964). The quest for omnipotence in professional training. *Psychiatry* 27:135–149.

Sharpe, E. F. (1930). The technique of psychoanalysis. In *Collected Papers on Psycho-Analysis,* ed. E. F. Sharpe, pp. 9–106. London: Hogarth Press, 1950.

———. (1947). The psychoanalyst. *International Journal of Psycho-Analysis* 28:1–6.

Shepard, M. (1971). *The Love Treatment: Sexual Intimacy between Patients and Psychotherapists.* New York: Wyden.

Shepard, M., and Lee, M. (1970). *Games Analysts Play.* New York: C. P. Putnam's Sons.

Simmel, E. (1926). The "doctor-game," illness and the profession of medicine. *International Journal of Psycho-Analysis* 7:470–481.

Simon, R. I. (1989). Sexual exploitation of patients: How it begins before it happens. *Psychiatric Annals* 19:104–112.

Singer, E. (1971). The patient aids the analyst: Some clinical and theoretical observations. In *In the Name of Life: Essays in Honor of Erich Fromm,* ed. B. Landis and E. S. Tauber, pp. 56–68. New York: Holt, Rinehart, & Winston.

Slocum, S. (1975). Woman the gatherer: Male bias in anthropology. In *Toward an Anthropology of Women,* ed. R. R. Reiter, pp. 36–50. New York: Monthly Review Press.

Smith, D. L. (2004). *Why We Lie: The Evolutionary Roots of Deception and the Unconscious Mind.* New York: St. Martin's Press.

Smith, S. (1984). The sexually abused patient and the abusing therapist. *Psychoanalytic Psychology* 1:89–98.

———. (1989). The seduction of the female patient. In *Sexual Exploitation in Professional Relationships,* ed. C. O. Gabbard, pp. 57–69. Washington, DC: American Psychiatric Press.

Sonne, J., Meyer, C. B., Borys, D., et al. (1985). Clients' reactions to sexual intimacy in therapy. *American Journal of Orthopsychiatry* 55:183–189.

Stark, M. (1999). *Modes of Therapeutic Action.* Northvale, NJ: Jason Aronson.

Steppacher, R. C., and Mausner, J. S. (1973). Suicide in professionals: A study of male and female psychologists. *American Journal of Epidemiology* 98:436–445.

Stierlin, H. (1972). Self-actualization and philosophical awareness. In *Twelve Therapists,* ed. A. Burton, pp. 127–142. San Francisco: Jossey-Bass.

Stolorow, R. D. (1986). Critical reflections on the theory of self psychology: An inside view. *Psychoanalytic Inquiry* 6:387–402.

Stolorow, R. D., and Atwood, C. E. (1979). *Faces in a Cloud: Subjectivity in Personality Theory.* New York: Jason Aronson.

Stone, A. A. (1976). The legal implications of sexual activity between psychiatrist and patient. *American Journal of Psychiatry* 133:1138–1141.

———. (1984). *Law, Psychiatry, and Morality: Essays and Analysis.* Washington, DC: American Psychiatric Press.

Stone, L. (1961). *The Psychoanalytic Situation.* New York: International Universities Press.

Storr, A. (1980). *The Art of Psychotherapy.* New York: Methuen.

Strean, H. S. (1988). *Behind the Couch: Revelations of a Psychoanalyst.* New York: Wiley.

Strupp, H. H. (1958). The psychotherapist's contribution to the treatment process. *Behavioral Science* 3:34–67.

———. (1959). Toward an analysis of the therapist's contribution to the treatment process. *Psychiatry* 22:349–362.

Sussman, M. B. (1987). *Unconscious Motivations for Becoming a Psychotherapist.* Unpublished doctoral dissertation. Philadelphia: Hahnemann University.

———. (1995). Intimations of Mortality. In *A Perilous Calling: The Hazards of Psychotherapy Practice,* ed. M. B. Sussman, pp. 15–25. New York: John Wiley & Sons.

Suzuki, R. (1989). Adolescents drop out from individual psychotherapy—Is it true? *Journal of Adolescence* 12:197–205.

Szasz, T. S. (1956). On the experiences of the analyst in the psychoanalytic situation. *Journal of the American Psychoanalytic Association* 4:197–223.

Tarachow, S. (1962). Interpretation and reality in psychotherapy. *International Journal of Psycho-Analysis* 43:377–387.

Teitlebaum, S. H. (1990). Supertransference: The role of the supervisor's blind spots. *Psychoanalytic Psychology* 7:243–258.

Templer, D. I. (1971). Analyzing the psychotherapist. *Mental Hygiene* 55:234–236.

Tiger, L., and Fox, R. (1971). *The Imperial Animal.* New York: Holt, Rinehart, Winston.

Tower, L. (1956). Countertransference. *Journal of the American Psychoanalytic Association* 4:256–265.

Trivers, R. L. (1991). Deceit and self-deception: The relationship between communication and consciousness. In *Man and Beast Revisited*, ed. M. Robinson and L. Tiger, pp. 175–191. Washington, DC: Smithsonian.

Twemlow, S. W., and Gabbard, G. O. (1989). The lovesick therapist. In *Sexual Exploitation in Professional Relationships*, ed. G. O. Gabbard, pp. 71–87. Washington, DC: American Psychiatric Press.

Usandivaras, R. J. (1982). Iatrogenicity in psychoanalytic psychotherapy. *Revista de Psicoanalisis* 39:695–706.

Vaillant, C. E., Sobowale, N. C., and McArthur, C. (1972). Some psychological vulnerabilities of physicians. *New England Journal of Medicine* 287:372–375.

Valenstein, A. F. (1980). The concept of "classical" psychoanalysis. In *Psychoanalytic Explorations of Technique*, ed. H. P. Blum, pp. 113–136. New York: International Universities Press.

Van Raalte, P. (1984). *The impact of death of the psychoanalyst on the patient.* Unpublished doctoral dissertation. New Brunswick, NJ: Rutgers University.

Walfish, S., Polifka, J. A., and Stenmark, D. E. (1985). Career satisfaction in clinical psychology: A survey of recent graduates. *Professional Psychology: Research and Practice* 16:576–580.

Walker, E., and Young, P. D. (1986). *A Killing Cure.* New York: Holt, Rinehart, & Winston.

Wallerstein, R. S. (1983). Reflections. In *The Identity of the Psychoanalyst*, ed. E. D. Joseph and D. Widlocher, pp. 265–276. New York: International Universities Press.

Washburn, S., and Lancaster, C. (1968). The evolution of hunting. In *Man the Hunter*, ed. R. B. Lee and I. DeVore, pp. 293–303. Chicago: Aldine.

Weddington, W. W., and Cavenar, J. O. (1979). Termination initiated by the therapist: A countertransference storm. *American Journal of Psychiatry* 136:1302–1305.

Weigert, E. (1954). Counter-transference and self analysis of the psychoanalyst. *International Journal of Psycho-Analysis* 35:242–246.

Weinberg, G. (1984). *The Heart of Psychotherapy.* New York: St. Martin's Press.

Wheelis, A. (1959). The vocational hazards of psychoanalysis. *International Journal of Psycho-Analysis* 37:171–184.

——. (1987). *The Doctor of Desire.* New York: W. W. Norton.

Whitaker, C. A., and Malone, T. P. (1953). *The Roots of Psychotherapy.* New York: Brunner/Mazel.

Whitman, R. M., and Bloch, E. L. (1990). Therapist envy. *Bulletin of the Menninger*

Clinic 54:478–487.

Willi, J. (1983). Higher incidence of physical and mental ailments in future psychiatrists as compared with future surgeons and internal medical specialists at military conscription. *Social Psychiatry* 16:305–315.

Williams, E. N., Judge, A. B., Hill, C. E., and Hoffman, M. A. (1997). Experiences of novice therapists in prepracticum: Trainees', clients', and supervisors' perceptions of therapists' personal reactions and management strategies. *Journal of Consulting Psychology* 44:390-399.

Williams, J. (1977). *Psychology of Women.* New York: W. W. Norton.

Winnicott, D. W. (1949). Hate in the counter-transference. *International Journal of Psycho-Analysis* 30:69–74.

——. (1965). *The Maturational Processes and the Facilitating Environment.* London: Hogarth Press.

——. (1986). *Home Is Where We Start From.* New York: W. W. Norton.

Wishnie, H. (1977). *The Impulsive Personality.* New York: Plenum.

Wohlberg, J. (1990). *The psychology of therapist sexual misconduct: A victim's perspective.* Paper presented at scientific meeting on psychological aspects of therapist sexual abuse, Boston Psychoanalytic Institute, February.

Wolstein, B. (1959). *Countertransference.* London: Grune & Stratton.

Wood, B., Klein, S., Cross, H. J., et al. (1985). Impaired practitioners: psychologists' opinions about prevalence, and proposals for intervention. *Professional Psychology: Research and Practice* 16:843–850.

Wosket, V. (1999). *The Therapeutic Use of Self: Counselling Practice, Research, and Supervision.* London: Routledge.

Wylie, M. S. (1989). The mother knot. *Networker,* Sept./Oct., pp. 43–51.

Yalom, I. D. (1989). *Love's Executioner.* New York: Basic Books.

Yulis, S. A., and Kiesler, D. J. (1968). Countertransference response as a function of the therapist anxiety and content of patient talk. *Journal of Consulting and Clinical Psychology* 32:413–419.

Zabarenko, R. N., Zabarenko, L., and Pittenger, R. A. (1970). The psychodynamics of physicianhood. *Psychiatry* 33:102–118.

Zeddies, T. J. (2000). Within, outside and in between: The relational unconscious. *Psychoanalytic Psychology* 17(3):467–487.

Zetzel, E. R. (1956). Current concepts of transference. *International Journal of Psycho-Analysis* 37:369–376.

图书在版编目(CIP)数据

心理治疗师的动机：第二版/（美）萨斯曼
(Sussman, M. B.)著；李利红译. —上海：上海社会科
学院出版社,2016
书名原文：A Curious Calling：Unconscious
Motivations for Practicing Psychotherapy by
Michael Sussman
ISBN 978 - 7 - 5520 - 1204 - 0

I. 心... II.①萨... ②李... III.①精神疗法—研
究 IV.①R749.055

中国版本图书馆 CIP 数据核字(2016)第 067062 号

A Curious Calling：Unconscious Motivations for Practicing Psychotherapy
2nd Edition/by Michael B. Sussman/ISBN：978 - 0 - 7657 - 0552 - 5
Copyright © 2007 by Rowman & Littlefield Publishers, Inc.
Published by agreement with the Rowman & Littlefield Publishing Group through
the Chinese Connection Agency, a division of the Yao Enterprises, LLC.

上海市版权局著作权合同登记号：图字 09 - 2012 - 184 号

心理治疗师的动机：第二版

著　　者：(美)迈克尔·B·萨斯曼
译　　者：李利红
责任编辑：赵秋蕙　杜颖颖
封面设计：黄婧昉
出版发行：上海社会科学院出版社
　　　　　上海顺昌路 622 号　邮编 200025
　　　　　电话总机 021 - 63315900　销售热线 021 - 53063735
　　　　　http://www.sassp.org.cn　E-mail:sassp@sass.org.cn
排　　版：南京展望文化发展有限公司
印　　刷：上海信老印刷厂
开　　本：720×1020 毫米　1/16 开
印　　张：16.5
插　　页：1
字　　数：230 千字
版　　次：2016 年 6 月第 1 版　　2016 年 6 月第 1 次印刷

ISBN 978 - 7 - 5520 - 1204 - 0/R·032　　　　定价：49.80 元